艾瑞克森
催眠治疗大典

The Collected Works of Milton H. Erickson

总主译·杨丽萍

OPENING THE
MIND: INNOVATIVE
PSYCHOTHERAPY

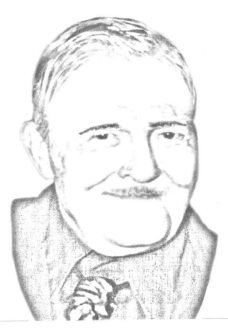

3

敞开心扉
创新性心理治疗

编著

[美]Milton H. Erickson
[美]Ernest L. Rossi
[美]Roxanna Erickson-Klein
[美]Kathryn L. Rossi

主译·于连香

上海科学技术出版社

图书在版编目（ＣＩＰ）数据

敞开心扉：创新性心理治疗 / （美）米尔顿·艾瑞克森等编著；杨丽萍总主译；于连香主译. -- 上海：上海科学技术出版社，2024.1
（艾瑞克森催眠治疗大典）
书名原文：Opening the Mind：Innovative Psychotherapy
(The Collected Works of Milton H. Erickson)
ISBN 978-7-5478-6413-5

Ⅰ. ①敞⋯ Ⅱ. ①米⋯ ②杨⋯ ③于⋯ Ⅲ. ①催眠治疗 Ⅳ. ①R749.057

中国国家版本馆CIP数据核字(2023)第217041号

——

OPENING THE MIND：INNOVATIVE PSYCHOTHERAPY
Copyright@2021 BY Roxanna Erickson-Klein and Kathryn L. Rossi
This edition arranged with THE MARSH AGENCY LTD
through BIG APPLE AGENCY，LABUAN，MALAYSIA.
Simplified Chinese edition copyright：
2024 Shanghai XunDao Training Management Consulting Co.，LTD
All rights reserved.
上海市版权局著作权合同登记号　图字：09 - 2023 - 0825 号

敞开心扉：创新性心理治疗（艾瑞克森催眠治疗大典）

编　著　［美］Milton H. Erickson
　　　　　［美］Ernest L. Rossi
　　　　　［美］Roxanna Erickson-Klein
　　　　　［美］Kathryn L. Rossi
总主译　杨丽萍
主　译　于连香

上海世纪出版（集团）有限公司
上海科学技术出版社　出版、发行
（上海市闵行区号景路 159 弄 A 座 9F - 10F）
邮政编码 201101　　www.sstp.cn
徐州绪权印刷有限公司　印刷
开本 720×1000　1/16　印张 21.5
字数：380 千字
2024 年 1 月第 1 版　2024 年 1 月第 1 次印刷
ISBN 978 - 7 - 5478 - 6413 - 5/R · 2888
定价：98.00 元

——

本书如有缺页、错装或坏损等严重质量问题，请向工厂联系调换

内容提要

《艾瑞克森催眠治疗大典》第3卷《敞开心扉：创新性心理治疗》共5篇，32章。

本卷书名源自1980年米尔顿·艾瑞克森（以下称艾瑞克森）与欧内斯特·罗西（以下称罗西）、马里恩·摩尔之间一次互动的誊录，在最后一章有翔实的记录。当时罗西提出了一个请求："敞开我的心扉，学习为了成为一名治疗性催眠的优秀从业者的我所需要知道的一切。"本卷不仅汇集了艾瑞克森做过的不寻常的治疗，还涵盖了他的学生和同事对艾瑞克森催眠治疗的深入探究和传承。罗西在书中探讨了昼夜基本休息-活动周期（BRAC）在艾瑞克森催眠治疗中的有效应用，以及基因表达、蛋白质合成周期是心身沟通的终极源泉，为催眠从业者打开了新的视角。

本书内容经典、表述形式多样，适用于心理工作者、语言研究者、行为研究者、脑科学研究者、心身科学研究者、教育工作者及想改变人生的探索者。

献　词

致我们两位作者的人生伴侣：
伊丽莎白·艾瑞克森和凯瑟琳·罗西。
她们的提问、贡献、持久的爱和陪伴，
为两位作者的作品提供了发展、演化的空间。

译者名单

总 主 译·杨丽萍

主　　译·于连香

参 译 者·金　焰　刘蓓蓉

翻译助理·康宏民　文柯翰

审　　校·杨丽萍

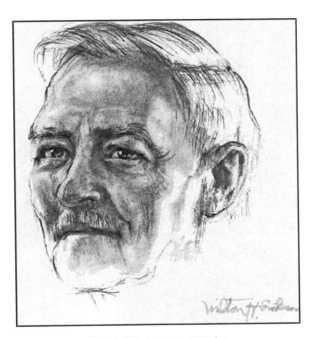

艾瑞克森博士（1901—1980 年）

插画师：艾达·登格罗夫，1976 年 7 月 4 日

中文版序

艾瑞克森因其自身的勇敢、出众的才华及神奇的治疗效果受到同事们的喜爱和敬畏。他又是那么慈祥、善良和细致入微。

他说："催眠是一个人的爱刺激了另一个人的爱。"(Zeig, J.A., An Epic Life, p.296)

如果可以的话，记得在这些神奇的论文中拜见他。

你在阅读时很可能被催眠。

艾瑞克·格林列夫　博士

美国旧金山湾区米尔顿·艾瑞克森基金会创始人

第一位艾瑞克森催眠写作科学卓越成就奖获得者

1972 年，我在研究生院就读时参加了催眠工作坊。在某次催眠演示中，一名牙医用催眠术麻醉了一位医生的手，接着他捏起医生手上一块皮肤直接将一根外科手术针穿了过去，然而医生却没有表现出任何不适的迹象。

从那一刻起，我迷上了催眠。催眠中的沟通是如何制造这种麻醉效应的……我能向谁去学催眠呢？

1 年后，我第一次去凤凰城（菲尼克斯）向艾瑞克森学习催眠。令我万分惊讶的是，我见到的是一位身体因脊髓灰质炎(小儿麻痹症)后遗症受到极大限制,但在精神上和治疗中充满活力的男人。艾瑞克森就是这样的人,以至于我对学习催眠的热衷很快淡了下去,取而代之的,是我对艾瑞克森本人如何克服身体缺陷、如何生活、如何做治疗变得日渐着迷。我迷上了艾瑞克森,因为他面对逆境时表现得如此强大,他促使我想成为一个更优秀的人。

艾瑞克森是一名精神科医生,专攻简短速效的心理治疗方法。这让他明显不同于那些忙着开药或者习惯传统长程心理治疗的精神科医生。他是 20 世纪催眠和短期心理治疗领域最顶尖的专家,他对临床洞察和治疗艺术的影响至今仍在延续,无人能及。艾瑞克森有一种不可思议的能力,能够直达来访者的内心世界。他懂得如何在治疗中运用人类沟通的一切元素,包括手势、姿势、接触、语调和节奏,对来访者善加利用。

和很多治疗师一样,我也在艾瑞克森开创性努力的基础上做出了自身的贡献。欧内斯特·罗西(以下称罗西)在我之前与艾瑞克森一起工作。罗西整理了艾瑞克森的专业论文和文章,并将它们纳入神经科学的理论框架中。罗西的妻子凯瑟琳·罗西和艾瑞克森的女儿罗克珊娜·艾瑞克森·克莱因也贡献了她们各自的观点,供读者参考。

艾瑞克森得到了许多领域杰出人士的认可,其中包括人类学家玛格丽特·米德和格雷戈里·贝特森。也许他们也同样影响了艾瑞克森,因为他似乎比同时代的人更敏锐地意识到文化对催眠的影响。

艾瑞克森治疗中的文化视角让他的治疗工作更加贴近在中国从事心理治疗的专业人士。我有幸多次访问中国,并非常欣赏中国的智慧和文化。艾瑞克森的治疗模式与中国的实用理性非常契合,这样一来,引进他的疗法来发展中国的心理治疗实践就会变得更加容易。

市面上有许多研究和介绍艾瑞克森和他治疗工作的图书,但它们都来自他人的解读和诠释。有了这套丛书,读者们可以追溯到这一切的源头:艾瑞克森本人撰写的关于催眠和心理治疗的丛书。我建议你仔细阅读这套丛书,那么,你也会迷上艾瑞克森。

杰弗瑞·萨德　博士
美国米尔顿·艾瑞克森基金会主席

我很荣幸有机会为已故美国精神病学家艾瑞克森博士这套卓越的丛书撰写序言。这套丛书现已译成中文，供中国从事心理治疗的同仁阅读。艾瑞克森博士是一个独具一格的人，可谓前无古人、后无来者。对于学习和教学，他有着永无止境的欲望，在不可避免的复杂多变的心理治疗实践领域，他更是独辟蹊径、不断创新。

在最近对 31 个国家的 691 名临床催眠从业者进行的一项调查（这也是几十年来第一次进行如此有意义的调查）结果显示，71% 的临床催眠从业者称他们使用的是艾瑞克森式的催眠方法（Palsson et al., 2023）。这突显了艾瑞克森博士的观点在当代催眠实践方面的影响力有多强大，以及他的催眠治疗方法如此地广受欢迎、历久弥新。他对人及人所遭遇到的各种问题进行了不计其数的极富洞察力的观察，并开创了大量行之有效的治疗方法。

艾瑞克森催眠方法所基于的是他凭一己之力拓展的对催眠的全新看法，他主张催眠是一种特殊的人际互动，而催眠状态简单地说就是被催眠对象回应这种互动时内在生发的某种心理状态。这种观点现在看来似乎显而易见，但在当时实属离经叛道，有违那个时代的普遍想法和专业见解。这种人际关系的全新视角使他的治疗产生了一个关键的转向，并极大地形塑了当代的心理治疗，即他会运用精心设计的策略来为患者创造全新的体验，以至于患者习以为常的一贯做法变得难以为继。

艾瑞克森的治疗方式与他同时代的一众治疗方法形成了鲜明对比，当时的主流看法是要让患者形成对于自身问题的洞见，并希望这种洞见能引发患者的改变，唯独艾瑞克森博士对创造某种似乎会让患者问题"自发"改变的情境感兴趣，这种情境既可以构建在患者内心，也可以创建于患者的环境。因此，当你阅读此书时，会发现书中那些以治疗目标为导向的催眠应用方式和心理治疗策略总是极富创意，甚至让人惊叹不已。因此，这套丛书适合慢慢品读、细心揣摩。我很荣幸以此序来预祝这位旷世奇才毕生之作中文版的出版。

迈克尔·亚普科　博士
临床心理学家
米尔顿·艾瑞克森基金会和国际催眠学会终身成就奖

意识制造了能够被意识到的问题,所以这些问题的解决之道,并不在意识之中,而在意识之外。

对艾瑞克森来说,意识和潜意识之间似乎并没有屏障,他可以随心所欲地抓取潜意识里的"药物",极其有针对性地去治疗意识里的顽疾。

读艾瑞克森的文字,就是在读潜意识本身。这是潜意识意识化的过程,也是真正的觉悟之路。

曾奇峰

精神科副主任医师

中德高级心理治疗师

德中心理治疗研究院创始人、首任院长

艾瑞克森是美国临床催眠学会(American Society of Clinical Hypnosis)和《美国临床催眠杂志》的创始人,被誉为现代催眠之父。《艾瑞克森催眠治疗大典》系统、全面地介绍了艾瑞克森催眠思想、体系、方法及案例。丛书中文版的翻译出版,不仅是我国学习、应用和研究现代催眠的心理学人士的福音,也可以帮助大众应用现代催眠的技术和方法来提高自己的工作效率和生活的幸福感。

孙时进

复旦大学心理研究中心

艾瑞克森是现代催眠治疗的主要代表人物。他独树一帜又不拘一格的治疗手法,既引起心理治疗学圈的兴趣,又令人感到难以捉摸。他的弟子罗森(Sidney Rosen)指出了所谓的"艾瑞克森式悖论(Ericksonian paradox)"现象:这位操弄大师(催化者)允许并激发来访者巨大的自由。然而,如果我们能够越过表面的矛盾,就会发现艾瑞克森在简洁的手法中完成了所有心理治疗必备的核心操作。这意味着他对心理治疗有根本的掌握。此次《艾瑞克森催眠治疗大典》中文版的问世,让中文读者能够以第一手资料来深入理解艾瑞克森在心理治疗本质及方法上的洞见。这套丛书是所有心理治疗者必备的参考著作。

李维伦

台湾政治大学哲学系教授

《存在催眠治疗》作者

存在催眠治疗学会(中国台湾地区)创会理事长

华人心理治疗基金会董事

华人本土心理研究基金会董事

杜肯大学临床心理学博士

　　艾瑞克森是当代的催眠之父,他留下了不计其数的催眠治疗案例及催眠治疗技巧。艾瑞克森不仅对世界催眠治疗和心理治疗有所贡献,而且培养出许多当代的心理治疗大师,启发了许多心理治疗学派。这套丛书结合了所有与艾瑞克森相关的文献、论文、案例乃至他与学生们的对话。同时,这套丛书里的资料经过艾瑞克森第一代大弟子罗西老师、第二代大弟子萨德博士的整理,确保了资料的精准和可信。

　　通过杨丽萍(总主译)、于收、金焰、刘蓓蓉、于连香等人的翻译,我们得以窥见艾瑞克森的伟大之处。这套丛书一共有 16 卷,如果您也想在心理治疗、催眠治疗领域不断精进,那么这套丛书是值得珍藏的"传家之宝"。瞻阅伟人的事迹,对我们就会有所启发。艾瑞克森的人生意义就在于启发更多人活出精彩的人生。

　　我非常敬佩杨丽萍及翻译团队成员的热情和毅力。《艾瑞克森催眠治疗大典》是跨时代的巨作,将为心理学界爱好催眠的同行们带来福音,不容错过,真诚推荐给您。

洪伟凯

纽约哥伦比亚大学心理咨询硕士

艾瑞克森学派讲师、治疗师、翻译

艾瑞克森并不为他的治疗模式甚至人格理论做任何定义,他个人也不刻意书写专业出版。这是艾瑞克森催眠有别于其他治疗学派的一大特色,这赋予了后续追随者无限发展的空间,而让艾瑞克森催眠得以生生不息。

这样也造成了学习者的困难,因为没有一个可以依循的固定方法。《艾瑞克森催眠治疗大典》的出版,将艾瑞克森散落的论文分门别类结集成册,方便学习者从艾瑞克森本人的文字中探索其中奥妙。现今杨丽萍女士及翻译团队成员能够将其翻译成中文版,是我们心理工作者研究艾瑞克森催眠的巨大福祉和财富。

蔡东杰

精神科医师

华人艾瑞克森催眠治疗学会创会理事长

《催眠治疗实务手册》作者

中文版前言

人生无处不催眠

艾瑞克森催眠语言中有个重要的核心词——ideamotor，从字面直译很难表达作者背后的深刻含义。中国文化的理解中最接近的表达是"起心动念"，只不过用在艾瑞克森催眠语言中，"念起心动"更为贴切。

"起心动念"只在一瞬间，而许多人的人生轨迹便在这样一个个的瞬间岔道中，进入了另外一条崭新的探索之路。

我的"念起心动"是在 6 年前，在阅读于收老师翻译的《艾瑞克森催眠教学实录》4 卷书期间，被书中的案例深深吸引。这些书还激起了我更多的好奇：另外的 12 卷讲了什么？艾瑞克森是当代催眠之父，他对当代催眠治疗技术和临床案例的贡献之大，至少目前无人能超越。然而，对于艾瑞克森，除了简·海利和杰弗瑞·萨德博士介绍艾瑞克森催眠治疗的 3 本书之外，可供国内读者和心理专业工作者了解、学习和深入阅读的专著和文献实在太少了。我们是否可以享受完整阅读艾瑞克森神奇的催眠治疗技术的饕餮大餐：从概念到实验、从理论剖析到完整的临床案例、从催眠逐字稿到教学实录的全部学习资料呢？

抱着这份好奇，我在国外的网站上查阅了大量艾瑞克森早期的论文，以及他在医学杂志上刊登过的文章。同时，也留意了首卷的开篇介绍，特别是艾瑞克森早年的个人经历。之后，更加坚定了这个决定：要从第 1 卷着手探索艾瑞克森催眠治疗研究与实践的始末。艾瑞克森催眠治疗的灵魂和利用原则,能最大限度地被应用于各种类型的患者和来访者,运用艾瑞克森独创的临床技术,能非常迅速地治疗当代困扰人们的各种严重心理问题。因此,16 卷书的引进翻译出版,将成为我们国内心理治疗领域的一个里程碑。

于是,从 2018 年开始,我联络了美国出版社,对接了米尔顿·艾瑞克森基金会,经萨德博士引荐版权方(即艾瑞克森女儿和欧内斯特·罗西博士)。与此同时,在国内我们也同步组建翻译团队,团队成员均来自研究艾瑞克森催眠治疗应用及热衷于此的同行,他们中有通读原著并坚持逐字逐句分析者,有已经翻译了其中 4 卷者,有沉浸并应用艾瑞克森催眠治疗十几年者,有同声翻译艾瑞克森催眠治疗理论者……他们是我们携手共同完成翻译任务的重要同伴。

签约了版权,我开始着手翻译第 1 卷至第 4 卷的案例,以治疗故事和有声阅读的形式在公众号里推送。这个初衷也是源于很多心理工作者对艾瑞克森催眠治疗技术的难以拿捏,似乎找不到抓手。我想从真实治疗案例故事入手,让一则则催眠故事唤起我们对艾瑞克森催眠治疗的探索。

"艾瑞克森催眠治疗故事"的翻译历时 2 年,伴随着 26 位艾瑞克森催眠治疗取向的心理咨询师的讨论、校对、录音等工作过程并完整地呈现。

在完成"艾瑞克森催眠治疗故事"翻译之后,我们翻译团队成员彼此已经过 2 年的磨合,于是开始了本套书第一阶段的翻译工作。确定了翻译流程:由我作为总主译,每本书确定一位主译及三位参译者,主译对自己所负责的分卷至少要翻译 2 遍。流转到总主译处的是主译译稿与另外三位参译译稿,由总主译对这些译稿进行审校、汇编并定稿;下一步由翻译助理以专业读者的身份对翻译完成稿进行全篇阅读,进行文字修改,阅读期间标记晦涩、难以理解之处;阅读完毕,再返回至总主译处,由总主译根据原文、主译译稿与参译译稿对这些晦涩、难以理解之处再次进行修改;修改结束,全文打印后再次阅读。最终交付给出版社的稿件实为翻译、审校、修订逾 10 遍的稿件。

翻译过程中,我时常会因作者治疗方法的妙不可言而兴奋得手舞足蹈地来回踱步,会因作者不露声色的睿智而拍案叫绝,也会因翻译到困境之处而想把面前的一堆译稿撕碎,有时也会因翻译了艾瑞克森的引导语而趴在桌子上睡着。然而,更多次地会自言自语道:艾老头,您怎么做到的! 您是怎么做到的……

无论工作如何繁忙,无论环境如何挑战,我们翻译团队的伙伴们都提前完成了翻译任务,非常感恩我的同路人……在这里,请允许我非常隆重地介绍一下我们的团队成员:总主译及审校,杨丽萍;主译及参译者,于收、金焰、刘蓓蓉、于连香;翻译助理,文柯翰、黄岳良、瓦海燕、康宏民、金毅。

　　尽管经过反复 10 遍的翻译、讨论、修订、审校并最终定稿，我们依然感到语言文字的表达不甚完美，并不完全符合"信、雅、达"，因此我们团队敬盼广大读者斧正，并一同来学习和探索。

　　在 4 年翻译过程中，要感谢我的家人，身为骨科医生的先生在医学专业名词上给了我很多指导；远在英国就读格拉斯哥大学医学院脑科学的儿子，从他自己的专业角度给了我很多解答；还有我"杨家大院"的家人们每时每刻都在传递一种温暖的、安心的爱，让我在探索求知的路上走得更稳、更远……

　　漫漫路途，催眠之声伴随您……

《艾瑞克森催眠治疗大典》总主译　杨丽萍

2022 年 12 月平安夜

于上海

内容导读

本书从 5 个方面记录了艾瑞克森所做过的一些临床催眠实践：催眠治疗、用治疗性催眠消除症状、重新定向性满足、自我探索和应用催眠学习敞开心扉。每一个案例后面都有作者或编者最新的评论备注。

第一篇的案例聚焦如何应用催眠进行症状处理（包括症状转换、症状替代、症状改善和矫正情绪化反应）、儿科治疗、肥胖症治疗、解决考试焦虑和产科催眠，其中的资源利用取向被运用得炉火纯青，每每令人拍案叫绝。

第二篇分享的案例更多关注的是尊重患者的权利和症状的功能，有描述抽动秽语综合征（妥瑞综合征）的催眠治疗，也有介绍失败的"成功案例"和视幻觉症状的消除，在不治疗中做治疗，无为而为，使症状不知不觉地消弭于无形。

第三篇着重记录了如何用治疗性催眠解决性方面的问题。对早泄、不育、堕胎（人工流产）、阳痿、同性恋身份探索和输精管结扎等来访者的催眠治疗做了详细记录。为读者提供了宝贵的思路和翔实的资料。

第四篇为时间扭曲的案例分析和在催眠状态下的自我探索，探讨了不被意识干扰的无意识思维重组。

最后一篇记录了罗西使用催眠敞开心扉的大胆请求，以及艾瑞克森和马里奥·摩尔在此方面的精妙配合。罗西后来对此互动做了回顾，总结了治疗性催眠和心理治疗的新型活动依赖方法。

本书对心理学工作者、催眠从业者和爱好者来说都是不可错过的宝藏。正如艾瑞克森和罗西的学生、医学博士劳伦斯·舒格曼所说："享受一头扎进去的感觉吧，此书中的每一章都带着一种大胆开放的思维和眼界大开的惊喜，让您知道成为一名优秀的治疗性催眠的从业者所需要知道的一切。"

大开眼界的惊喜

本卷"敞开心扉:创新性心理治疗"的标题取自 1980 年欧内斯特·罗西(以下称罗西)、马里恩·摩尔(以下称摩尔)和米尔顿·艾瑞克森(以下称艾瑞克森)之间某次互动谈话的逐字稿。当时三个人正聚在艾瑞克森狭小的办公室里,试着用体验的方式来回应罗西的一项请求:"请帮助我敞开心扉,去了解一切有助于我成为一位优秀的催眠治疗师的新鲜事物。"除了欧内斯特·罗西和凯瑟琳·罗西添加的章节标题之外,这份逐字稿未经编辑地收录在本卷的卷首。然而,在本卷的结尾,经编辑们的重新打磨和注释,它又以一份 27 年后撰写的手稿的形式重获新生,题为《治疗性催眠和心理治疗全新的活动依赖式模式:一般清醒状态下的催眠》(Rossi, Erickson Klein, & Rossi, 2008a)。这份对当年"敞开心扉"体验的再度创作,为满载着 50 年临床案例和探讨的本书画上了句号。

罗西的开场(译者注:敞开心扉的开场)请求是不同寻常的。他想了解"一切新鲜事物"。

这让人联想到了一个不谙世故的人走到自助餐桌前的情形:恨不得一口气吃下所有菜品,完全不懂摆出一副从中优选的样子才更显礼貌。罗西也压根没提,他打算通过一系列精心准备、深思熟虑的步骤去"学习"。他要求的是让艾瑞克森和摩尔帮助他"敞开心扉",就好像自己是一个不加评判、接纳一切的容器。

罗西"敞开心扉"的请求所体现的莽撞无礼,既震撼又感伤。这就是罗西典型的直率特征:不谙世事且兴致高昂。要为本卷撰写前言既难以落笔,又不太妥当。只能由我如此般地引介本书,匆匆收笔,却没法通过罗西独特的心灵来体会其中要义。我是在罗西刚刚去世的 6 个月里写这篇序的,而此刻他好像就在房间里。

本套丛书第 3 卷有 30 章探讨的都是治疗性催眠的应用,分四篇:"问题解决……""症状消除……""性满意度的重新定位……"和"自我探索……"。尽管本卷分四篇,但这些内容几乎都围绕着一些治疗经验原则,这些原则是从详细记载的临床互动的经验总结中得出的。在所有这些临床案例中,很显然,艾瑞克森都唤起、共鸣并利用了他所治疗的每一个来访者的独特个性和状态。同时,他也发现了这些人内心痛苦的共性,并从中提炼出了普遍性的治疗原则。这些原则就是他想要教给学生们的治疗的个性化和催眠的动力学机制。但是,继续深挖这些报告,以开采"宝藏"是很难的。50 年的时间跨越了一个已逝去的文化时代。那是个由男性主导、更刻板的年代,人们的着装、表达和互动方式(尤其是和医生间的互动)与现今都是不同的。所以不可避免地,艾瑞克森的报告也用着那种不带感情的客观性语言。谨慎地用"作者"或"作家"来指代自己,并使用过时的诊断和神经症的分类和术语。而且,这些案例大部分都发生在美国文化背景下,在这种文化下,无论催眠与否,患者都期待并遵循医生的指令。回顾过去,要保持全神贯注,不落入那些粉饰方式的陷阱,以避免指责僵化甚至人格物化,都实在太难了。把这些报告想象成现场演示是有帮助的。因为许多报告是在烟雾缭绕的房间里,和那些西装革履的男人、精神科医生及其他临床专业人员坐在一起时完成的,有些人可能会在他们的权威中洋洋自得。他们被这些报告巧妙又谨慎地挑战着,以动摇他们的笃定,敞开他们的心扉。

我们不是书中的这些人,并且再也回不到那个年代。比起艾瑞克森的所作所为,本卷的"宝藏"更多地体现在他对那些他所关爱的人的态度上。书中在与患者"乔治"传奇的相遇、长时间且耐心的交锋中就藏有宝典(第十二章里描写过艾瑞克森与被送进精神病院的男人)。跟随着乔治,艾瑞克森认真仔细、逐字逐句地学习乔治伴有"语词杂烩"的表达,以便通过恰当的语词混杂的询问,获得一段混杂着该语词的完整经历。因此,在离开医院、回归社会、成功开启人生以后,他还会回到艾瑞克森那里去报告他在行为适应方面的进步。艾瑞克森写到,乔治经常挖苦地评论道:"生活中没有什么能比来点儿胡说八道更爽的了,对吧,医生?"在第三章儿科催眠治疗中还有很多宝藏,他经常引用其中的论文。在那里,他高度评价"儿童对概念的理解力",并告诫我们:"不要贬低或轻视儿童的理解能力。"为了证明这种尊重的姿态,他给我们举了一个儿童的疼痛被外科医生轻视的案例。外科医生问:"现在一点儿都不疼了,是吧?"艾瑞克森让这个孩子回答:"你这个傻瓜！真的很疼，非常疼，但我不介意。"因此，在这些外表华丽、措辞严谨和易于理解的报告之下，潜藏着一种谨慎、富有挑战性的勇气——这与罗西的大胆如出一辙。这已经远超宝藏了。确实够"傻"！

这引领我们来到最后一章："敞开我的心扉"。编辑们再次讨论了开卷的文稿记录。其间，罗西诚挚地恳求"敞开他的心扉"。为了探索接触和私人空间的细微影响，罗西夫妇仔细搜集了艾瑞克森的先见之明和摩尔对强化活动（包括运动和感觉）在敞开心扉中的作用和理解。摩尔和艾瑞克森谈到他们如何从自己的生活经历中习得他们所知道的东西，因为那是他们最了解的。当然，要避免这种言外之意也是很难的，即对由我们照管的所有人来说也是如此。这段最早的经历是在罗西最初实践中获得的，该实践是定义新颖、富集、运动作为心理生物可塑性和活动依赖性基因表达（催眠和治疗性催眠的培育者的一个共同特征）的刺激物。这标志着"敞开心扉"的启程。

在此意义上，本卷描述的是"如何敞开心扉"及敞开我们心扉的方法。它代表着一种或多层次的持续展开：从走过越来越过时的华丽陷阱，穿越催眠引导和暗示的仪式化，进入自然主义的、策略性和以人为本的"催眠结构"，到艾瑞克森利用生活中自身和自身习得的所有东西，来帮助他人成为他们可以成为的人。然后更深地探索我们所共有的、对新奇与激活重新定向的反应的共性，以驱动具象思维里的基因表达和可塑性。

请大胆地敞开心扉，以一种率直和令人愉悦的惊奇（想知道"成为一名优秀的治疗性催眠的从业者"所需要知道的"一切"）来沉浸在本套丛书的每一卷里吧。

劳伦斯·舒格曼　医学博士
罗彻斯特理工大学，健康科学和生理心理学
罗彻斯特，纽约

英文版前言一

打开觉知之门

在 20 世纪 70 年代美国临床催眠学会（ASCH）的一次会议上，我从父亲（艾瑞克森）那儿获益良多，这些经验至今让我不断受教。我们所呈现的这套丛书源于父亲和欧内斯特·罗西（以下称罗西）的第一次见面，自那一天起，我以一种全新的方式观察父亲如何定义自己总结归纳的知识，如何传递自己的学识，以便其他人能够掌握并进一步地探索和推进。

父亲很喜欢美国临床催眠学会的研讨会所展现的活力。当时他年岁渐高，越来越不堪旅行的疲累，因此这次研讨会是他在我们家之外所做的为数不多的最后几次讲座之一。会议在斯科茨代尔举行，离我们凤凰城（菲尼克斯）的家并不远。在我成长的岁月里，参加过父亲的许多讲座，但这是第一次作为一名护理专业的学生参会，因此可以通过自己的专业背景来理解会议的内容。

讲座结束后，现场听众提问阶段，我注意到父亲在回答问题时，总是习惯以恰到好处的热情来强调并突出他的解答。这样一来，他很好地激发了大家的兴趣，以至于当研讨会结束时，会议室里个个踌躇满志。父亲点燃了他们心中的热情之火，渴望进一步探索、学习和推进催眠的研究。

当时罗西站在人群后面。他是个高个子，看起来比济济一堂的大多数人都要年轻。在问答环节，罗西走到前面，提问催眠是否具有拓展意识范围的功能。他提问说："催眠能不能以及在何种程度上能够引发与药物致幻剂相关的感官变化。"当时,整个社会充斥着非法的药物滥用现象,但很少有人研究药物引发的意识状态和催眠状态之间的共性或差异。因此,他的问题引发了大家热烈的讨论,但也带来了些许尴尬。因为任何专业人士一旦声称自己拥有对于大麻、麦角酸二乙胺(LSD)或裸盖菇素研究的第一手经验,就免不了影响自己的公信力。然而,如果人们不做这样的实验或进行手续繁琐的法律核准研究,又如何做出这种比较呢?

在礼貌地听完大伙儿的讨论后,父亲颇为巧妙但又有效地重新引导了讨论的方向。他解释说,催眠的作用范围仅限于此。因此,引入不必要的、控制不力的化学物质来混淆研究的过程,对于探索催眠只会适得其反。父亲坚信,要探索催眠的潜力,必须深入到人类的大脑深处。经他这么一说,罗西的这个问题起初看起来是探索催眠的绊脚石,现在却成了寻求对于催眠更深入理解的护路栏。

这时,我能观察到房间里的讨论朝着与罗西所问问题的不同方向发展了。对于这个转向,也许我要比其他人都看得更清楚,因为其实对于他的这个问题,父亲已经和我讨论过了。当我看到房间里受人尊敬的专业人士也都像我一样被这个问题所困扰时,不禁颇感安慰。不过,我也意识到,尽管我觉得父亲的回答是有道理的,但我向自己的朋友和同行传达更深刻洞见的企图并没有达到。鉴于我对于这些观点早已心知肚明,便乐于观察整个会议的导向。

当父亲面对一个宽泛、有趣又实难回答和颇具争议的问题时,他却以这个问题为引子来引发人们研究催眠的新见解。父亲甚至没有来得及谈论药理学实验的危害,就已经激发了观众们对将催眠作为一种探究工具来进行未来探索的热情。父亲有一种非凡的天赋,能够动员身边的人去追寻更深入的理解。他将微笑、鼓舞人心的笑声、强大的内心能量和精确的措辞融为一体,辅以坚定不移的奉献精神,尽心尽力地推动着在负责任的科学研究指引下催眠与治疗艺术的结合。

研讨会结束时,罗西走到父亲跟前,和他约定进一步的对话安排。那天晚上回家后,父亲问我在罗西身上看到了什么。他会问我对各式各样学生的印象,这并不稀奇,而且我一直好奇,他能从不谙世事的我这里听到什么? 父亲告诉我,他在罗西身上看到了不同凡响的潜力、能力和正直。

我太年轻了,想着假以时日我也能像父亲那样娴熟地识人。让我感到有意思的是,难不成我忽略了一些对父亲而言显而易见的迹象? 对此,他没法向我解释清楚,也压根不打算解释。我不禁陷入了疑惑,甚至怀疑父亲对罗西的看法。为了让讨论有个结论,我们达成一致：就让时间来给出答案吧，即当父亲选定罗西作为之后来我家为数不多的访客之一时，他是否做出了一个明智的决定。人们说智慧随年岁渐长。如今，当我回首往事时，才意识到当初和父亲对话里的许多言外之意。父亲在刻意培养我的观察能力，同时又以父亲般的方式指导我做出与谁一起工作的明智选择。

　　父亲看罗西看得非常准，罗西是如此的才华横溢、精力充沛、不知疲倦，活脱脱和父亲如出一辙。罗西不遗余力地奉献着，运用当代神经科学和社会心理基因组学的知识来解释父亲的教学，从而为父亲的文集开拓了新的视野。有鉴于此，每当我回首这段往事，念及父亲一眼就看出了罗西的天才之处时，我是多么开心和欣慰啊！

罗克珊娜·艾瑞克森·克莱因　博士

达拉斯，得克萨斯

2005 年

意识拓展日

罗西博士遇到艾瑞克森博士

　　罗西一辈子都对开拓新的意识充满了无尽的好奇。他在每个人身上找寻不同凡响之处，他想要把你、我和他自己最好的一面发挥出来。他站在艾瑞克森的肩膀上，成了最好的自己，同时也带着我们一起进步。这一切都反映在他精选论文中，如《突破的启发式：镜像神经元、意识和人际关系中的创造力》(Rossi，2007)、《创造意识：治疗师如何促进好奇、智慧、真相与美》(Rossi，2012)和《与我们的基因对话：心理社会和治疗性催眠和心理治疗的文化基因组学》(Rossi，2004)。我相信这份对于好奇心和发展新意识无限可能性的专注，正是艾瑞克森从罗西身上看到的品质——一个睁大了双眼、满是聪明才智的男人，从不惧怕提出关键的问题！

　　事实上，20世纪60年代开始兴起的非法吸食毒品的潮流在20世纪70年代飞速风行。罗西很看重更高的意识状态，基本滴酒不沾，只是偶尔小酌。20世纪60年代的"和平与爱"运动不断激发着人们的希望和新的开始，然而不幸的是，非法吸食毒品成了难以摆脱的社会痼疾。20世纪60年代，罗西作为受试者参与了一项麦角酸二乙胺(LSD)的对照研究，该研究专门探索意识是否可以在LSD的影响下得以加速。罗西被安排住进医院并服用了一定剂量的LSD，从而向研究人员讲述他的体验。这项研究没有得出任何结论。

当罗西遇见艾瑞克森的时候，他正徘徊在人生的十字路口。当时，他是一个受过荣格流派训练的分析师，对于神秘主义和象征意义极其热衷。同时，他也对弗洛伊德进行了广泛的研究，还参加了每周 3 次为期 2 年的心理分析课程。每次课程收费 20 美元，这在当时可是很大的一笔钱！搬到洛杉矶后，罗西求教于法兰士·亚历山大博士，后者是心身医学的创始人（Alexander F，1965；Alexander I，2019），并且提倡短期治疗和矫正性的情绪体验。然而，罗西似乎感觉生活还缺了些什么，于是又打算改弦易辙成为一名演员。他师从李·斯特拉斯伯格，后者因为训练一线演员的即兴表演和角色发展而闻名遐迩。罗西出演过一部电影——《女巫之夜》，一部 1970 年的恐怖喜剧。他是演员阵容里唯一的男性，有且只有一句对白。显然，他生来就不是演员这块料！

罗西继续寻求开发全新的充满感性的创新治疗方法，来帮助来访者发展他们的意识和解决心理问题。在某次治疗结束时，一位医生来访者向罗西摇了摇手指说："我知道你在做什么。你做的是艾瑞克森术！"罗西吃惊地问道："谁是艾瑞克森？"于是来访者送了他一本简·海利的《治疗性催眠的高阶技术》（1967）。整个周末，罗西都在阅读艾瑞克森的论文，一刻不停，连睡觉或吃饭都顾不上。到了周一，罗西感到胃里特别难受，就去见了医生。医生说："不管你在做什么，你得马上停下来。你得了胃溃疡！"既然他出现了某种心身症状，罗西就联系了艾瑞克森，想要寻求心理治疗。就这样，他开启了一个没有尽头的旅程，推动在负责任的科学原则指引下将催眠与治疗艺术相结合的工作和传承矢志不渝的奉献精神，从此绵延不绝，由我手中传递到你心中，直至永远。

编者按：罗克珊娜·艾瑞克森 2005 年撰写的前言首次出现在《艾瑞克森催眠治疗大典》中，但没有出现在之前的纸质精装版中。凯瑟琳·罗西的后续评论写于 2022 年。

欧内斯特·罗西 博士

凯瑟琳·罗西 博士

洛斯奥索斯，加利福尼亚

艾瑞克森博士：催眠治疗、心理治疗与康复中颇具创造力的导师

他是怎么做到的？

他如何形成自己的（催眠）技术？

他的工作开展得如此简单？或者，当真如此吗？

这位伟人思考的背后是什么？

在他离去半个世纪之后的今天，如果他还和我们在一起，会选择什么方向？

1964 年，当艾瑞克森写下他的开创性论文《有效心理治疗中的责任重担》（此文收录在本卷中）时，他的观点是正确的。成功治疗的责任在于患者，而不在于治疗师。艾瑞克森成功且行云流水般地使催眠适用于每一位来访者，那就是其背后的核心原则。罗西于2008 年以他独特的方式更新了此篇论文，以反映近 50 年对艾瑞克森仔细研究后，他所理解的艾瑞克森的贡献（1964—2008）。

当时，在一个周末，当罗西在加利福尼亚州马里布不眠不休地阅读由简·海利（1976）编写的《治疗性催眠的高阶技术》时，是艾瑞克森身上的什么把他俘获了，使他着了迷？他从周五开始日以继夜地阅读，周日晚上陷入沉睡。在周一早上醒来时，罗西发现自己患病了且病情严重到需要去看医生。医生担忧地说："无论你在做什么，马上停止！你得了溃疡！"罗西因此联系艾瑞克森寻求治疗，以解决他的心身问题。他们的合作

持续了 8 年,直到艾瑞克森去世。

尽管如此,罗西还是不满意自己直接从艾瑞克森那里学到的足够多的学识。他把注意力集中在以下内容上:艾瑞克森 90～120 分钟的长时间会谈,每一次会谈的心理震惊(冲击)和惊奇(出其不意)(Rossi, 1973/2021),为什么我们有记忆(Rossi, Erickson-Klein, & Rossi, 2008/2021; Erickson-Klein, 2021),作为催眠背后的电子生物特征(Dyba, Rossi, Zurek, & Rossi, 2021)及进化的基因组特征(Cozzolino & Celia, 2021)。

医学博士劳伦斯·舒格曼是艾瑞克森和罗西的学生。他为这卷书撰写了序。为致敬和纪念罗西,他成为《美国临床催眠杂志》的特邀编辑。该杂志由艾瑞克森创立于1958 年(Hill, 2021)。他怀揣着艾瑞克森和罗西的精神写了一篇大胆、发人深省的论文:《把催眠抛之脑后?》(Sugarman, 2021)。我们永远都会记得罗西在请劳伦斯为我们即兴演奏之前,拿起劳伦斯的班卓琴拨弄了几根琴弦,然后请他为我们即兴演奏的那场音乐会。劳伦斯的善良、仁慈与艾瑞克森和罗西的品性遥相呼应。

我们每天创造新的、不断进化的意识,改编自艾瑞克森(罗西和艾瑞克森·克莱因,2006)的一份采访,为其过去和未来奠定了基调。

凯瑟琳·罗西(以下称凯瑟琳) · 我从没见过艾瑞克森本人,但我经他的文字、录音带、录像带、他的家人和学生了解到他。我永远感激他的智慧,他促使你(罗西)设计了间接的百无一失的催眠手法,让人们轻松进入深度意识状态并接受治疗(Rossi & Rossi, 1996; Hill & Rossi, 2017)。我们三个人花费了 10 多年,重新获得了艾瑞克森这些开创性论文和书籍的再版权。对我们所有人来说,这次再版包含了我们从极度的绝望到成功时的欣喜若狂之间可能出现的每一种情绪。我们三个人都坚信,当务之急是,将艾瑞克森的原创论文、研讨会、工作坊及与罗西共同撰写的教科书等基础性研究成果永久地向公众展示,这是头等大事。这里涵盖的许多原始资料,包括艾瑞克森教学的其他录音、录像带,已经捐献给米尔顿·艾瑞克森基金会档案馆。现在,我们以现代的、可检索的形式出版高品质的电子书,这为研究艾瑞克森最佳创造力开辟了新途径。

罗克珊娜·艾瑞克森·克莱因(以下称罗克珊娜) · 我们承诺协同努力工作,这使罗西得以更新原著,从而提供基于当前科学观点的深刻理解。最初我们以光盘形式出版。"嗷嗷待哺"的读者已经等待十几年，当时还没有这些资料。受到（心理学治疗的渴求者们）巨大反响的鼓舞，我们开始通过米尔顿·艾瑞克森基金会出版精装书和平装书。现在我们正以数字形式准备修订这 16 卷《艾瑞克森催眠治疗大典》。随着岁月的推移，我们越来越意识到这一形式是不可或缺的，不仅为了今天的读者，也为了明天和未来的读者。

凯瑟琳·欧内斯特（对罗西的昵称），你能给我们说说你和艾瑞克森的工作，以及你近期是怎样推进这项工作的吗？

欧内斯特·罗西（以下称罗西）·哦，天哪！我还以为没人会问！ 1980 年艾瑞克森去世的时候我感到非常绝望。我觉得我没能掌握他的全部——现在已为时太晚。我有一条线索，这是一个重要的事实，但我真的不明白为什么。艾瑞克森的心理治疗会谈时间总是异常得长，90～120 分钟，与通常 50 分钟的精神分析形成鲜明对比。我琢磨着这是否与科学数据有关，在这些数据中，时间生物学家曾报告，在整个 24 小时的昼夜节律中，存在着一个自然的次昼夜心理生物节奏，是 90～120 分钟。

当我询问艾瑞克森，他是否听说过次昼夜节律基本休息-活动周期(BRAC)(Kleitman，1970)时，他回答说没有听过。然而，当我向他展示我们的第一本书《催眠现实》中的第九章时，我们的眼泪夺眶而出。书中记录了我们总结出的典型的催眠准备信号和催眠发展指标（1976/2010）。与基本休息-活动周期的 10～20 分钟休息阶段的行为指标几乎一模一样。

随着我们对这个问题讨论的逐渐深入，回顾了这个基本休息-活动周期的存在背景并观察之后，我们得出了以下假设：艾瑞克森对患者行为"细微线索"的悉心观察有益于促进共情、融洽关系和心身康复。例如，艾瑞克森在基本休息-活动周期的低相位，通过引导一种安静的、传统类型的催眠状态，可能促进了次昼夜节律周期的休息-疗愈部分。当艾瑞克森使用一种更积极的方式催眠时，如手臂悬浮，他可能在关注受试者自然次昼夜节律高效能的一面。当积极的内部或外部创造性工作需要高效和专注的时候，这就是他帮助他们集中效力的方式。

罗克珊娜·哦，这就是为什么 20 世纪 80 年代你写了那些与催眠有关的心身节律方面的论文。你写的那本《20分钟休息》(Rossi & Rossi, 1991/2022)让我兴奋不已。但我没有意识到你居然最初是从艾瑞克森那里得到的灵感！当时，很多人都不能理解为什么你看起来像在白费力气。

罗西· 是啊！我真的不是那个原创者。我只是拼命抓住了我唯一掌握的科学线索，就是你父亲工作中关于神经-心理-生物学基础的基本知识。所以，我出版了首版《心身康复的心理生物学》(Rossi, 1986)，用艾瑞克森的间接暗示及我所谓的"基础的接触性问题"等，来探索心身交流以及如何促进它。但我仍然不明白为什么90～120分钟的基本休息-活动周期很重要。

我花了7年多的时间才理解不断发展的神经科学(基因组学)进化的意义。于是我出版了《心身康复的心理生物学》第二版(Rossi, 1993)。在这个版本里，我汇集了科学证据，证明基因对重要的环境事件(比如创伤和压力)做出反应需要90～120分钟。基因通过产生蛋白质(这些蛋白质是产生激素、生长因子、免疫系统因子、神经递质等的基本组成部分)来达到这个目的。当适当的疗愈对创伤和压力做出回应时，就启动了基因表达/蛋白质循环。

这或许是我有点独创性的地方：意识到基因表达/蛋白质合成周期是心身节奏的终极源泉。艾瑞克森可能在心身疾病和康复方面非常成功地利用了它。接着，我继续写了《突破性启发》(Rossi, 2007)和《创造性意识：治疗师如何促进惊奇、智慧、真理和美》(Rossi & Rossi, 2012)。

凯瑟琳· 现在看来，这一切都很明显。但是为什么除了你，我没有看到或听到过任何人对这种心身治疗的"本质"感到兴奋甚至雀跃不已？我们经常读到心理神经免疫学和创伤后应激障碍的有害影响，但除了我们这些虔诚的信徒，似乎没有人意识到艾瑞克森的治疗性催眠可以在基础的分子-基因组的水平上解决这些问题。

罗西· 是的！这就是问题所在！为什么纽约时报的记者们(Carey, 2005)报道我们最近的心理治疗的发展大会时，他们曾完全忽略了《心理治疗之路通往何方……的路上》这篇发表的文章里呈现的这个崭新视角？你知道催眠领域里有多少研究者在从事这方面的研究吗？在基因层面上工作的人确实很少，但它正开始发生变化。

罗克珊娜· 似乎在治疗性催眠和心理治疗领域的当代学术和实验室研究员根本不承认这种可能性。

罗西· 是的，正是如此！这就是问题所在——当代催眠研究者在基因组学方面没有很专业的实验技能来完成这种工作。这就是为什么我在 2002 年出版了《基因表达的心理生物学》，2004 年出版了《与我们的基因对话》，2005 年出版了《关于社会心理基因学的五篇论文：探索一种全新的科学方法来研究心理与分子之间相互作用》，并更新了《艾瑞克森催眠治疗大典》，使之成为艾瑞克森作品的神经科学版本的理由。

在我们目前计划出版的 16 卷《艾瑞克森催眠治疗大典》中，我计划为每一卷提供一个神经科学方面的更新内容。顺便说一句，我和大卫·劳埃德教授开展合作，他是威尔士大学生物学和应用生物学微生物学组的教授。我们合作编辑了两本关于生命的次昼夜节律的书（Lloyd & Rossi，1992，2008），书中涵盖了从分子到心理的所有层面。在这两本书里，我发表了与次昼夜节律相关的研究，这种节律以全新的生命视角，将催眠与基本的生命过程联系在一起。如今，类似的关于治疗性催眠的神经科学研究小组在全球范围内如雨后春笋般涌现（Rossi & Rossi，2006，2007；Rossi et al.，2006a，2006b）。

罗克珊娜· 对我们三个人来说，把这些图书汇集成册是一项艰巨的任务。它既昂贵又费时。首先要重新获得印刷出版权，然后要与米尔顿·艾瑞克森基金会合作出版精装本，现在又开始致力于电子版。出版是一项长期而艰巨的任务。我很荣幸能和你们俩合作，致力于保存这些重要的原创作品的人道主义努力中。

凯瑟琳· 本卷书让读者有机会深入思考艾瑞克森是如何将他的原则付诸实践的。其中大部分是艾瑞克森以自己的口吻记录工作中具体想法和情境的论文。对他天分的更深层次的欣赏和理解，最终聚沙成塔。

最后两章包含艾瑞克森和他两个同事的录像片段，其中罗西是催眠受试者，而摩尔博士则与艾瑞克森一起参与催眠工作。这是 1980 年罗西最后一次见到艾瑞克森。录制这段视频大约 30 年后，我们转录并回顾了这次会谈。当时，罗西对催眠和艾瑞克森工作的基因组元素有了更深刻的理解。罗西的评论不仅仅针对他自身在催眠状态下的反应，也包括他如何从那次最后的体验中继续成长。这是探索艾瑞克森如何利用自然节律的大好机会,也是探索艾瑞克森如何与他的同事逐渐成长的大好机会。

罗克珊娜 · 哦,欧内斯特,至少到现在为止,你已经帮助我们大家在这些全新问题的理解上达成了共识。基本休息-活动周期的概念及艾瑞克森如何把那些自然节律整合融入自然的催眠状态,这些都是极其重要的。我仍然记得我父亲曾告诉我,在 20 世纪 70 年代初期,你跟随他学习之前,在他的一个研讨会上,你提出了一个具有挑衅性的问题。你在观众席上问了他一些问题,好像是:"催眠和意识之间的关系是什么? 催眠能帮助我们调查意识吗?"我记得(自己)看着观众席上的你,感到非常好奇:爸爸是怎么立刻意识到你有很强的能力去深入探索的?

罗西 · 至此,我对那件事只有模糊的记忆,好像已经是很久远的事儿了。当然,我现在相信意识是一个追求新奇的方式。我们可以通过治疗性催眠来使用内隐性加工的启发方式(用许可式暗示促进受试者的内隐性或无意识加工)来促进意识(Rossi,2007)。治疗性催眠可以激活基因表达、蛋白质合成周期和大脑可塑性,以促进问题的解决、心身疗愈和康复。

艺术、美与真理是神奇的(极其迷人、神秘且精彩的)体验,也同样能够激活基因表达和大脑可塑性周期,从而促进并编码意识中的另一个创造性转变。

凯瑟琳 · 但是,等一下。你忘了镜像神经元那部分了!

罗西 · 哦,是的! 凯瑟琳和我合著的第一篇论文刚刚被《美国临床催眠杂志》录用发表——《在治疗性催眠中观察意识和镜像神经元的神经科学》(Rossi & Rossi,2006)。在这篇论文中,我们介绍了科学家们的研究,该研究表明我们的镜像神经元能被新奇、丰富和运动(包括身体和心理两方面)的心理体验所激发,从而开启他们的基因表达周期,并激活大脑的可塑性。这种大脑可塑性可以促进各种美好事物,如爱、人际关系、性关系、家庭和睦等,同时也能促进艺术、美、真理和意识本身。

这是一个很棒的视角,我现在相信,这是艾瑞克森留给我们意义最深远的遗产,在人类历史上,我们第一次真正理解了心理体验的基本类型(新奇、丰富和运动),这些类型可以促进个人意识的发展,加速我们的创造力、康复,以及从心理到基因各个层面的疗愈。

现在,我们拥有了一种崭新的研究范式和思想体系,即一种真正有效的心理治疗与康复方法,这是前几代人梦寐以求的探索方法。

欧内斯特·罗西　博士

凯瑟琳·罗西　博士

洛斯奥索斯,加利福尼亚

罗克珊娜·艾瑞克森·克莱因　博士

达拉斯,得克萨斯

2021 年

英文版前言四

我们一直怀揣宏愿:在我们力所能及的范围内,希望尽可能多地收集艾瑞克森的原创著作,并以一种尽可能多满足学生兴趣的形式出版。最初每卷书都以纸质书的形式出版。本套丛书 16 卷电子版的出版,体现了编辑们锲而不舍的努力,希望经典著作历久弥新,惠及更多的读者。编者在这套丛书编纂的各个阶段已经共同合作和单独工作了数十年,我们三人,欧内斯特·罗西和凯瑟琳·罗西,以及罗克珊娜·艾瑞克森·克莱因秉承共同的承诺:将这些经典文稿带给今天以及未来的学生们。我们之间的友谊是这套丛书经受众多挑战后仍得以出版的力量源泉。

当我们中的一员疲惫了或面对丧亲之痛时,另一位就会施以援手,继续前行。丛书中的每卷书最初都以纸质形式出版过。最近的 15 年,进入了电子版的新时代,使人们阅读到这些开创性著作成为可能。我们的愿景是把所有的著作做成一套合集,让学生以一种前所未有的深度去阅读和探索。我们正在努力开发一个涵盖整套丛书的搜索引擎,便于读者根据自己的兴趣全方位地检索。希望通过本套丛书出版所开启的新篇章,能将文集中的智慧带给不断扩大的受众群体,并鼓励他们不断探索治疗的无限可能性。

之前就以书籍形式出版过这许多材料,早期出版物包括由简·海利所编辑的《治疗性催眠的高阶技术》及欧内斯特·罗西在 1980 年所编辑的四卷《米尔顿·艾瑞克森论文集》,四卷集分别是:

《催眠与暗示的本质》

《催眠对感觉、知觉和心理物理过程的改变》

《催眠对心理动力过程的调查》

《创新的催眠疗法》

这五本书中的所有论文及附加的新材料，现都包含在 2021 电子版丛书的第 1～8 卷中。

第 9 卷《二月人》(2009) 以单卷形式出版。第 10～12 卷为三部曲，在 2021 电子版丛书中以原始标题出版：

《催眠现实》(2010)

《催眠疗法：探索性案例集锦》(2014)

《体验催眠：实现改变状态的治疗方法》(2014)

第 13～16 卷以四卷集形式出版，在 2021 电子版丛书中的标题不变。

《催眠中的治愈：研讨会、工作坊与讲座，第一部分》(2014)

《催眠中的生命重塑：研讨会、工作坊与讲座，第二部分》(2014)

《催眠中的身心沟通：研讨会、工作坊与讲座，第三部分》(2015)

《催眠中的创造性选择：研讨会、工作坊与讲座，第四部分》(2015)

在书中，你会读到艾瑞克森在写作、交谈和演讲时的语录。你还会读到他是如何与患者和同事之间互动、如何向他们解释和不做解释的。这些语录所体现出来的和谐、顺畅，告诉我们当无意识的过程开启时，有意识的解释是如何停止的。艾瑞克森非常重视随着自己的意念自发涌现出来的念头，并在多年后形成了他独到的见解。在前言中，我们还加入了那些持续推进艾瑞克森工作的同事及同行们的心声。阅读本书就像找到了一个奇珍异宝的旷世宝藏，读者们能不断地深入探究和提升技术、理念和方法，同时探索艾瑞克森留给我们关于治疗的宝贵遗产。

欧内斯特·罗西

罗克珊娜·艾瑞克森·克莱因

凯瑟琳·罗西

达拉斯，得克萨斯

致读者的信

对于我们三位编者：欧内斯特·罗西、凯瑟琳·罗西和罗克珊娜·艾瑞克森·克莱因而言，这是一个重大且快乐的时刻。这套丛书的出版意味着我们翻越了丛山峻岭，终于抵达了顶峰。我们发行了 16 卷丛书的第 1 卷。之前，该系列已经由非营利性组织米尔顿·艾瑞克森基金会档案馆以精装版和平装版的纸质形式出版发行。我们这次努力汇编呈现的是涵盖全部 16 卷可综合搜索的内容。

艾瑞克森博士在一个世纪前开始撰写专业文章。他将自己的职业生涯奉献给了一个梦想：将临床催眠从历史的斑驳阴影之中，带向科学和医学领域的全新突破。作为同事的欧内斯特·罗西（以下称罗西）在艾瑞克森的指导下使用催眠，并在半个世纪前开始跟随艾瑞克森学习催眠和探索催眠。罗西和艾瑞克森两人以书面形式，试图厘清艾瑞克森多年形成和发展的对催眠和康复的理解，并撰写文章摸索催眠技术，推进催眠临床工作和专业知识的发展。

1980 年艾瑞克森去世时，他已经和罗西合著了 12 卷书，并与出版商签订了合同，著作出版工作在共同努力中不断推进。艾瑞克森完成了人生早期所树立的宏伟目标。为此，艾瑞克森家族对罗西和其他同事满怀感激，他们都为编撰和保存艾瑞克森这位伟大催眠大师的思想做出了贡献和努力。几年后，罗西和艾瑞克森家族成员都意识到著作并没有按合同承诺的那样被推广和提供给读者。

在接下来的几十年里，我们三个人为了确保这些重要著作能够完整地呈现给读者，齐心协力地解决了与出版有关的一系列法律、商业、财务和实际问题。我们三人致力于将艾瑞克森的主要著作出版，供更多学者、临床医生、历史学家和未来的探索者阅读。著作出版是一段艰苦的旅程，也正是在这段旅途中，罗西和罗克珊娜的工作联盟愈加牢固，我们之间的珍贵友情也日渐深厚。

在这趟旅程开始的时候，我们不知道心理治疗对基因会带来怎样的生理影响，这不仅尚不为人所知，也有待科学更深的研究和探索。那时的读者从未想到有朝一日能阅读电子版图书。当我们走完这趟旅程时，科学早已飞速进步，而电子版图书出版也有了不错的市场。因此，我们的目标也发生了改变，以便更好地响应时代的变化。罗西又对原著进行了注释，帮助读者从当今已知的神经科学和基因组学的全新视角来理解原著的相应内容。因此，我们呈现给读者的是原创性著作，目的是运用当今最新的科学观点来审视艾瑞克森的语言和著作是如何引发患者做出有益于健康的改变的。

此刻，将上述设想和创意融为一体并付诸实施的成果已经规划成形，带有搜索功能的之后 15 卷不久也将与大家见面。最终，我们希望除了这 16 卷，还能尽可能多地出版艾瑞克森的主要著作，其中包括一些还从未公开发表的文章。我们的工作尚未完成，但也算千里之行迈出了第一步。

欧内斯特·罗西　博士
凯瑟琳·罗西　博士
洛斯奥索斯，加利福尼亚

罗克珊娜·艾瑞克森·克莱因　博士
达拉斯，得克萨斯

目录

第一篇·使用治疗性催眠解决问题之道 / 001

第一章·非传统疗法的介绍 / 003

第二章·短程催眠疗法的特殊技术 / 005

第三章·儿童催眠治疗 / 031

第四章·催眠治疗肥胖症:利用患者的行为(三个案例报告) / 038

第五章·催眠与考试恐慌 / 046

第六章·与催眠治疗中的催眠现象相关的经验知识 / 049

第七章·有效心理治疗中的责任重担 / 063

第八章·产科催眠:利用实验性学习 / 075

第九章·一种治疗的双重束缚:利用阻抗 / 079

第十章·利用患者的个性和想法:以他们自己的方式完成 / 083

第二篇·**用治疗性催眠消除症状** / 085

第十一章·一份间接催眠治疗的临床记录 / 087

第十二章·利用症状:催眠治疗不可分割的一部分 / 091

第十三章·有关症状功能的催眠和催眠治疗的调查及结论 / 103

第十四章·抽动秽语综合征的实验性催眠 / 124

第十五章·催眠治疗:患者有成功和失败两种权利 / 133

第十六章·催眠治疗失败的成功案例 / 138

第十七章·症状消除:视幻觉练习 / 142

第三篇·**用治疗性催眠重新定向性满足** / 147

第十八章·治疗早泄的催眠后暗示 / 150

第十九章·通过神经症过程的逆转实现早泄患者心理治疗的案例 / 154

第二十章·谦卑:一种权威的方法,允许经由想象重新条件化 / 162

第二十一章·不育:对性满足问题的治疗性重新定向 / 173

第二十二章·堕胎问题:促进无意识动力允许来访者做出真实的选择 / 176

第二十三章·阳痿问题:促进无意识重新条件化 / 180

第二十四章·潜在的同性恋:催眠中的身份探索 / 188

第二十五章·输精管结扎:治疗性重新定向的一个详细例证 / 191

第四篇·**治疗性催眠中的自我探索** / 197

第二十六章·时间伪定向:一种催眠治疗手段 / 201

第二十七章·以时间伪定向促进客观思维和新的参考框架 / 229

第二十八章 · 催眠状态下的自我探索 / 232

第二十九章 · 出其不意的握手引导催眠后的自我探索 / 242

第三十章 · 基于理性的催眠阻抗的两个案例 / 244

第五篇 · **催眠疗法：一种敞开心扉的学习方法** / 249

第三十一章 · 敞开心扉，打开思维 / 253

第三十二章 · 治疗性催眠和心理治疗的新型活动依赖性方法 / 274

参考文献 / 290

第一篇
使用治疗性催眠解决问题之道

第一篇的论文全都论证了艾瑞克森对各种心理问题"利用"的方法。"利用"理论强调，为实现治疗目的，必须唤起并利用每个个体的能力和内在资源。利用患者自己的态度成了绕开很多治疗师所说的"阻抗"的基本方法。以下是 1973 年艾瑞克森和罗西之间的一段对话录音的剪辑版，其中诠释了这种方法。

艾瑞克森 · 一位专业木匠失去了右手的前 3 根手指。他从医院里出来，问我："我要怎么谋生？我要怎么拿锤子？"我回答道："你的首要任务是学会如何握手而不让对方知道你失去了 3 根手指。"

他学会了怎样与人握手而不让别人发现缺失的手指。他学会了如何用拇指、手掌和小指施加适量的压力，这样对方从来没有意识到少了什么东西。当他学会这一点，他的无意识就会自动知道如何握住锤子，你无法向人做任何解释。

罗西 · 所以，你的治疗几乎和大多数传统催眠方法截然相反。其他催眠师认为，他们必须明确说明患者应该做什么。但是你只是让患者带着新的人生体验，接纳内在的知识。而不是试图用你自己认为应该如何行事的说法来要求。

艾瑞克森 · 太多催眠治疗师带你出去吃饭然后告诉你应该点什么菜。我把一位患者带到心理治疗"晚宴"上说："你来点菜。"患者自己选择他想要的食物。他不会被我的指令妨碍，指令只会阻碍混淆他的内在加工。我的一个女儿在吞咽时有一个吐舌头的毛病，这影响了她牙齿的整齐排列。牙医向她展示更自然的吞咽方式，并与她的方式形成对比。然后让她回家练习这两种方法。果然，没多久，我女儿自己选择了自然、正确的吞咽方式。

罗西 · 她没有为了改变行为而遵循医生给她的任何死板的处方。艾瑞克森给了她选择，使她能够根据自己的实际经验做出自己的选择。

艾瑞克森 · 是的，为患者提供选项，这就为内在探索和创造性解决问题奠定了基础。

罗西 · 在你刚刚提到过的，失去 3 根手指木匠的故事中，你没有告诉那个木匠，他必须得用这样或那样的方式拿着锤子，以某种方式在这里或那里用力。他无法以这种方式学习。意识上费力地学习你的方法会妨碍他自身无意识地学习处理自己残障的方式。你只需给他一个可以激发他内在问题解决能力的任务。

艾瑞克森 · 对。

第一章

非传统疗法的介绍

米尔顿·艾瑞克森

医生的任务是治愈疾病。它既不是谴责也不是评判，而只是提供服务，使患者能够以更好、更恰当的方式生活。合理的治疗方式应该是这样的：在临床上被视为满足患者的需要，并能提供尽可能好的治疗效果。而无需繁文缛节，主导原则应该只有一条：患者的福祉。

之所以提出这种论辩，是因为作者发现自己在不知不觉中被传统所束缚。他曾经向一些资深的医学观众口头逐字逐句地陈述一位患者的逐字稿。该稿件涉及故意伤害和凶杀行为的说明描述。那时，作者第一次发现了这个现象。几位内科医生（包括那些有超过 30 年临床经验的）开始作呕，事实上真的病了，然而，他们知道口头陈述是为了裁定，对一名只能被定义为罪犯的患者实施额叶切除术的合理性。这名患者缜密且蓄意地被确诊为有精神病史，其特征为不定期发作，借此长期逃避严重犯罪的法律后果的制裁。每当这名患者在法庭受审时，裁决都是"因精神失常而无罪"。其结果是患者在一家精神病院被短暂监禁。他要么从医院逃跑，要么因"康复"或"病情缓解"而出院予以释放。观众里的 50 多名医生了解这一切。然而，患者自身对犯罪的描述和解释（未被法庭采纳，因为在书写时律师并未在场，且患者在法律上无责）令十几位医生生病了（有了生理反应），另外十几位医生发觉自己无法忍听完患者行为（手术决策基于这些行为）的完整描述，这行为违反了如此多的社会礼节、礼仪和习俗。

当作者（艾瑞克森）发现社会习俗对个人的影响，是在他质疑一则科学报道的恰当性时。这个报道描述了一个成功的心理治疗，完成的方式是简单地违反了传统行为。然而，这个描述是由一位德高望重的同事撰写的，并竭力主张将这份报告提交给一群精神分析学家们。他们这样做了，令那位同事惊诧和恐惧的是，他发现自己在阅读报告的时候不自觉地压低声音，并加快了语速。至于听众们，尽管他们完全赞同这个案例的心理治疗，但他们也都很紧张、面无表情、不愿意讨论这个报告。同样，让作者惊讶的是，当自己听到这份报告时，整个人也不知不觉地"绷紧了"。

在那些本质上理应被视为医学性质的事情上，根深蒂固的传统观念对于经过医学训练的资深人士来说影响如此巨大，这表明了其他人的反应可能会更加强烈。然而，不管是什么医学问题都应该面对。患者的需求应该得到满足，而不必考虑不相关的社会教育。作者想起了那个患者，他的开场白是："我 ** 被所有医生赶出了办公室（在一座拥有200 多万居民的城市），我猜你也会把我踢出去。"他的疾病有点儿类似抽动秽语综合征。此外，这个患者的行为虽然令人反感，但对社会不具有破坏性。这位患者也不是唯一一位以类似开场白向作者寻求帮助的人。进一步说，只要回想一下众所周知的对直肠检查的忽视，以及未能尽早检测出直肠癌的失败就明白了。这是由于在公众和医学上，"没人会做这种事"的说法深入人心而导致的。

带着这种论辩，本卷报告了这些病历。有些使用了催眠，还有些病例无法使用催眠。这些病历呈现了"非传统疗法"（如果成功的心理治疗可以被恰当地称为非传统的话），表明了一种直接的心理治疗。不幸的是，很少有治疗师能够胜任。如果不是因为社会习俗对医患双方产生的广泛的影响，那么更多的治疗师可能更加敢于进入这个高度需要技术的领域。但无论如何，读者应该记住，社会习俗对患者的影响，在他们的疾病和治疗中同样发挥着重要的作用。

第二章

短程催眠疗法的特殊技术

米尔顿·艾瑞克森

引自 the Journal of Clinical and Experimental Hypnosis, 1954, 2, 109 – 129,
Copyright by The Society for Clinical and Experimental, 1954。

神经症症状的发展构成了一种防御性的、保护性的行为,由于它是一种无意识过程,因而被排除在意识的理解之外。在本质上它是盲目的摸索,不能有效地达成人格形成的目的。相反,它对人格发展的影响往往是妨碍和削弱的。对这种扭曲行为的治疗通常都有一个前提:必须矫正潜在的因果关系。然而,反过来,这种矫正的前提是:患者不仅要对治疗有充分的意愿,而且要有一个利于治疗的契机和环境。在缺一个条件或两个条件都不具备的情况下,必须重新设计心理治疗的目标和方法,以尽可能充分地满足整个现实情况。

在尝试这种改良的心理治疗时,出现了难题,即患者的现实情况和他的生活状况都构成了综合治疗的障碍,对神经症临床症状实际可以做些什么? 通过催眠、劝说、修复等手段消除症状的努力通常是徒劳的。几乎不变的是:症状总会以同样的形式或另一种伪装的形式回到症状表现上,增加了对治疗的阻抗。

在这种受限的条件下,任何围绕理想化的综合性概念进行治疗的努力也同样是徒劳无益的。或者,不幸的是,情况往往如此:治疗围绕着治疗师的构思——关于什么是需要的、什么是恰当的,以及什么是可取的概念。相反,认识到某些患者不能接受综合治疗这一事实极其重要。他们的整体调整模式是以某些失调持续存在为基础的,这些失调源自实际的弱点。因此,对这些失调的任何纠正都是不可取的(即便不是真的不可能)。同样的,受现实时间和环境的限制,全面综合性治疗也变得不可能,从而使患者感到沮丧、难以接受,甚至无法忍受。

因此,恰当的治疗目标是:在那些构成患者生活状况和需求的障碍(内外部)之下,来帮助他们尽可能充分和建设性地发挥功能。

因而，治疗任务变成了这样一个问题，即有意利用神经症性症状来满足患者的独特需求。这种利用必须满足人们对神经症性障碍的强烈渴望，满足外部力量对治疗强加的限制，最重要的是在神经症的持续存在而受到阻碍的情况下，来充分提供建设性的调整。以下病例报告阐明了这种利用：通过特殊催眠治疗技术实现了症状的替代、转化、改善和矫正性情绪反应引导等。

症 状 替 代

在接下来的两个案例（患者 A 和患者 B）中，既没有充分治疗的意愿，也不存在有利的现实情况。因此，治疗是基于一种症状替代的过程，这是一种与症状移除截然不同的方法。其结果不但满足了患者对防御性的神经质的表现需求，而且在持续的神经质行为的帮助下，实现了令人满意的调整。

案 例 一

一名 59 岁未受教育的体力劳动者（患者 A）在同一个岗位上工作了 34 年，期待着工作 35 年后能领取养老金。他自己摔了一跤，轻微受伤。他对此的反应是右臂癔症性麻痹。工厂医生同意让他住院 1 周。到时，如果 1 周期满而患者还没有从他的"胡扯"中康复，他将作为精神病患者被解雇，并没收他的养老金。

作者对该患者检查后发现，他的手臂、手肘屈曲，僵硬地横抱在胸前，手紧紧地握着。睡觉的时候手臂放松，这些都证实了初诊的癔症性失能。

由于患者沉默寡言，醒着的时候不停呻吟，抱怨剧烈的疼痛，除了上述症状以外，没有获得其他病史信息。

作者在另外两名医生的帮助下给患者做了一次详细的身体检查。医生们充满悲观地讨论了对他康复的不祥预感。讨论的声音很低，声若蚊蝇，但勉强能让患者隐约听到。所有人都同意这是一种"活力缺乏综合征"，但为了确诊，必须实施催眠。大家对预后进行了郑重的讨论，一致认为如果这是料想中的严重情形，

病程将独特地迅速发展。病情的进展会具有这种特点:肩关节松弛,在接下来的
2天内允许手臂活动。不幸的是,伴随而来的将是右手腕上一种"温暖且坚硬"
的感觉。然后手肘会失去僵直,但这现象会固定到手腕上。最后,在1周之内,
手指会放松,这种僵直也会固定到手腕上。手腕上的僵直将导致手腕的疲劳感,
但只会在使用右手臂的时候发生。在休息和闲暇的时候,不会有任何症状。在
这次讨论中,医生们自如地使用令人印象深刻的医学术语,但都竭力确保患者对
它的理解。患者被提议做催眠,他欣然同意。他发展出了一种良好的催眠状态,
催眠状态下仍然维持了他的症状。

医生们兴致勃勃地进行了身体复查,重复了相同的讨论。这次用了一种绝
对信念的表达方式。其中一位内科医生非常兴奋地发现了肩部肌肉放松的迹
象。其他人证实了他的发现。接着经"测试"发现了肘部"第一、第四和第五神经
的早期变化"。经过认真的辩论,大家一致认为,第二和第三神经的变化应该慢
一些,而且这种总体模式对"活力缺乏综合征"这一诊断没有留下任何疑问。它
最终迅速导致永久性的手腕损伤。所有人都同意这点,即患者可以自由使用手
臂,工作中手腕的疲劳会很明显但可以忍受。每个人都很高兴,因为这是一个可
以解决的躯体问题而不是种精神问题。

患者的进展跟描述给他的完全一致。每天医生们都郑重其事地来看他,并
对他们的诊断敏锐性表示满意。

周末的时候他出院了,手腕仍然僵硬。他返回工作岗位,干满最后1年退休
了,有退休金可领。手腕的疲劳感困扰着他,但是没有妨碍他的工作。一退休他
所有的症状都消失了。

无论上述程序本身看起来有多么滑稽,它都具有令人瞩目而罕见的功效,即
满足了患者作为一个人的需要,并充分满足了他对症状的需求。

编者按:这种演戏式的干预是由医疗团队开发的,作为满足来访自身需求的一种特
殊方式。尽管时代已经发生了改变,这样策略在今天的医疗标准下仍然不可接受。

案 例 二

工厂一名工人（患者 B）在工作中受了一点儿轻伤，随后他的右臂出现了癔症性麻痹，这种限制，导致他无法履行工作职责。工人与工厂达成的和解协议将在 1 年后到期。在工厂医生的坚持下，他被送到作者这里接受催眠治疗。患者感觉工厂在迫害他，对治疗抱有敌意，并声明说他只会同意接受 3 次治疗。

作者在采集个人信息的时候，得知几年前他曾经通过催眠暗示移除了左腿的瘫痪。然而，在他"康复后"不久，左臂就麻痹了。催眠暗示再一次起到了治愈的作用，随后不久右腿麻痹了。这也被催眠暗示治愈了。现在，他的右臂麻痹了。这个背景表明了（两点）直接催眠的不可取，以及患者有对某种神经症性障碍的需要。

作者立刻找工厂医生，根据这个情况并商量制定了治疗计划。工厂医生同意医生们（作者这里的）的意见，并承诺工厂将全力配合，为患者的工作安排。

医生们采用了一种治疗方法，他们拿出医学图册，以一种假装博学的方式无休止且单调乏味地讨论肌肉、神经、血管和淋巴管。这种讨论越来越多地穿插着催眠暗示，直到患者发展出一种梦游式催眠的状态。

然后医生们不断重复讨论，并添加了一个环节，读那些从教科书中精心挑选的句子。这些句子描述了多发性硬化症和其他的转瞬即逝、逐渐消失，以及不断变化的症状，其间夹杂着说明性的、杜撰的案例病史。隐晦且不断重复地暗示，即患者可能会出现的类似症状变化，其可能以永久性的方式保留下来。

接下来的两次治疗有类似的特点。唯一不同的是对他手臂上的神经做了大量的伪测试。这些测试的结论性解释意味着最终某种永久性的残疾将是不可避免的。他的右手小指头将失去功能，但除此之外整个右臂将充分被使用。

第三次治疗回顾了伪测试的发现，参照了医学图册，并大量查阅了教科书。所有这些都不可避免的导向这个结论：再过 1 个月，他的小指就会麻木僵硬，它会总是有点儿不舒服，但这不会影响他的工作。

大约 1 个月后,患者自愿放弃剩余的协议时间的一半,以获得一次性补偿并复职工作。这被批准了。他把这笔钱用于房子的抵押贷款。工厂医生给他安置的这份工作,右手小指残疾并不构成问题。

3 年后,这个人仍然在稳定且富有成效的工作。不过,他告诉工厂医生,作者有一点搞错了。那就是他的手指不是一直残疾,而是状况时好时坏,但从来没有真的造成困难,只是症状更加突出而已。

评　论

有必要对这两个病例进行些探讨。显然,两名患者都亟需一种神经性症失能以面对他们的人生境况。纠正失调背后的病因是不可能的。因此,作为治疗,用另一种类似的、非丧失能力的特征替代现有的神经症性障碍,并在症状上满足他们具有建设性功能人格的神经症性障碍。结果两位患者都得到了帮助和推动,他们对现实做出了一个很好的调整。

对整个问题的理解还有待进一步深入,不过基本事实仍然是患者的需要得到充分的满足,可以使他们能够获得令人满意的、建设性的成功。

症 状 转 化

在接下来的两个病例(患者 C 和患者 D)中,治疗上的限制因素是由时间和情景现实施加的。因此,治疗是基于一种症状转换的技术。虽然看起来与症状替代相似,但它的显著差异在于,通过不攻击症状本身的情况下,利用神经症行为来实现改变人格的目的。

为了理解这种技术,最好记得魔术师的喋喋不休,那不是有意告知你什么重要信息,而是为了分散你的注意力,以便达到他的目的。

编者按:艾瑞克森医生所提出的在催眠状态下进行的症状替代案例,可以被称为一种接受患者想要维持某种程度残疾的降低伤害的模型。在今天的环境下,尽管患者明显从中受益了,但它还是会引起一些伦理上的思考。

案　例　三

　　一名应征入伍的男士（患者 C）在精神病学检查期间，他披露了自青春期以来持续的遗尿史，除此之外其他方面表现正常。尽管他为此深感苦恼，但他在社交、个人及经济方面适应良好。他经常想去探望住得离他相当远的祖父母和其他亲戚，然而，由于他的遗尿症他从来不敢离家过夜。由于即将服兵役，他更加希望拜访他们，得知遗尿症会让他无法服兵役，他非常痛苦，急切地询问能否采取措施来治疗。他解释说，他吃了好几桶的药，接受了膀胱镜的检查，还接受了许多其他的方法，还做了许多手术，但都无济于事。他被选为受试者。

　　他被告知，如果他愿意被催眠的话，有可能会得到一些有效的帮助。对此，他欣然同意，催眠治疗中他很快就发展出了深度的催眠状态。在这种催眠状态下，作者给了他强有力的保证，即他的尿床是源于心理，如果他能完全遵从指令，克服尿床就不会有任何实际的困难。

　　以催眠后暗示的形式告知他：一回家，他就要去邻市入住一个酒店。他要请人把饭送到房间，一直待在那个房间里，在里面待够 3 个晚上（3 个晚上的理由很简单：如果计划有效，第一个晚上将充满怀疑和不确定性，第二个晚上将充满确定性，第三个晚上将从尿床焦虑过渡到另一种焦虑状态）。一进房间，他要想着怎么舒服怎么来，他要开始思考，第二天早上当女服务员（像他母亲常常遇到的那样）发现一张湿床时，他会多么害怕和苦恼。他要一遍又一遍地思考这些问题，痛苦地推测着自己那些不可避免的羞耻、焦虑和恐惧的反应。

　　突然间，一个念头闪过他的脑海：如果在经历了这么多痛苦的思考后，假如女服务员被一张干燥的床吓到了，这对他来说将是一个多么不可思议又苦涩的笑话。

　　这个念头对他来说毫无意义，他变得如此混乱和困惑，以至于他被自己无法厘清的头绪搞得无所适从。然而，这个念头一直不断在他的脑海中闪过，很快他就发现自己可怜巴巴的、无助又困惑地揣测着，当女仆发现了一张干爽的床，而不是他计划中的那张湿漉漉的床时，自己会感到多么的羞耻、焦虑和尴尬。这种想法会让他烦恼至极，最后，陷入绝望中的他变得那么困倦，以至于他只想上床睡觉，因为不管他怎么努力地尝试，他都无法清晰地想明白。

第二天早上，当女服务员发现那张干床时，他的第一反应是充满极度的恐惧并害怕继续待在房间里。他会在脑子里疯狂地寻找离开的借口，却怎么也找不到，只能可怜巴巴地盯着窗外，免得被服务员看到痛苦的表情。

第二天，从下午开始，同样混乱且令人困惑的想法以同样的方式再次出现，其结果也相同，第三天也还是如此。

他还被进一步告知，即在第三天晚上退房后，他会发现自己因探望祖父母和外祖父母的冲突而深受折磨。他到底应该先去看望祖父母还是外祖父母？这将是一个令人备受折磨、无法摆脱的念头。他最终用看望外祖父母的时间比看望爷爷奶奶的时间少一天来解决这个问题。一旦到达目的地，他会感到非常舒适，并愉快地期待着拜访所有的亲戚。尽管如此，他还是会强迫性地疑惑着下一次先去拜访哪一家而焦虑，但他总是能够尽情享受那几天的逗留。

所有这些暗示都被反复重申，以确保这些"伪问题"（在他的脑海里）扎根，并促使他的遗尿症恐惧和焦虑重新定向，将其转化为对亲戚拜访的焦虑，而不是面对他尿湿的床，对他最亲近的亲属——他的母亲（引发）的焦虑。

最后，经过大约 2 小时的治疗，他带着一种完全遗忘的催眠后暗示离开了。他一醒来就被简短告知，他将在大约 3 个月时被再次召回，届时他无疑将被部队招录。

大约 10 周后，作者（以地方征兵委员会顾问的身份）再次见到了他。他详细地报告了自己在酒店的"惊人体验"，但显然没有意识到是什么导致了这一经历。他解释说，他"在那家酒店里努力的几近发疯地想要尿湿那张床，但就是做不到。我甚至喝了水来确保尿床，但都没用。然后我非常害怕，撒腿跑掉了，开始拜访我所有的亲戚。这让我感觉不错，只是在先去看望哪一个亲戚的问题上担心得要命。喏，现在我在这里。"

当向他提起他最初的疾病时。他惊讶地回答道："自从我在酒店发疯后，我就再也没有尿过床。发生了什么事？"

给他的答复很简单：就是他不再尿床了，现在可以享受一张干燥的床了。

2 周后，作者再次在征兵中心见到他，他已经做好服兵役的准备了。他唯一明显的焦虑是对母亲担忧他对服兵役是否适应的焦虑。

案 例 四

　　一位非常想要参军的候选人(患者 D)在接受精神病学检查时被发现患有一种相当严重、近乎桎梏的神经症,这令他极度尴尬。他的困难在于他无法排尿,除非他把 8～10 英寸(20～25 厘米,1 英寸约 2.54 厘米)的木管或铁管套在阴茎头部,这样通过管子排尿。

　　由于他在所有其他方面,似乎适应得相当好,有良好的工作和社会履历,因此得出的结论是:该男子可能愿意配合接受短程催眠治疗。

　　他的病史显示,小时候,他曾在高尔夫球场围栏上的一个木材节孔里小便。当时他被前后夹击围堵逮住,受到严重的惩罚、为难和羞辱。他对此的反应成了一种重复性强迫,他通过获得一些金属管或木管解决了这个问题。这些他一直随身携带。尽管这让他很尴尬,他还是坦率而详尽地讲述了自己的故事。

　　很轻易地引导出一种深度催眠状态,并证实了已经获得的病史,同时发现他对服兵役的态度是良好的。事实上他愿意带着他的障碍去服兵役,只要这不会给他带来重大的尴尬。

　　关于如何做到这一点,作者以催眠后暗示的形式给了他一个很长且详细的解释。他被敦促获得一根 12 英寸(约 30 厘米)长的竹管,在竹管外面每 1/4 处做标记,用它来小便。他要用拇指和示指握住竹管(在方便的情况下左右手交替),另外 3 个手指绕着阴茎体弯曲。此外,他还被吩咐试着用拇指和示指去感受尿液流经竹管(的情形),但没有提到用其他手指感受尿液流经尿道(的情形)。他还被告知,在一两天或一两周之内,他可能会考虑需要多长的竹管,以及是否可以锯掉 1/4、1/2,甚至只是 1 英尺(约 30.48 厘米)。但是他不必感觉被迫去做。相反,他应该让竹管以缩短任何长度来轻松舒适点,他唯一应该感兴趣的是会在一周中的哪一天缩短竹管的长度。此外,他被告知一定要以 3 个手指抓住阴茎体,这样他就可以更好地注意到尿液通过竹管时的流动。至于服兵役,他目前将被拒绝,但将安排他在 3 个月后接受特殊的精神病学检查。到时候他一定会被录取。

最后在两个催眠后暗示中结束了本次面谈。第一个是针对整个催眠体验的完全遗忘。另一个是有关在意识并不理解其用途的情况下获得竹管并做好准备。

大约3个月后，当地的征兵委员会派他去作者(作者是地方征兵委员会的顾问)那里做一次特殊的精神病学检查。这个年轻人又惊又喜。他解释说，他遵守了指示，当他发现自己买竹子时，感到非常震惊和困惑，接着突如其来涌现的记忆令他极为尴尬。起初对于自己违背遗忘指令而感到苦恼，但他很快产生巨大的期待，并坚信自己能解决问题。他练习用竹管排尿大约1周，然后得出结论，他可以锯下大约0.5英寸，当他实际上锯下了整整1英寸时，他感到非常迷惑。这令他极其高兴，想知道什么时候可以锯下更多些。他突然意识到，这会发生在周四(为何是周四，他也说不清楚)。那次他锯下了2英寸，几天后又锯下了1英寸。月底时他只剩下一个0.25英寸的竹环。有一天，当他使用竹环时意识到，3个手指环绕阴茎的弯曲给了他一个自然的管子。因此，他丢弃了最后那段剩下的竹管，对自在轻松舒服地排尿感到极其痛快。他左右两手都那么做了，甚至伸开小指做了尝试。然后，他意识到自己不用再采取任何特殊措施可以自由排尿了。于是，他被带到厕所，并被要求演示。他立即提问："你要站在哪里？在我身后吗？"随即他笑着说："这不是个木板围栏。那只属于我的过去。你可以站在你想站的地方。这对我来说没有什么区别。"

1周后，他应征入伍。他被过去的困扰给逗乐了，很想知道为什么自己没有"足够的脑子"来自行解决自己这特别问题。医生向他保证，人们通常不知道如何处理这类简单的事情，他们之所以有困难是因为太过努力了。

整个治疗性催眠带有梦游的特征，总时长持续不到1小时。

整个过程及其结果证明了，可以利用症状来获得神经症性问题的转化，这可以是轻松而有效的。使人失去正常能力的木制或金属的管子改为竹管，接着变成由中指、环指(无名指)、小指形成的管子，然后转换成由阴茎形成的柱状体。

编者按：本章中的这个案例提及艾瑞克森博士，作为医生陪同患者上厕所，以观察患者排尿的情况。这显然是一种技术，为确保患者准备好入伍以后继续保持健康的行为。

建议他使用的这根管子肯定比他一直使用的那些管子长。他对长管的接受,构成了一种事实的认可:他可以对管子做些什么——也就是说,使它变长。同样重要的是未被意识到的言外之意,即他也可以将其变短。此外,管子既不是木头也不是铁,它是竹子。因此,从本质上讲,三个转化过程已被启动——更长、更短和材质。

评　论

在这两位患者身上,都存在一项突发的、由于他人不快的反应引发的焦虑,这与自然功能有关。治疗是通过采用一个重新引导并转化焦虑的过程,系统地利用这种焦虑来实现的。通过让患者 C 彻底地混淆并分散患者 C 的注意力,使他对湿床的焦虑转化为对干床的焦虑。然后,是他对湿床、家庭关系的焦虑转化为对亲戚拜访的焦虑。最后转化成了他母亲对他服兵役(适应能力)的焦虑。

对患者 D 来说,焦虑的转化进展从管子种类到感受尿液的通过,到缩短管子,以及到缩短管子日期的问题,最后,到了一个微不足道的问题(作者站在哪里)上了。

因此,对这两位患者来说,通过焦虑的继续存在并使之转化,且利用焦虑提供了一种治疗性的解决方案,将焦虑转化成为一种允许调试的正常情绪。获悉该能力在服役期间持续了 9 个月,自那以后就失去了联系。

症 状 改 善

在神经症性障碍中,患者经常会出现人格被势不可挡的压倒性症状情结屈服的情况,实际上这种症状可能与失调问题不成比例。在此情况下,治疗是困难的,因为患者自身卷入其症状使治疗无法实现。本案治疗中或许症状改善技术可派上用途。在下述两个案例(患者 E 和患者 F)中,存在一种势不可挡的压倒性的、全情卷入其中的情结和症状;看来治疗必须建立在完全接受症状的基础之上,并通过改善症状来实现。

案 例 五

一名 17 岁、智商低下的男孩(患者 E)被送到一所行为不良少年训练学校时,他在里面适应能力很差。1 个月内他出现了一种右臂在心脏的水平位置快速屈伸的现象。大约 6 周后,他被送往医院,诊断为癔症性反应,可能是由于对自慰的恐惧,以及在训练学校难以适应。体检基本上发现了两项症状:手套样麻痹延伸至右臂肘部,以及右臂的快速(每分钟 135 次)屈伸。

一旦进入生理性睡眠,手套样麻痹和肌肉活动都消失了,一醒来又出现了。

由于他的智商低下(IQ 只有 65),心理治疗的努力显得很苍白,于是建议他做催眠治疗。

因此,医生每天都给他催眠,为期 3 周,直到获得了一种持续性催眠状态。尽管他很容易进入催眠状态,但会立即滑入生理性睡眠,医生不得不唤醒他,重新引导新的催眠状态。最终发现通过以站立的姿势对他进行催眠,并带他来回走动,可以保证长时间的催眠状态。然而,这种催眠状态对他的症状不起作用。

试图减少他手臂运动频率的努力失败了。他唯一的回应是:"停不下来,停不下来。"同样,探讨他的问题或引导他提供信息的努力同样无法奏效。实质上,他的交流仅限于:"我的手臂,我的手臂,我无法停下来。"

每天一次的训练持续了 1 周,其间一名实习生每天的工作就是故意招摇地重复计算每分钟的动作数量。一项新技术被设计出来了。这只是一个简单的方法,即暗示动作频率会从 135 次/分增加到 145 次/分,并且这种增加的频率将持续,直到再次出现。第二天,有人暗示,运动频率会像往常一样降到 135 次/分,直到再次出现。然后再次增加到 145 次/分,又降到 135 次/分。这样重复多次以后,实习生反复检查计数,发现其大致准确,通过分别暗示在手臂运动频率递增和递减(5 次和 10 次)交替,取得了进一步的进展。这一过程日复一日地进行,直到达到 10 次/分的速度。然后将该技术翻转,将速度提高到 50 次/分。又再次,被降低到 10 次/分。然后给他暗示,这个速度将持续几天,然后降到 5 次/分,接着"增加"到每天 20 次、30 次或更多次。几天后,速度从 5 次/分变为每天零星的或偶尔只出现一下的。患者自己计数,每天的总数在 25 次左右。接下来给出的暗示是:这个数字会一天天降低,直到每天大约 5 次,然后"增加到每周25 次"。患者的反应与暗示一致。接着要求他"猜测哪一天"会没有不受控制的动作。

很快,他就"猜"到了没有动作发生的那一天,并证明了他猜测的准确性。

患者进一步"猜测"的结果证明了他在几天之内已经摆脱了障碍,并能继续保持。在逐渐减少手臂运动症状的过程中,一种类似手套样麻痹的行为被注意到,它的起伏与手臂活动直接相关,后来随动作症状一起消失了。

1 个月后,他回到了训练学校,并被有意分配到机构里的面包店,做手工揉面团的工作。1 年后,他的适应状况仍然令人满意。

案　例　六

一名精神病院员工(患者 F)被转介给作者。当天早上,他在上班途中出现突发性急性失明。他在极度恐惧的状态之下被带进了诊疗室。他迟疑又恐惧地说,那天早上他正在吃早饭,笑着和妻子开玩笑,突然之间被他妻子讲到的一些有伤风化的故事弄得心烦意乱。他愤怒地离开了家,决定步行去上班,而不是像往常那样坐公交车去上班。当他拐过某个街角时,突然间失明了。他感到极度恐慌,一位朋友开车路过那条公路,接他上车送到了医院。眼科医生立即给他做了检查,然后把他转介给了作者。患者太害怕了,以至于无法讲清楚整件事情。他表示的确,他和妻子最近经常吵架,她一直在家里喝酒;他发现了被藏起来的酒瓶,她坚决否认喝酒。

当被问及他离开家时在想什么时,他解释说,他沉浸于对妻子的愤怒里,觉得她不该讲那些下流的故事,而且他有一种隐隐地担忧,认为自己可能要去离婚法庭。

医生要求他在心里跟着自己的"足迹"，回顾从家到突然失明发作的地点的过程，对此他大脑一片空白。请他描述一下那个特定的街角，他的回答是，尽管绕着它走过很多很多次，但他什么都记不起来了，他的大脑一片空白。

由于作者对所涉及的街角很熟悉，因此在没有从他那里获得任何信息的情况下提出了各种引导性问题。然后，他被要求准确描述失明是如何发展的。他说，突然出现了一道强烈的红光，仿佛他正直视着一轮炽热的红日。这种红色持续存在，他看到的不是黑暗或黑色，而是一种明亮、刺眼、饱和的红色，除此以外什么也看不见。他被一种可怕的感觉折磨着，那就是在他的余生中，他将只能看到一种强烈的、耀眼的红色。在这次交流中，患者变得歇斯底里的兴奋，以至于必须给他服用镇静剂让他上床睡觉。

患者躺下后，他的妻子被叫到医院。费了很大的劲，在多次申明自己永远爱丈夫之后，她终于承认了丈夫说她酗酒之事。她拒绝讲述引发这场争吵的故事，只说这是一个关于一个男人和一个红头发女孩间的伤风化的故事，真的没有什么含义。

她被告知丈夫是在哪里突然失明的，同时询问她对那个街角有什么了解。在多次闪烁其词之后，她回忆起街对面有一个加油站。她和丈夫经常光顾这里为汽车加油。经过进一步再三询问后，她回忆起那个加油站有个服务员，留着一头耀眼的红头发。最后，在多次保证之后，她承认与那个服务员（大家都叫他"红毛"）有染。有几次，他当着她丈夫的面，对她说了一些过分亲昵的话，这引起了丈夫强烈的不满。

经过一番认真思考后，她声称如果作者能治好丈夫的失明，她打算终止这段外遇，并要求医生为她保守秘密。医生指出了她丈夫在无意识中已有的觉察，并告诉她是否停止任何进一步的信息公开将完全取决于她自己的行为。

第二天见到这个患者时，他仍然无法提供任何其他信息。（作者）努力向他保证，失明是暂时的（这是他最不愿意接受的安慰）。他要求医生做出安排，把他送到盲人学校去。费了很大劲，他才被说服试着接受治疗，但条件是对他的视力不采取任何措施。当他终于同意时，医生提出了催眠的建议，将之作为恰当、有效的疗法帮助他实现自己的目的。他立刻问如果他处于催眠状态，是否会知道发生了什么。他被告知，如果他愿意的话，那种"知道"只能留在他的无意识中，因此不会在清醒状态下给他带来麻烦。

深度催眠状态很顺利地被诱发出来，但患者起初拒绝睁开眼睛或以任何方式测试视力。然而，对无意识头脑、遗忘和催眠后暗示进一步解释后，引导他在催眠状态下恢复了视力。(作者)给他看了自己的藏书者书签，并指引他牢牢记住它。他完成后被唤醒。醒来后再次失明，没有意识到自己曾看过藏书者书签。然而，让他自己困惑不解的是，在催眠后暗示的线索下，他会充分地描述它，这使他非常困惑。他一听懂这个暗示就被唤醒，开始了一场随意的谈话。

催眠后暗示信号一经给出，他就打断了谈话，完整地描述了藏书者书签的样子。他对此感到极其迷惑，因为他知道自己从未见过它。其他人对他的描述进行了证实，这给了他对治疗形式极大的神秘的信心。

再次催眠时，他表示对已经完成的工作完全满意，而且完全乐意在各方面进行合作。当被问及这是否意味着他会完全信任作者时，他犹豫了一下，然后果断宣布确实如此。

前一天对他的同事进行的特别调查显示，他对一名红头发女员工特别感兴趣。

这个感兴趣的问题被委婉地提了出来。经过一番犹豫之后，他终于和盘托出。当被问及妻子会如何看待此事时，他辩称妻子并不比他好，并要求对此事保密。

随即，提问立刻转移到对街角的描述上。他缓慢而仔细地描述了它，但最后才提到加油站，他断断续续地描述了它，最后提到了他对妻子和红头发服务员的怀疑。

他被问及他的怀疑是不是从他自己对那个红头发女孩感兴趣的时候开始的，以及他认为自己想对整个局面做些什么。

他若有所思地宣布，无论发生了什么，他们俩是同样有罪的，尤其是因为他们都没有努力建立一个利益共同体。

然后作者询问了他关于视力的愿望。他表示害怕立即恢复视力。他问是否可以让"可怕、明亮的红色"变得不那么刺眼，伴随着时不时出现的短暂视觉闪现，这种闪现会变得越来越频繁、延续时间越来越长,直到最后完全恢复。医生向他保证,一切都会如他所愿,并给出了一系列恰当的暗示。

他请了病假回家,但每天都在妻子的陪同下回来接受催眠。这些会谈仅限于强化治疗性暗示,用于缓慢、渐进的视觉改善。大约 1 周后,他报告说他的视力得到了充分改善,可以重返工作岗位。

大约 6 个月后,他回来说,他和妻子已经达成了友好的离婚协议。她要回自己的家乡,而他对未来没有近期规划。他对那个红头发女孩的兴趣消失了。他又平安无事地工作了 2 年,然后在别的地方找到了工作。

评　　论

这两名患者的治疗程序基本相同。从治疗中考虑潜在的病因。患者 E 的智力局限使得他无法做到,患者 F 表现出不愿直面自己问题的激烈对抗。因此,为这两位患者实现了压倒性症状结构的改善。通过交替增量和减量的流程,患者 E 复合症状的控制得以实现。

对于患者 F 来说,耀眼红色减少的同时允许保留失明的存在,而视觉闪现逐渐愈发频繁清晰,这是一个并行的过程。

由于症状的改善,两名患者都能够做出自己的独特调整。

矫正性情绪反应

接下来的案例涉及强烈的情感问题。一个案例中治疗实现的方式:对即时的情绪反应,在不拒绝它们的情况下刻意矫正它们,并利用时间来缓和,并通过情感反应强烈的清晰化来强制矫正问题。

对第二位患者来说,治疗程序是在接近意识层面上,故意在某种情境下自由发展出来的、瞬间的、强烈的情绪,这种情绪的反应反作用于实际问题上,起到了矫正的作用。

案 例 七

一天晚上,医院里一位富有魅力的社区服务(专业)学生(患者G)未经预约走进了作者的诊疗室。她穿着暴露的短裤和绕颈吊带衫,四仰八叉地躺在扶手椅上,说道:

患者G· 我得要点东西。

艾瑞克森· 显然是这样的,否则你就不会出现在一个精神科医生的诊疗室里了。

卖弄风情的她表示怀疑自己是否需要心理治疗,她被告知,先要有真实的愿望才会有治疗结果。

经过一阵沉默地思考,她声称她需要也想要心理治疗。她会陈述自己的问题,然后作者可以决定是否愿意接受她作为患者。然而,她表达了自己的看法:作者一听到她的问题,就可能会把她逐出诊疗室。

她随即侃侃而谈:

患者G· 过去3年来,我有一种卖淫情结。我想和我见到的每一位男人上床,他们中大部分都愿意,他是谁,做什么,醉酒还是醒着,年老或年轻,肮脏或干净,任何种族,任何看上去像个男人的东西,这些并没有什么区别。我与他们上床或群交,无论时间和场合。我感到可耻、肮脏、恐怖。但我已经停不下来了,我想要停下来。你能帮我吗? 还是说我应该滚出你的治疗室?

她被问及在下一次会谈前是否能控制自己的行动。

患者G· 如果你收下我这个病号,我今晚不会做什么。但是为了信守承诺,我必须每天早上重新向你保证一次,晚上再保证一次,直到我克服了问题为止。

她被告知可以在接下来的3天里考验自己的诚意。这3天里,她每天来诊疗室 2 次,更新自己的承诺。更新承诺成了她的例行公事。

(进行到)第 4 天,在 3 小时的会谈中,患者全身心投入到言辞激烈的自我鞭笞中,详细叙述了她一个接一个的经历。费了好大的劲才引导着她说出全名、出生日期、家庭住址等事实。只有不断打断她的叙述,才有可能获得以下有限的过往经历的信息:她的母亲是一个"思想浅薄、攀高枝的人,一个彻头彻尾的势利小人,对那些她视为有用的人来说,她是蜜里调油;对其他人来说,她擅长背后中伤他人。她用尖叫声来控制父亲和我。我恨她。"

她的父亲是一名"成功的商人,一个很有钱的好人,原本还好,我也爱他,但是,他不过是在我母亲支配之下的一块儿肮脏、臭烘烘的油脂。我想让他成为一个男人,这样他就会扇她耳光,把她放倒。"

父母都教导她:"讨厌性爱,他们说这很恶心,据我所知,他们甚至从来没有在同一间卧室睡过。我是独生女。我讨厌性爱,它本该是很美好的。"

说完这些,她在会谈余下的时间里,继续进行着言语上的自我鞭笞。

接下来 3 小时的会谈同样是徒劳的。尽管多次尝试着打断(她沉浸在自我陈述中),她仍然全身心投入在愤愤不平、病态地反复讲述自己的经历中。

下一次会谈时,她一走进诊疗室,就被严正告知:

艾瑞克森·坐下,闭嘴,你敢开口试试!

作者不容辩驳地告知她,从此时起,所有访谈都由作者负责,不再浪费时间了,治疗过程将完全由作者决定,她要通过点头和沉默表示同意。她照做了。

于是,不费吹灰之力,一种深度的梦游式催眠状态被引导出来,她被告知,除非作者另有指示,否则她将自此对催眠体验完全的遗忘。

然而,尽管处于催眠状态,与清醒状态相比,她并没有更容易接近,除了一个例外:除非得到指示,否则她不会说话,但她只要开口,就只谈她的风流韵事相关的主题,无法获得更多的背景信息。

尝试着通过令其迷失定向、凝视水晶球、自动书写和人格解离来绕过她强迫性叙述,但努力只导致了更具体、更详细的叙述。

接下来的会谈中,在一种深度梦游式催眠状态下,她被着重告知:

艾瑞克森·我们都想知道为什么你这么滥交。我们俩都想知道你行为背后的原因。我们俩都知道这些信息全在你的无意识头脑里。

在接下来的 2 小时里,你要安静地坐在这里,什么也不想,什么也不做,只是知道你的无意识会把这个行为的原因告诉你和我。

它会清楚地告诉你很容易理解的原因,但是无论是你还是我都不会理解,直到恰当的时机来临,在那之前不会理解(明白)。

你不知道你的无意识会如何告诉你。但我有理由(相信),在恰当的时间以恰当的方式,你将会知道,我将会知道,然后你将会好起来。

2 小时之后,她被告知,是时候让她的无意识告诉她原因了。她还没来得及害怕,就收到了一张打印好的废弃手稿(对此技术的讨论在本章末尾有)。

艾瑞克森·看看这个……这是一页打了字的纸……单词,音节,字母。不要读它……只是看着它。原因就在那儿……上边有所有字母表的字母,它们拼出了那个原因。你看不见它。等一会儿,我要把那张纸锁进我的桌子里,上面有未读的原因。当时机来临时,你可以阅读它,但不到那时不行。

现在把那张纸正面朝上放在桌上,拿起这支铅笔,以随机胡乱的方式,快速地在拼出那个原因的字母、音节和单词下面划线……快点儿。

她迷惑不解地迅速画出 9 条分散的下划线,与此同时,作者在另一张纸上的对应位置用数字做了标记。

那张纸随即从她手中被拿走,正面朝下锁在书桌抽屉里。

艾瑞克森·只剩一件事要做,那就是决定什么时候完全知道那个原因。明天回来告诉我。现在醒来。

她一被唤醒,就告知了第二天的预约,接着被打发走了。她没有给出惯常的承诺就离开了。

第二天早上,她没有出现,没来做承诺。但是,她下午的预约,她出现了。

患者 G · 我差点儿就不来了。因为要说的只有两个愚蠢的词。我甚至不知道我还能不能跟你约时间了。好吧,无论如何,我会说出这两个单词……我会觉得好受点儿……"3 周"。

艾瑞克森 · 根据日历表,那应该是 8 月 15 日,16:00。

患者 G · 我不知道。

随即,作者用一种催眠后的线索,诱发了一种深度催眠状态。

艾瑞克森 · 问她是否有什么话要讲。

患者 G · 她点了点头。

艾瑞克森 · 告诉她说出来。

患者 G · (脱口而出)3 周,8 月 15 号,16:00。

她被唤醒并问她下一次预约希望是什么时候。她的回答是:她想讨论来年的计划和可能撰写的论文。

在接下来的 3 周里,她不定期来讨论她的学术计划和课外阅读。既没有讨论她的问题,也没有任何后续承诺。

在那 3 周里,她参加了一个聚会,聚会上有位风度翩翩的年轻人试图引诱她,这位年轻人是刚到医院受作者指导的学生。她嘲笑他,并给了他两个选择,要么他自己去告诉作者,要么由她来告诉作者他的不当行为,她成功地吓退了他。

8 月 15 号下午 16:00,她走进到诊疗室,说道:

患者 G · 现在是 8 月 15 号 16:00。我不知道我为什么在这里,但我有一种强烈的感觉,我必须来。我想来,又不想来。来的时候有种恐惧的感觉。我希望我没有必要来。

艾瑞克森 · 你第一次来找我是要寻求治疗。显然,你渐行渐远了。也许是这样,也许不是。我们的会谈通常是 3 小时。我使用了催眠。要我催眠你吗？还是说你能在清醒状态下完成治疗？只要记得你的意识和无意识都在。如果你想睡觉，你可以睡。但无论如何，坐在那把椅子上，保持安静，在 1 小时快结束时，你指定一个时间，这样说："我将在……准备好。"在空白处给出一个具体的时间。

她不解地坐下来，清醒地等待着。17:00 时，她一边说，一边带着疑惑地继续静静等候。

患者 G·我将在 18:30 准备好。

18:30 的时候，书桌的抽屉被打开，那张纸条被递到她手里。

她迷惑地把它翻来覆去地看，仔细查看那些下划线。突然脸色苍白，身体僵硬，发出口齿不清地喊叫，突然间哽咽，颤抖着痛哭起来，不断喘息着说：

患者 G·这就是我试图做的。

终于，她平息了些情绪，说：

患者 G·原因在这里……读出来。

把带下划线的材料读出来是：

i wa nt to f uc K f author 我想上爸爸。

实际上有下划线的数字顺序是：①to。②i。③nt。④wa。⑤uc。⑥f。⑦K。⑧f。⑨author，一条线把 8 和 9 连在一起。

患者 G·那曾经是任何男人，每个男人，世界上所有的男人。那应该也包括爸爸。那会使他成为男人，而不是在我妈妈支配下的一团油斑。现在，我知道了自己一直企图做的事儿了。我不必再那样了。多么可怕啊！（剧烈抽泣）现在那些都过去了。我能做什么？

作者建议她去做一次全面体检，检查有没有性病。她同意了。

她成功完成了下一年的训练,之后几年都没有她的消息。后来作者从一位同事那里得知,她幸福地结了婚,成了 3 个孩子的妈妈。

随后针对个人的调查证实了她婚姻的幸福。

评 论

这个案例的整个处理过程,本质上是有关于一个强势独裁的父亲和一个"坏"孩子。她最初对作者的情感攻击,通过谨慎的措辞及时得到矫正,但她的情感得以保留(未被否定)。

经由她把作者当作父亲的替代品,利用"父亲"对她的绝对独裁权利,以及本质上强行持续这种独裁,她对父亲的蔑视得到了矫正。

由她的问题带来的极其强烈、汹涌的情绪被等待期的情绪所矫正。这些最终导致了最后一次会谈时她暴发的伤心、痛苦的情绪。

案 例 八

一个年轻人娶了一个性感漂亮的女孩,平常他的体重是 170 磅(77 千克,1 磅约 0.45 千克)。他的朋友们对他即将下降的体重开了许多下流的玩笑。

大约 9 个月后,他因为两个问题向作者寻求精神科建议。一个是,他再也不能容忍他的同事取笑他的体重减轻了 40 多磅(18 千克)。他更加迟疑地补充说,真正的问题完全是另一回事。事实上,是圆房失败,婚姻不成。

他解释说,他妻子每天晚上都许诺他可以圆房,但是他一动她就会产生严重的恐慌,并会胆怯又引人哀怜地说服他等到次日。每天晚上,他都会睡得不安稳,感到强烈的欲望和绝望的沮丧。最近,他变得非常害怕。因为尽管性饥渴加剧,但他无法勃起。

他问作者是否可以为自己或他的妻子提供任何帮助。他得到保证,并为他的妻子做了预约。作者要求他告诉妻子咨询的原因,并让她准备好以讨论青春期以来的性发展。

晚上他们如约到达。他被从房间里打发走了。尽管非常尴尬,她还是坦率地讲了自己的故事。她解释说,她的行为是一种无法控制的、压倒一切的恐慌的后果,她模糊地将其与道德和宗教教义联系在一起。关于她的性生活史,她展示了一本笔记本,其中整齐地记录了每次月经的开始日期和时间。

对这一惊人记录的查看表明,10 年来,她每 33 天行经一次,而且几乎总是在上午 10:00 或 11:00 左右开始,有几个月经周期不在预定的日期,但都不是月经提前。相反,它们是偶尔延迟的经期,按实际日期记录,并在预定日期上标注了解释性的注释,如"患重感冒卧床"。医生注意到离她下一次月经来潮还有17 天。

当被问及在婚姻问题上是否需要帮助时,她首先表示的确需要。然而,她立刻变得极度害怕。她啜泣着,浑身发抖,恳求作者让她"等到明天"。

作者一再保证她必须自己做决定,她终于平静了下来。

作为下一步措施,作者向她给出了一个关于婚姻关系的冗长、模糊、笼统的论述,越来越频繁地穿插着疲惫、感到没兴趣和倦怠的暗示,直到引导出一种相当好的催眠状态。

然后,伴随着确保催眠状态持续的强调指令,坚持给出了一系列的暗示且强度递增。这些暗示是为了保证效果,以便她可能会,甚至很可能会,突然地、出乎意料地永远失去恐惧,并因此让自己感到惊讶,因为比她预期更快地兑现明天的诺言。

此外,在回家的路上,她会全神贯注沉浸于一个令人满意但毫无意义的想法里:她会让事情发生得太快,甚至连一个恐惧的念头都来不及有。

医生单独见了她丈夫并保证当天晚上会有成功的结果。

第二天早上,他沮丧地报告说,在回家的中途,她的月经提前 17 天来了。(作者)似是而非地说这意味着她对圆房成婚的强烈渴望和绝对意图,对于这一说他感到解脱和安慰,并为她预约了经期结束后的另一次会谈。

周六的晚上再次见到她,并顺利引导催眠状态。这次,作者给了她一个解释,即圆房必须发生,而且作者感觉应该在接下来的 10 天内完成。此外,她自己应该决定在(10 天内的)什么时候。

她被告知可能在周六晚上或周日,但作者更喜欢周五晚上;也可以是周一或周二晚上,但周五晚上是首选;再说一次,可能是周四晚上,但作者肯定更喜欢周五晚上。

列出了 1 周中所有日子并强调了作者对周五的偏好,这种做法一直被机械地重复,直到她开始表现出明显的愤怒。

她被唤醒,并向她说了同样的话。每次提到作者的偏好,她的面部表情都流露出一种强烈的厌恶。

丈夫被单独约见,被告知不要主动提出任何要求,行为上保持被动,但要做好回应的准备,成功的结果一定会出现。

下个周五,他报告说:"她让我告诉你昨晚发生了什么。事情发生得太快了,我一点儿机会都没有。她简直强暴了我。她在午夜前叫醒了我,又做了一次。然后今天早上她在笑,我问她为什么笑,她让我告诉你不是周五。我告诉她今天是周五,她只是笑着说你会明白不是'周五'。"他没有得到任何解释。

随后的结果是持续、幸福的婚姻过程,他们买了房子,生了 3 个所渴望的孩子,每个相差 2 岁。

评　　论

对于一个性冷淡的女性来说,月经提前 17 天的心身反应是一个显著的例子,说明了身体为心理原因提供防御的强度和有效性。

依据 10 天的期限、从说出 1 周中的每一天(译者注:周一至周日的时间名称)对作者偏好的强调,这些可能很容易被识别出来。10 天是一个足够让她可以做出决定的时间,实际上,通过说出 1 周内固定的时间单位名称,将时长缩短为 7 天(译者注:其中 3 天是重复的时间单位)。对作者偏好的强调引起了一个极其强烈、令人不快的情绪问题。由于 1 周中所有的日子都被单位名称固定了,每一天的流逝都使她越来越接近作者偏爱而她难以接受的那天。因此，到了周四，只剩下当天(周四)和周五。周六、周日、周一、周二和周三都被排除了。当时，她要么听自己的，选择在周四完成圆房，要么听作者的，在周五完成。

初次访谈中采用的方式显然是错误的，但幸运的是，患者很好地利用了它，继续她的神经症性的行为，惩罚了作者的无能并令作者感到挫败。

第二次会谈幸运多了。作者给她制造了一个困境，无论是在她选择的那天，还是在作者偏爱的那天，她都面临着选择的两难境地，而她全然不知。对后者的反复强调引起了强烈的情绪反应，实际上有效矫正了她的情绪问题。惩罚作者、挫败其偏好的迫切需要超越了她的其他情绪问题。圆房后，她就可以嘲笑作者说昨晚不是周五，并高兴地确信作者会懂(译者注：你错了，我没有在你的预期偏好下完成，挫败你的偏好)。

简而言之，这个情绪问题的解决，得到了治疗结果的证实，是矫正效果的情绪反应的组成部分，并取决于该情绪的反应。

作 者 的 评 论

本质上，心理治疗的目的应该是以最合乎需要、最为可用、最可接受的方式帮助患者。在向患者提供帮助时，应充分尊重患者所提供的一切并加以利用。重点应该更多地放在患者现在所做以及将来要做的事上，而不是仅仅去理解为什么很久以前的事会发生。心理治疗的必要条件应该是患者当下和未来的调整，对过去只需要给予一定程度的关注，足以防止过去的不良的适应持续存在或复发即可。

为什么患者 H 拒绝圆房，这只是别人感兴趣的事，而不是她的兴趣——她对拥有自己的孩子、婚姻和家庭都太过关心，甚至都不愿意短暂地回个头，看一看她行为的原因。假设最初的不适应必然以某种令人不安的形式再次出现，本质上就是假设良好的习得既没有内在的分量，也没有持久的品质，而生活中唯一持续的存在的影响力就是错误。

打个比方，无论小学算术错误的心因性和动机是什么，对原因及动机的无知并不一定会妨碍大学时的数学水平。而且，如果数学上的笨拙确实持久存在，谁能说一个潜在的小提琴演奏家在进入音乐生涯之前，必须正确地理解他在对数外推法(译者注：数学中对数近似计算法)方面遇到难题的根本原因。

换句话说，正如上述几个案例所示，在本文作者看来，心理治疗的目的和程序应该包括接纳患者所代表和所呈现的内容。应以这种方式来利用这些内容，即给予患者激励和动力,使现在和未来变得有吸引力、富有建设性并令人满意。

至于患者的过往,治疗师必须尽可能地全面了解,但不要求或强迫患者达到与治疗师同等程度的学识渊博。治疗师正是从对患者过往的理解中衍生出更好、更恰当的方式来帮助患者活在未来。这样,就不会被孤立为一个长期神经症(患者),被一点一点地剖析。而是可以被视为一个活生生的、有感知力,有现在、有未来也有过去的人。

讨　　论

在患者 G 的案例中,应用了技术的很多变体。根据作者的经验,这些变体通常都很有用,尤其是在加速治疗方面。它们的应用被采用,以最细致且强调的方式让患者意识到这个观念:无意识头脑可以传达至关重要的、甚至无法获取的核心信息,但不一定是以可立即识别的方式呈现。因此,由于一些具体或有形的表现,患者发展出一种深刻的感觉:压制性的障碍已被打破,阻抗已被克服,沟通实际上是可理解的,其意义不能再停留在象征层面上。

从本质上讲,该程序是投射性测试方法的直接临床应用,患者的表现使他能够果断地做到直接、相对即时的理解。

(1) 从书架上"随机"挑选一本或多本书,从而无意中选定了一个有意义的题目。

(2) 查阅日历上的日期。对一个案主来说,意味着一个非常重要的"被遗忘"的街道地址;对另一个案主来说出现一个年龄,这个年龄意味着一个被强烈压抑的创伤经历。

(3) 自然地提出"数一下那幅漫画中的人物",并忽略了画中的一个孩子——暗地里怀疑她自己某个孩子父亲的身份。

(4) 用拼写错误的单词、放错位置的单词或不同的词间距(在一个或多个句子中),写下一系列随意的句子。

(5) 写下一个"愚蠢"的问题:为了嫁给乔治而寻求指导,她写道,"我会嫁给哈罗德(Harold)吗?"他只是她朋友的一个熟人而已。最后她嫁给了一个叫哈里(Harry)的男人。

(6) 在纸上随意涂鸦,这儿一下,那儿一下,到处划线,随后"发现构成图画的线条"。

(7) 画出了一系列相关或不相关的图画,涂抹或划掉一个(画面)、多个部分或全部,街上的人里有个老太太完全被涂掉了,意味着他对母亲认知的——敌意。

(8) 写下对一些偶然事件的故意不符合实际的描述性陈述——聚会上的 15 个人有

着凌乱、笔直的黑发和过长的鼻子。

（9）写下一个随意的单词列表，并"在一个或多个可能或应该很难或不可能谈论的单词下面划线"。列表是在街道上行走时观察到的各种事物的汇总，其中"花朵"这个单词重复出现，但没有被下划线。他对自己是一位潜在"三色堇"（译者注：panzy，深紫色，意指同性恋）的压抑而恐惧。

（10）从杂志上撕下一则乏味的广告，下次会谈时带来。一张甜甜圈的图片，让他突然意识到自己对妻子失去兴趣的程度。

（11）捡起某物并移交出，随便什么：个案案主捡的是铅笔头——阳具自卑；另一个案案主捡的是一根燃尽的火柴——害怕开始阳痿。

（12）简要浏览报纸的每一页，完毕后，给出新的指示"快速给出一个页码"，引出赡养费（译者注：分居但未离婚的夫妻中的一方支付给另一方）的故事和对婚姻状况的暗自恐惧。

（13）"当你站起来，把椅子移到桌子另一边时，你的无意识头脑会释放出许多重要信息。也许你的无意识需要比 5～10 分钟更久一点的时间才能做到，或者可能它要等到下一次会谈。"——10 年前，提前一个半小时给母亲服用每隔 4 小时间剂量的补品，5 分钟后母亲死于心脏病。

（14）写一封充满无理的抱怨和敌意的信给一位尽职尽责、受人爱戴的父亲，然后把信给他看——马上出现严重的心因性哮喘发作。

第三章

儿童催眠治疗

米尔顿·艾瑞克森

引自 The American Journal of Clinical Hypnosis, July, 1958, 1, 25 - 29。

在介绍什么是"儿童催眠疗法"时,可能会被问到这样的问题:我们在诊疗室里经常遇到各年龄段的儿童(从婴儿期到青春期),给他们做催眠治疗时有什么区别? 每个现实客体都有需求,为适应患者的这些需求,需要识别和定义恰当的与检查并行的任何类型的治疗。无论做什么,采用的任何治疗都应始终符合患者的需求,而不应以任意分类上的任何方式。

以心理为导向的治疗形式,其正确应用必须始终与患者接受能力和理解的能力相关。儿童催眠治疗不过是针对儿童的催眠疗法,带有对这一事实充分的认知,即儿童是年幼的、年轻的人。因此,他们看待世界及事件的方式与成人不同,他们的经验性理解是有限的,与成人有很大差别。所以,不是治疗不同,而仅仅是实施治疗方式不同。

与之相关的是,在催眠应用中最重要的一点是:儿童处在生长发育期,不断成长和发展,对与他们相关的一切保有一种永恒的动力,即去寻求对周围一切更多更好的理解。这是一种非常有助于所有患者身上应用催眠的情况,而成人往往会错失这点。

儿童有一种学习和发现的强烈需求,对他们来说,每一次刺激都可能是一种(新的回应方式)的机会。出于概念化的目的,催眠性恍惚可能会被定义为一种意识增强和对观点(做出)积极反应的状态。因此,催眠为儿童提供了一处全新的、现成的探索领域。儿童有限的经验背景、对全新体验的渴望,以及对全新知识的开放,使他们成为良好的催眠受试者。他们愿意接受观点,乐于回应,只需要以他们能够理解的方式呈现这些观点。如同对待其他所有类型患者那样,进行常规形式的心理治疗,这点是至关重要的考虑因素。

但是,这种呈现要尊重患者经验背景和生活经历,不应对患者居高临下或超过患者的能力范围。应该是一个人向另一个人简单地表达一种认真、真诚的想法,旨在达成共识,实现共同的目标。母亲向正在哺乳的婴儿哼唱摇篮曲,不是为了让婴儿理解歌词,而是为了传达一种愉悦、有节奏感的母亲的声音,这与双方都很愉悦的身体感觉相关,旨在实现共同目标。以适当的方式拥抱,以合乎需要的方式处理,以正确的方式放置乳房。并进行恰当的"催眠式抚摸",那么孩子就不太可能出现急性腹痛。"催眠式抚摸"的意思仅仅是一种触摸,它有助于激发出孩子对愉悦事物的期望,并以一种愉悦的方式不断刺激着孩子。

重要的是,体验的连续性——不仅仅是一次抚摸、轻拍或爱抚,而是连续刺激使孩子对刺激做出持续的反应,无论其注意的持续时间有多短。催眠也是如此,无论是对成人还是对儿童,对待儿童催眠尤为如此。需要一个连续引发反应的刺激,导向一个共同的目的。

即使是吃饱了,甚至是睡着之后,吃奶的孩子也要不停地听摇篮曲,嘴巴含着乳头。孩子需要这些持续的刺激,直到睡眠和消化的生理过程取代它们。同样,在儿童催眠过程中,需要连续的刺激,无论是外部还是内部,或者是两者的结合。催眠,无论是用于成人还是儿童,都应该源于对日常生活的美好和简单,对令人愉悦的刺激的乐意利用,以引发让大家都感到愉悦的正常行为。

对儿童进行催眠治疗时还需要考虑的另一个因素是,儿童治疗方法的总体特征。无论多大年龄的儿童,作为社会的一个运作单位,儿童永远都不应该受到任何威胁。成人的体力、智力、权力和威望对儿童来说要远远大于他们(儿童)自身的属性,以至于任何不当使用都会威胁到他们(儿童)作为独立个体的胜任感。由于催眠依赖为了共同目标的合作,对双方来说,都需要一种良好自我和胜任的感觉。这种良好和胜任的感觉不是基于一个人自身特有的优越感,而是基于一个个体正当地对待另一个个体时的自我尊重,每个人都为双方均有重大意义的联合行动全力以赴。由于儿童欠缺经验和理解力有限,有必要与儿童一起工作,而不是对儿童做工作。成人能更好地理解被动参与。

对于儿童,在语言上也不能有傲慢的态度。语言理解力总是先于口头表达能力。不应该居高临下地对孩子们说话,而是应该利用儿童的个性特征自己学会的,对他们来说有意义的语言、概念、想法、文字、图片和术语。用"儿语"说话通常是一种侮辱和嘲笑,因为任何聪明的孩子都知道成人有口头表达的能力。人们不会模仿成人的口音,但会恭敬地使用从另一个人的讲话中提炼出来的单词或短语。因此,孩子们会说出"那些流浪汉",但不能准确地说出"托伊福斯特大街"。所以,婴幼儿的话语也是如此。

同样，必须尊重儿童的概念理解力，不要试图贬低或贬损儿童的理解能力。期待儿童理解力更强总比暗示其(儿童某些方面的)欠缺来冒犯他要好。例如，一位外科医生告诉4岁的克莉丝蒂："现在一点儿都不疼了，是吗?"她(克莉丝蒂)带着满腹牢骚、轻蔑的鄙视回答道："你个傻瓜！它确实疼，而且很疼，但我不介意。"她要的是理解和认可，而不是对她可以理解到的现实的歪曲，无论是出于怎样的好意。如果有人告诉孩子："现在这一点儿都不会疼了"是在引发一场灾难。孩子们有自己的想法，并希望他们的想法得到尊重。但是他们也很乐意接受以明智的方式呈现给他们的，同时也接受对这些想法的修改。因此，告诉孩子："现在这可能会很疼，但我想，也许你可以阻止很多疼痛，或者也可能完全(控制)不疼了。"为儿童构建了一种对现实的明智的评估，并提供了一个可以接受的想法，即合理开放地参与并做出积极反应。

儿童作为会思考、有感受的生物，必须得到尊重。他们拥有形成想法和理解的能力，并能够将其融入自己的整体经验性理解，但他们必须依据自己所拥有的实际运作过程做这些事情。没有成人可以为他们做到这点，任何用于儿童的(治疗)方法都必须意识到这一事实。

为了说明如何针对儿童使用催眠技术，可以引用以下个人实例：

> 3岁的罗伯特从后楼梯上摔下来，嘴唇摔破了，一颗上牙撞进了上颌骨。他流了很多血，又疼又害怕，大声尖叫。我和他妈妈去帮他。看见他躺在地上，尖叫着，嘴巴流血不止，血溅在路面上，一眼就能够确认情况紧急，需要果断采取适当的急救措施。
>
> 没有人去抱他起来。相反，当他停下来喘口气(准备)重新尖叫时，我(作者)迅速、简单、富有同情地肯定地告诉他："这太疼了，罗伯特，疼死了。"
>
> 就在那时，我儿子毫无疑问地确信知道我在说什么。他可以同意我的观点，他也知道我完全同意他的看法。因此，他可以恭敬地听我说话，因为我已经证明我完全理解当时的那个状况。在儿童催眠治疗过程中，没有比与患者这样真实地交谈更重要的了，他可以同意你的观点，尊重你对情况的理性把握，正如他根据自己的理解判断的那样。
>
> 接着，我告诉罗伯特："而且它会继续疼下去。"

在这个简单的陈述中,我说出了他自身的恐惧,证实了他自己对形势的判断,并证明了我对整个事件的良好、理性地把握,以及我对他的完全认同。因为当时他只能预见自己一生的剧痛并为此感到痛苦。

对他和我来说,下一步是当他再次气喘吁吁地宣布:"你真的希望它不再疼了。"我们又一次完全一致,他的这个愿望被认可甚至被鼓励,并且这是他的愿望,完全源于他的内心,并构成他自己的迫切需要。

搞清楚这种状况,接着我就此给出一个暗示,并在某种程度上肯定它会被接受。这个暗示是:"也许它过一小会儿就会不疼了,就1~2分钟。"

这是一个完全符合他自身的需要和愿望的暗示,因为它是由"也许它……会……"来限定的,这与他自己对状况的理解并不矛盾。因此,他可以接受这个想法并开始对其做出反应。

当他这样做的时候,一个(观点)切换产生了,转向另一件重要的事情上。这(件事)对他作为一个受苦的人来说很重要,对整个事件的总体心理意义来说也很重要。作为转换和改变情形的主要措施,这一切换本身很重要。

在催眠治疗或催眠的任何应用中,往往有一种倾向,即过分强调显而易见的事实,并毫无必要地重申已经被接受的暗示,而不是创造一种期盼的情境,允许期望的反应得以发展。每个拳击手都知道过度训练的坏处,每位推销员都知道过度营销的愚蠢。在催眠技术的应用中也存在同样的"危害"。

与罗伯特的下一步工作是认识到受伤对罗伯特本人的意义——他的疼痛、失血、身体损伤、正常自恋和自尊的完整性丧失、身体良好感觉的丧失,这些在人类生活中的重要性。

罗伯特知道自己受伤了,知道自己是个伤者。他可以看到人行道上自己的血、嘴里尝到血(味道)和手上也沾着血。然而,像所有其他人一样,他也可以在不幸中渴望自恋式的与众不同,同时甚至更渴望自恋式的安慰。没有人想要微不足道的头痛,但既然头痛必须被忍受,就让它来得(形式上)更巨大一些,这只有患者才能忍受的。人类的自尊是如此的奇妙和令人欣慰!因此,通过以下简单的陈述,罗伯特的注意力被加倍吸引到了两个极其重要的问题上:"人行道上的血多得吓人。这是健康的、鲜红色的浓稠的血吗?仔细看,妈妈,看看。我想是的,但我希望你能确认。"

由此,作者以另一种方式公开地、勇敢地承认了对罗伯特来说很重要的价值观。他需要知道自己的不幸在自己和别人眼中都是灾难性的,他需要他自己可以从中领会的确切的证据。因此,通过宣称"血多得吓人",罗伯特可以再次认识到对这种情况的理性、恰当的评估符合他自己实际上未经系统阐释但很真实的需要。

接着,关于血液的(是否)健康、鲜红色和浓稠的问题在心理上发挥作用,这满足了该事件对罗伯特的人格意义。当然,在一个人感觉受到严重伤害的情况下,就会有一种压倒性的强烈需要,一种对健康(得到)满足的良好的补偿感。于是,我和他妈妈检查了人行道上的血迹,我们都认为这是既健康又浓稠的血迹。因此,我们不仅在情感抚慰的基础上消除他的疑虑,而且在对他进行指导的基础上,对现实进行检验。

不管怎样,我们说有个好的想法值得一试:如果我们在浴室水槽的白色背景下检查血迹的话会更好。到这时,罗伯特已经停止了哭泣,他的疼痛和恐惧不再是主导因素。相反,他对血液质量这一重要问题感兴趣,完全被吸引住了。

他妈妈把他抱到浴室,把水倒在他的脸上,看看血液是否"与水完美混合",并使其呈现出"淡血色"。接着,再次仔细核查鲜红色,随后,通过充分清洗来再次确认"淡血色",罗伯特极其满意,因为他的血液既健康又鲜红又浓稠,并能把水染成淡血色。

接下来的问题是他的嘴巴是否"在正常的流血"和是否"正常的肿胀"。经仔细检查再一次显示所有的发展都是良好、正确的。各个方面都表明了他基本的完好且令人满意的健康,这令罗伯特感到十分抚慰和彻底松了口气。

接下来是缝合嘴唇的问题。由于这很容易唤起负面反应,因此以负面(消极)的方式向他提出,从而排除了他最初的拒绝的反应,同时提出了一个新的重要问题。作者(策略)遗憾地说,虽然他的嘴唇必须缝几针,但最令人怀疑的是,他是否拥有他能数清的针数,不得而知。事实上,看起来他甚至连10针都缝不了,而他可以数到20。艾瑞克森遗憾地表示,他不能像贝蒂·爱丽丝那样缝17针,或像艾伦那样缝12针,但在声明中,他也被安慰道:他会比其他兄弟姐妹(伯特、兰斯或卡罗尔)缝得针多。

于是,整个情景被转变成另一种处境,在此处境下,他可以带着一种令人欣慰的平等感,甚至优越感,与年长的兄弟姐妹们分享一种共同的经历。

通过这种方式,他能够在没有恐惧或焦虑的情况下面对手术的问题,而是满怀希望能够与外科医生合作取得手术成功,并沉浸在完成指派给他的任务的渴望里,即"确保数清针数"。这样一来,就不需要任何安慰,也不需要就疼痛自由提出进一步的暗示。

令罗伯特失望的是,只需要缝合7针,但外科医生指出,这种缝合材料比他兄弟姐妹所用过的任何一种都更新、更好,疤痕将是一个不寻常的"W"形,就像他父亲(所在)大学校名的首字母标志一样。因此,缝线少得到了很好的补偿。

有个问题很可能会被问道:催眠是在什么时候被使用的? 事实上,从对他说第一句话时,催眠就开始了。当他完全感兴趣、全心投入并且对每一个后续事件给予愉悦的关注的时候,催眠变得更加明显了。这一切构成了对其问题的医学处理手段。

任何时候都没有给他虚假的陈述,也没有以与他的理解相矛盾的方式强迫他放心。首先与他建立了一个理解共同体,然后,深思熟虑地、一个接一个地决定了他在这种情景下重大关切的事项,要么令他满意,要么是他充分愉悦的接受。在整个情景下,他的角色是一个感兴趣的参与者,并且对每个暗示的想法都做出了充分的回应。

另一个可以简单引用的例子是,2岁很好斗的克里斯蒂。

她在婴儿床上,不希望与任何人打交道,并准备在这个立场上战斗一辈子。她有一个最喜欢的玩具,一只兔子。大家发现,一旦有人靠近她的时候,就会注意到她突出的下巴和咄咄逼人的态度。作者故意挑战她:

艾瑞克森·我不认为你的兔兔知道如何睡觉。

克里斯蒂·兔兔知道(战斗开始了)。

艾瑞克森·我不认为你的兔兔会把头放在枕头上躺下,虽然你做给它看。

克里斯蒂·兔兔也会！看！

艾瑞克森·它会把腿和手臂像你的一样放直吗？

克里斯蒂·它会，看！

艾瑞克森·然后闭上它的眼睛，做个深呼吸，去睡觉，睡着……然后一直睡着？

克里斯蒂·兔兔睡觉！

结局令人满意，克里斯蒂和她的兔子继续在一种令人满意的恍惚状态中睡着了。

在这个案例中，整个技术无非是根据孩子自己的水平，把她作为独立的个体来交谈，提出她能够给予积极回应的想法，从而她能够参与其中，实现她和她的成年合作者都可以接受的共同目标。

这种技术已经被使用了很多次，原因只有一个：儿童催眠的首要任务是满足儿童当前的需求。这些是孩子能够理解的，一旦需求得到满足，治疗师就有机会逐一履行其职责。

总之，这两则案例报告已经相当详细地介绍了儿童自然催眠方法的实例。即使有必要也很少使用正式或仪式化的技术。儿童的清晰意象、对学习全新知识的准备、渴望和实际需要，他们渴望理解和分享在自己世界里的活动，以及由"假装"和模仿游戏提供的机会，这些都有助于使孩子们接受催眠的暗示，并有能力对催眠做出良好的反应。

简而言之，好的催眠技术是为患者（无论是儿童还是成人）提供充分满足其当下需求的机会，对刺激和想法做出反应的机会，同时让他们有机会体验到全新知识和成就所带来的满足感。

编者按：本文引用了 Solovey de Milechnin（1955 年和 1956 年）的论文。

第四章

催眠治疗肥胖症：利用患者的行为（三个案例报告）

米尔顿·艾瑞克森

引自 The American Journal of Clinical Hypnosis, 1960, 3, 112–116。

　　有效的催眠治疗有一项必要条件，对实验性催眠也是如此，那就是要与被催眠对象充分交流想法和认知。鉴于催眠治疗的目的并不是针对患者的认知进行理性的解释，而是要促使患者实现其个人目标，为此不能单纯依赖治疗师向患者传达带着其固有价值观的想法和认知。治疗师所做的沟通要以患者的个人和主观需求、习得经验和人生经历为依据，无论患者的想法是合理的还是不合理的，是被认可的还是不被认可的，这样才能让患者接受、回应并产生一种个人成就感。

　　治疗性催眠应该以患者的个体化需求和态度为中心。为说明这一点，此处将引用三个先前通过其他方法没能成功治疗的肥胖症案例。

典 型 案 例

案 例 一

　　一位内科医生的妻子走进诊疗室，她年近 50 岁，说自己希望能做一次访谈，在访谈中要应用催眠来矫正她的肥胖症。她补充说，她的正常体重是 120 磅（54 千克，1 磅约 0.45 千克），但她目前的体重是 240 磅。多年来，尽管她在医学指导下反复尝试减肥，但体重都超过了 200 磅。她说，近年来，她的体重一直在缓慢增加，直到现在的重量。她对自己的未来感到苦恼，因为"我喜欢吃……我可以把活着的所有时间都花在吃这一件事上。"她提供了更多过去的经历,但唯一值得注意的是,她有点焦虑,毫无必要地反复断言她喜欢吃,喜欢通过吃获得纯粹的味觉享受来消磨时间。

因为她坚持只做一次访谈和催眠,她的愿望将被尽量满足。后来,作者发现她是一个反应异常敏捷的受试者,几乎立刻就发展出了深度催眠状态。在这种催眠状态下,作者系统地教会了她时间扭曲,尤其是时间延长,让她理解这是一种主观体验。然后,她被指示让她的医生丈夫为她指定恰当的饮食,并监督她减肥。此后,她每顿饭都要在一种时间扭曲的状态下吃,时间如此充沛漫长,以至于当她吃完每一份食物时,味觉和饥饿感都会被充分满足,仿佛她"连续吃了几小时,心满意足"。所有这些指令重复给出,直到她似乎确实完全明白为止,然后她被唤醒并任其离去。

数月以后,医生见到了这位患者和她丈夫。她的体重到了 120 磅。她丈夫宣称过去几个月里她的体重非常容易就降下来了,没有任何医学上的并发症。她和她丈夫详细讲述了他们在个人、社交和娱乐活动中取得的进步。她评论说,尽管她吃得少了很多,但她更加享受美食了,味觉和嗅觉都更敏锐,吃一个简单的三明治带来的主观体验都仿佛吃了 2 小时的晚宴一样愉悦。

案 例 二

一名体重180磅的患者半哭半笑地说,她的正常体重约为125磅,但过去15年来,"大部分时间"她的体重都在 170 磅或超出 170 磅。

这些年,她曾多次在医学指导下减肥。她总是与医生合作,对饮食建议持之以恒,遵守每一项指导,每周总能至少减掉规定的体重,通常减的比规定的还多。每次减肥,她都设定了一个目标体重,从 120～130 磅。每当她接近这个预定的体重时,总是会经历很多令人不安的强迫行为。

当她离目标不到 5 磅或 10 磅时,她会整天反复称体重,而且她越接近目标,称体重的频率就越高,也越来越焦虑。一到体重秤正好显示出预定的体重时,她就会急匆匆地冲向厨房,"不顾一切地狼吞虎咽",通常在第一周体重至少会反弹 10 磅。因此,减肥计划会结束,继而出现一个渐进的、系统的体重恢复,伴随着绝望的感觉,同时混杂着一种坚定的誓言:一旦减掉的体重全部回弹,立刻开始下一个减肥计划。过去,她曾在 1 年内多达 3 次减到目标体重,而每次指导医生也都不同。

她现在想减到 125 磅。她有点儿打趣又坦率地说:"我猜我在你这也会完全一样,就像我对其他医生做的那样,即使你是一名精神科医生。我会合作,然后失败,接着我会再次吃回来。然后我将去找其他人,重复同样愚蠢的老模式。"这时她突然哭了,过了一会儿。恢复平静以后,她继续说:"也许你使用催眠的话会有所帮助,但即使你真的催眠了我,我也不觉得它能帮到我。我只会一次又一次地做同样该死的事情,我已经厌倦了减重和增重。这只是我的一种可怕的强迫观念。但我不想在我身上应用任何精神分析治疗。"

患者做了进一步解释,但只是为了更清楚地强调她已经讲述的内容。

她按照自己的意愿尝试了催眠。在 1 小时结束时,一种中等程度的催眠状态被引导出来,其特征是有相当大的自发性催眠后遗忘倾向。作者和她约了第二次催眠,这一次,她的病史再次被记录了一遍。细节基本上是一样的,她重申了自己的坚定信念,即她将再次遵循自己的减重和增重模式,然后又一次短暂地抽泣。她还重申她不愿意接受精神科的帮助,并强调限制对她的体重问题给予任何帮助。她还宣布,如果有人试图对她进行任何精神病学治疗,她都会终止治疗,她一再承诺在所有其他方面给予充分合作。

一种中等程度的催眠状态很容易被引导出来,作者要求她重申充分合作的承诺。同时作者也引导她反复重申,在过去,她问题的核心是"增重、减重、增重、减重、增重、增重、增重、减重、减重、减重",并同意在整个拟定的治疗方案过程中,她将始终牢记这一行为顺序。

作者一感到她已经接受了这些别有用意但又措辞谨慎的语句,就立刻断言她这次的治疗:"将是相同的,但又完全不同,你的所有行为都会被用到,你已承诺合作并将信守诺言,你在过去多次表现出的所有行为都将被用到。但这一次是用来让你快乐的,以不同的方式用到它。"

尽管她不理解作者对她话中带话的意思或暗示,当确定患者听到了这些话,作者就提醒她,她已下定决心完全合作,就像她过去所做的那样,但这一次,她被告知,"事情"将"以不同的方式被完成",因此会成功,带给她完全的幸福和满足。

随即,作者对仍处于中度催眠状态的患者解释说,她通过设定目标体重、减肥、增重、进行强迫性称重,然后设定第二个目标,恢复原始体重来处理自己的肥胖问题,这总是发生在过去。接着强调说,这些相同的行为将会再次出现,只是会以另一种方式有效地用于预期的医疗目标。

解释还在继续,大意是让她不像以前那样通过一个增重的过程来终止减肥,而是将这一程序翻转。因此,作为合作的一部分,她有义务立即以合理的速度增加15~25磅。当这一体重增加后,接下来,她就可以开始减肥。

患者激烈地抗议说,她不想增加体重,而是想减轻体重,但作者耐心又坚持地指出,她的减肥方案总是包括强迫性称重、减肥、增加体重、设定目标体重,以及与医生充分合作。现在的要求与之前相比,不多也不少。最后,患者同意遵医嘱行事。然后她被唤醒了,作者又解释了一遍医嘱。她强烈抗议,但比处于催眠状态时稍微缓和一点儿,最后勉强同意了拟定的方案。

她极不情愿地开始增重。当她的体重增加了10磅时,她请求允许她开始减肥。她被提醒说,医生开的处方是应该坚持增加15~25磅。当她的体重增加到接近15磅时,她开始以重复、强迫的方式称体重,当体重秤显示体重增加了15磅时立即要求预约治疗。在这次会谈中,作者向在催眠状态和清醒状态下的患者均作了郑重地解释:医嘱规定增加的体重是15~25磅。

不到1周,在经历了极度不情愿的大量强迫性称重和进食后,患者在访谈时迟疑地表示自己体重增加了20磅,这个数字正好在15~25磅。她恳求医生允许她减肥。医生批准了,并告诫她说,每周减掉的重量平均不得超过3磅。

患者的进展非常令人满意。当她的体重接近125磅时,她没有表现出之前的强迫性称重。她从一开始减肥就几乎立刻计算出了目标体重实现的日期,但她已经被告诫说,减肥是以周平均值来计算的。因此,她只能设定达到目标体重的那周,而不能设定具体的日期。

她每隔 3～6 周才复诊一次。由于她在催眠状态和清醒状态下的合作,作者总会对她大加表扬,每次都表示希望不会出现任何干扰问题来改变预期最终成功的那个周。

她忘记了最后一周的预约,但约了下一周。当时她的体重是 123 磅,而不是 125 磅。她解释说,她没有定期称体重,因此不知道自己具体是何时达到 125 磅的。她宣布打算保持差不多目前的这个体重。

在此后的 9 个月里,患者顺利地解决了这个问题。此外,她还培养了娱乐爱好和职业兴趣,尤其是高尔夫和书评俱乐部,她生平第一次参与了社会和社区事务。

案 例 三

一位内科医生的妻子以一种好笑的、半真半假的方式寻求帮助,她 30 多岁,想要治疗肥胖症。这始于高三,当时她的体重为 110 磅,此后的每年体重都逐日递增,直到目前的 270 磅。

在过去的 13 年中,她从一个又一个医生那里寻求帮助,但每次都没能奏效。

患者·哦,我总是配合他们给我安排的饮食。我总是吃那些,以及其他我能吃到的所有东西。我总是暴饮暴食,我猜我会一直这样。作为一个渺茫的希望,我想到你这里试试,看看催眠是否有效。我知道没用,但如果我尝试一下,我丈夫会感觉好些。不过我警告你不要期望太高,因为如果我对自己的判断是准确的。对此我很肯定,那么我会像往常一样暴饮暴食。

作者尝试催眠她。她很顺利地发展出中度到深度的催眠状态,但很难保持催眠深度。她会反复地醒来、大笑,并解释说她很好奇,鉴于她认为自己的行为

"预后不良"，为什么作者会愿意在她身上浪费时间？作者向她解释说，时间和努力都不会白费，因为这意在利用她自己的行为来达到治疗效果。她的回答是，"但是，当你我都知道，我会吃人们推荐的任何饮食以及所有其他的美食，即使我因此不得不额外去采购时，怎么会有治疗效果呢？我已经暴饮暴食那么多年了，无法放弃。而我来这里只是因为我丈夫想让我来。我一直试图合作，但没有用。我确切知道任何一份食物的热量，但我所有的认知并不能阻止我暴饮暴食。即使是我十几岁的女儿对我肥胖的尴尬也不能阻止我暴饮暴食。但我会配合你的，至少是一段时间，不过一切都是徒劳无功的。"

医生再次向她保证，她自己的行为会被用来产生疗效，并要她重新发展出恍惚状态以便应用催眠。她宣称，只要她这样做了，就会从催眠状态中醒来。即使她这样说了，她还是发展出了中度到深度的催眠状态，但几乎立即把自己笑醒了。

既而，她被要求发展并保持轻度的催眠状态，仔细听别人对她说什么，完全理解别人说的话，在她愿意的时候进入深度催眠状态，或者如果她感到迫切需要的话就减轻她的催眠程度，但无论如何都要聆听即将向她提供的全部解释，不能因为从催眠状态中醒来而中断。她同意在此基础上进行合作。她被缓慢而系统地教导：

艾瑞克森 · 你的体重是 270 磅。你知道任何食物的热量。你总是吃得过饱，而且还会一直暴饮暴食。过去，你自己的行为总是打败你。这次你自己的行为将被用来实现疗效。这一点儿你不明白。你会一如既往地合作，而且还会吃得过多。

患者对此先是使劲摇头，然后叹了口气，然后缓慢而肯定地点点头。

当作者觉得她充分理解了这些指令时，就给了她进一步的指示：

艾瑞克森 · 你现在的体重是 270 磅，不是 150 磅或 140 磅，而是 270 磅。你不仅会吃得过饱，而且你还需要吃得过量，以维持多余的体重。

现在用心记住这一点，并完全合作：在本周暴饮暴食时，要如此慎重并且心甘情愿,吃得过多,多到足以支撑 260 磅的体重。你要做的就是这些,吃得足够多,多到足以支撑 260 磅的体重。现在,我将唤醒你,并让你离开,不再进一步讨论,甚至完全不发表评论。下周同一时间你会回来。

1 周后医生又见到她。

患者·好吧,我有生以来第一次享受吃得过多,因为我不相信浴室的秤,今天我用我丈夫诊疗室的体重秤检查了一下,我的体重是 260 磅,事实上还少了几盎司(1 盎司约 28.3 克),但我称之为 260 磅。

她再次被轻度催眠,并再次接受类似的指导,只是这一次是她吃得足够多,多到足以支撑 255 磅的体重,并在 1 周后再来报告。当时,确立的新目标是 250 磅。

在下一次到访中,她迟疑地解释说,她和丈夫要回娘家。每年他们都会去看望父母 2 周。

患者·我吃我妈妈做的饭总是会胖,今年我犹豫要不要去,但我没办法不去。

在催眠状态下,她被问到她应该吃多少的量才足以支撑起这 2 周的假期。

患者·呃,我们实际上要离开 16 天,所以我想我应该吃足够的东西以达到 238 磅的好体重。

艾瑞克森·(强调)吃得足够多,足以支撑 238 磅,同时也充分增加 3 磅、4 磅甚至 5 磅。

她从旅途中回来,兴高采烈,体重 242 磅。

患者·(高兴地说)我照你说的做了。我长了 4 磅。我们在玩的是一个愚蠢的游戏,但我不在乎。它起作用了。我喜欢暴饮暴食,但我很感激我没有像以前那样暴饮暴食。

在此过程中引入了一种变化,作者坚持让她2次在2周内保持体重不变,两次她都表现出不耐烦。

患者·(宣布)暴饮暴食那么多,时间也太长了。

几个月后,她体重达到190磅,并热衷于继续下去。她开始逛街,寻找"某件穿在130磅或140磅的丰满身体上看起来不错的衣服"。

摘　　要

这几位患者的治疗问题都一样,均为减肥问题,而且在之前的无数次尝试中都失败了。通过使用催眠,通常情况下匪夷所思的观念和理解得以交流,这种沟通关乎个性化需求和对减肥的主观态度。每个人都被赋能,以符合其长期形成的行为模式解决减肥问题,只不过以一种全新的方式加以利用。因此,第一位患者以减少食量为代价获得进食快感的增强;第二位患者因行为反应顺序的改变而成功;某种任性地打败自我的欲望被用来加倍地挫败自我,从而实现预期目标。

第五章

催眠与考试恐慌

米尔顿·艾瑞克森

引自 The American Journal of Clinical Hypnosis, 1965, 7, 356 – 358。

多年来，很多医生、律师、博士生、大学生和高中生就他们所关心的"考试焦虑症"向我咨询。他们中的绝大多数人在考试期间或考试前感到恐慌，要么惨败，要么成绩糟糕，令人遗憾。在这些医生和律师中，有些人连续5次未通过州委员会考试或律师考试，有些人2次未通过国家专业认证考试。有位特别的医生，在高中时代以后，每次期末考试都不及格，但因为在其他方面成绩优异，他总会获得额外补考的机会。他也总能以高分通过补考，但必须竭尽全力，彻夜苦读。

对这些不同的求助者所采用的帮助程序在性质上基本上是不变的。首先，将他们导入一种催眠状态，深度可能从浅度到梦游式不等的状态。然后告知受试者以下基本内容：

艾瑞克森· 你希望获得帮助，通过考试。你已经寻求催眠的帮助，并且已经发展出我所知道的足以满足你需求的催眠状态，你将继续处于这种催眠状态，直到我另行告知。

现在，这是你想要的帮助。仔细听清楚。你可能不想同意我的观点，但你必须记住，你自己的想法只会导致失败。因此，尽管我所说的似乎并不完全正确，但要全盘遵守。这样做，你将实现你的目标，通过考试。这是你的目标，你要实现它，我会告诉你如何去做。我无法给出你在过去的学习中已经获得的内容，我希望你按照我指定的方式将其用于考试。

首先，你将会通过这次考试，不是以你过去那种不成功的方式，而是以我现在要定义的这种方式。你想通过这次考试。我希望你通过它。但听仔细了：你将会以最低的及格分通过考试，而不是 A 或 B。我知道你想要高分，但你只需要及格，仅此而已。这是你将会得到的。对此，你必须完全同意，而你确实同意，不是吗？（受试者总是会给出肯定的答复）

接下来，在离开诊疗室以后，我想要你感觉到无忧无虑、轻松自在，甚至忘记你要答一份试卷。但不管你变得多么健忘，你都会记得准时出现在考场。一开始，你甚至可能会不记得为什么你在那里，但原因会及时浮现在你的脑海，整个过程会很舒服。

就座后，你将会浏览所有试题。没有一道题说得通，但要通读一遍（这样做的目的是让受试者在不知不觉间评估试题的数量和每道题所需要的时间）。

然后准备好答题，再读一遍第一题。它似乎有一点让人看懂了，并且会有少许的知识渗透到你的意识头脑中。在你把它写下来时，会有另一条知识的涓涓细流让你继续奋笔疾书，直到某一刻它突然不再流淌了。然后继续下一道题目，同样的事情会发生。时间到了，你将轻松舒适地答完所有题目，只需要把因每道题目而流入脑海的知识细流记录下来。

考卷答完后，你就可以交卷离开了，走的时候感觉自己舒适、自在、平和。

结　　果

结果都很好，无一例外。对于一名法律系学生来说也是如此，他打长途电话解释说，他考了很多次都没能通过律师资格考试；第二天又要接受复试，他之前被催眠过，但效果差强人意，有人刚刚向他推荐了作者，他希望得到紧急帮助。

随后，他打电话报告说，他对通过电话引导的催眠状态感到失望，尽管如此，他当晚睡得很好。还报告说他以无忧无虑的心情参加考试，答完了卷子，完全不记得试题是什么，一直保持着心理舒适，直到几周后接到通知，他通过了考试。然后，他产生了一种几乎令人痛苦的紧迫感，要打电话告知作者这个消息。在电话里告知了以下信息后，他失去了紧迫感，心里再次平静下来。

作者经常采用上述说法，有时只是稍加改动，因此并不稀奇。然而，这当中尤其重要的是，坚持要求患者低分通过所起到的效果，确切地说，是以"最低及格分数线"通过。这些学生中有相当多的人会坚持不懈地询问作者这么说的理由，并指出他们并没有低分通过，而是得到了他们认为自己能力所及的最高分数。事实上，在学生中，得 A 很常见，得 B 没有 A 那么常见，得 C 只是偶尔出现。更不要说得 D 了，作者一个都没有见到过，对于有些学生来说，只要他们的日常课堂作业足够好，哪怕期末考试成绩是 D，老师也会让他们得到 C 的及格分。

作者给了他们合理的解释。

艾瑞克森 · 当你努力想要获得 A 时，你会变得紧张、过度兴奋、不确定和慌张，因此你无法发挥最佳状态。当你听从我给你的指令，只为了保住 C 或 D 而答题时，你会自信满满，并且确信你可以轻松地做到这一点。因此，你在一种精神放松和自信的状态下答题，免于怀疑和不确定性，你不担心让自己的成绩降到 D，也不必为了得到 A 的渺茫希望而挣扎。因此，这时候，你的所思所感及你的心理和情绪状态恰恰能确保你有最佳表现。

长期的心理治疗经验表明，避免患者的完美主义动机和愿望，并激励他们轻松实现小目标是明智的。这样一来，不仅可以确保较小的目标，而且使努力的成果更有可能自如地输出，从而实现更大的目标。甚至更重要的是，更大的成就因此变成患者自己更满意的事，而不是一件服从治疗师的事。

这种处理考试恐慌的方法已经在近 100 人身上应用。其中，医生、律师、医学、心理学、宗教和教育领域的博士生居多。排在第二的群体由各类专业，尤其是心理学专业的大四学生组成。除了相当数量正在接受晋升笔试的求职者，大一学生的数量比大三和大二学生的数量多一些，剩下的部分是高三和高四（译者注：美国的高三、高四相当于中国的高二、高三）的学生，在这方面接受治疗的牙医只有一名。

也有几个失败的案例，他们都回来解释说不怪作者，是他们自己的错。他们自己不相信作者提供的帮助，没有采用它，自然就失败了。现在，他们想要另一种"治疗"，这样此后就不会再失败。作者给了他们想要的治疗，前提是他们得同意向作者报告未来的结果，对此他们欣然应允。所有这些失败案例都发生在只发展出轻度催眠状态，似乎无法学会深度催眠的受试者身上。催眠状态越深，考生对考试结果越满意。

然而，必须认识到，所有这些申请协助的人都非常积极，这无疑有助于成功。此外，在作者看来，有些人确实不需要帮助。

后来，这些医生和律师们特意送他们的妻子到作者那里接受催眠分娩训练。

第六章

与催眠治疗中的催眠现象相关的经验知识

米尔顿·艾瑞克森

引自 The American Journal of Clinical Hypnosis, April, 1966, 8, 299 - 309。

介 绍

许多治疗师在使用催眠治疗心因性问题时,往往过于依赖催眠本身,而立即使用一些众所周知的结构化催眠方法。例如,作者见过许多案例,各种催眠师尝试用常规的退行来做催眠治疗,结果令人失望,有时会引起患者对催眠的反感。总体来说,催眠退行、解离、宣泄和唤醒可能有用,但对每个患者的问题都要做个性化的详细调查,并制定针对性的治疗方案来应对问题。

为了说明这么做的必要性,下文将详细阐述必须针对性应对的问题特性、治疗必须达到的目的、在治疗中必须考虑和使用的程序,以及在设计成功治疗时必须采用的方法。

首先要探讨的是治疗程序的问题,目的是呈现治疗情境中一些非常重要的方面,并以此为背景来形成对于整个问题的总体理解。

其中一个考虑因素是,治疗必须在第一次尝试后获得成功。如果第一次尝试失败了,患者不会给你第二次机会去改进治疗措施或实施任何"后见之明"的措施。治疗想要取得成功,有且只有这一次机会。患者和作者对此都心知肚明,这是一件不证自明、心照不宣的事情。

患者的问题持续时间很长,许多权威人士都已经认可和接受了患者的这一问题。此外,总有人协助和指导患者非常成功地绕过了他的问题,且屡试不爽。然而,患者现在不可避免地必须直面他的问题,因为他当前所面临的情况会极大地影响到他的未来,因此不再有逃避的余地,尽管过去他一直成功地掩人耳目。

患者向作者提出了通过催眠来帮助自己的请求,但没有充分理解催眠只能帮助他在使用自己的潜力自助方面更具胜任力。他也没有在任何心智框架中得到过这样的理解。他毫无疑问地"知道"自己很无助，只是任由自己听命于作者，完全依赖于作者的做法。任何治疗程序都必须以允许患者带有这种错误理解的模式进行，但要在不影响疗效的前提下这么做。

回避的念头已经成为一成不变的想法，行事方法始终相同，并且始终被证明是"正确且唯一"的方法。现在，他被禁止回避，因此不得不完全依赖作者。

由于这是患者根深蒂固的信念，因此催眠疗法必须包括患者并不完全自知的逃避，因为在他的心目中，他坚信回避是不可能的。因此，治疗程序的设计必须围绕一件患者彻底相信的事情，同时这也是一件患者彻底相信无法加以利用的事情。

患者本人无意中给了作者一个相当完整的陈述，说明他如何实现这种回避，但作者当时并没有意识到。直到构建和重构了整个计划之后，作者才意识到，至少有意识地，几乎肯定不是无意识地——理解患者翔实陈述的意义。令作者懊恼的是，他意识到自己没有足够细致地聆听患者自己的重要陈述，这对治疗程序的最终方案至关重要。

最后，在制定任何必须在第一次尝试就取得成功的治疗方案时，作者意识到，他将不得不做大量的推测工作，并且必须追随自己对这一问题的诸多想法，而这些想法将被证明是无用的。本文对所做的无用工作将不加以报告而仅以简要的形式报告富有成效的工作。因为简要来说，最重要的是工作的性质，而不是工作的范围。

问　题

一名患者来寻求作者的帮助。他是一名专业人士，希望获得医学专业认证。他讲了自己的故事。从高中时代起，面试就成了噩梦般的折磨。他总是发展出大量的心身症状，程度从轻微到严重失能。他一直是一名优秀的学生，他的老师和导师们看到了他在试图达到面试要求时身体崩溃的状态。他们从未怀疑过他反应的真实性。

面对口语考试时可能有的羞耻和难堪感受，他通常会获得某位医生的声明，该声明确认他无法遵守面试要求并且建议作为医学面试的必要性，对他进行书面考试。这类医学声明通常表示，不反对让笔试比一般的面试更加严格和深奥。他是一名杰出又刻苦用功的学生，他总是获得优异的成绩。

这种特有的障碍一直困扰着他整个高中、大学和研究生阶段。有几次，因为他的诚挚、才华横溢、低调、谦逊的行为，以及他的真才实学、知识广博，一些导师们对他的缺陷给予特别照顾或"迁就",但也有少数人对这种情况感到不满。

州委员会的考试要求笔试和面试都必须参加,这对他来说是一次艰苦卓绝的磨难。由于考试的书面部分异常出色,以及对他过去经历的记录,对他进行面试的两个州的州医学委员会考官们才给他特殊照顾。他参加好几个州委员会的考试的原因是他自己希望了解国家各地的医学实践。

在实际的医学实践中,这位患者(医生)很受尊重,他的能力也很顺利地得到了认可。他没有遇到任何个人问题,他的家庭和婚姻适应都很出色。他咨询了几位心理治疗师,他们都认为他的问题表现是很有限的,没必要治疗。

最后,他决定考取某个专业认证。考试委员会考虑用额外的笔试代替惯常的面试部分。他毫不费力地拿到了证书。几年后,他决定在相关领域再考一个证书,并为此接受了全面的培训。

他申请参加该领域专业委员会举办的考试并成功地收到了一封通知书,附有一封考试委员会主席亲笔签署的来信。这封信指出,根据新制定的考试政策,所有考生都要参加一项至少 4 小时的面试,无一例外。面试将由委员会主席和另外两名考官主持进行。患者立刻认出委员会主席的名字。他们俩是同学,一起上过高中、大学和医学院。那个人完全知道患者的面试障碍,而且多年来,他对患者怀有一种莫名其妙的、强烈又愤怒的仇恨。随着时间的推移,他们偶尔在医学会议上相遇,种种迹象表明该男士的仇恨并没有减弱,患者对此摸不着头脑,也没必要激怒他以免引起一些不愉快。

患者咨询了一位打算参加同一场考试的同事。这位同事也收到了报名成功的通知书,里边附有相同的信,但信是由董事会秘书签署的。他写信给另外两位要参加这场考试的朋友,他和他们一起上过指定的研究生课程。他们的通知书内容与他的相似,也是由董事会秘书签署的。

然后患者直截了当地说:"这就对了。那个人的任期是 4 年。我要在今年获得认证。我绝对肯定地知道,我不能达到面试要求。我对自己的能力毫不怀疑。我可以出色地通过任何笔试。但我也绝对肯定地知道,我无法参加面试,更不用说是由我认识的一位男士主持的面试了。他无缘无故对我恨之入骨,并且了解我的弱点。我认为我的处境是绝望的,除非催眠能为我做点什么。这就是为什么我来找你,毫无保留地把自己交给你。如果你愿意接受我,我就是你的患者。如果你愿意,我将全力配合你,做任何你想做的事或是你可能希望我做的事。"显而易见,他把所有责任都放在了作者身上。同时也表明了他对自己处境的固化的、受限制的理解。

初始程序和问题评估

他得到保证,被作为患者收治,并被要求详细描述他过去发展出来的与面试相关的每一项症状。作者要求他执行这项任务时仅做叙述,而不是在列举时生动地描述他的症状。

患者深思熟虑,缓慢并以有序和系统的方式详细描述了他的所有症状。这些症状有很多,包括强烈的恐惧、不可自抑的颤抖、出汗过多、恶心、呕吐、心悸、大小便失禁、严重眩晕,以及最后类似休克的躯体崩溃。他面带沉思的微笑着补充说,他症状的严重程度与考试重要与否之间似乎没有直接的相关性。唯一的必要条件是面试必须被明确认定为考试。朗诵不成问题。他进一步解释说,即使在考汽车驾驶执照时,他也不得不采用随身携带一支笔和一沓纸的方法。当被提问时,他会简单地把答案写在纸上,然后"大声朗读"。这种行为引起了一些不满,但这是一种他"可以避免面试障碍"的措施。甚至像他的年龄和驾龄这样的问题他也必须先写下来,然后"读"给考官。

然后,患者被告知,在他被催眠足够多次,从而给他提供足够的治疗经验背景之前,作者不会给他任何治疗或其他有益的催眠暗示。为了实现这一点,他可能被用作当前项目的实验对象。对此,他欣然同意。

事实证明他是一名优秀的梦游式催眠受试者,但作者花费几个小时只是在反复引发各种催眠现象。接着,他被当作特定工作中的实验对象,在实验中,作者非常感兴趣,有意为他增加了一些需要深度催眠现象的工作。将他用于该实验的原因是在一定程度上确保他能胜任任何类型的长时间催眠工作。

与此同时,如何帮助他的问题被纳入考量。

他最初的陈述和随后的所有调查都表明,他的问题是有限的、局限性的。经过深思熟虑,作者断定治疗也要同样地局限。除了迫在眉睫的这场面试,患者被认为根本不可能被迫参加额外的面试。因此,无需策划应对未来的意外情况。

另一个考虑因素是,任何满足患者需求的措施必须同时涵盖一些要素,这些要素肯定不是治疗性的,但通过对它的利用,甚至可能有助于强化其自身的局限性神经结构模式。造成这个原因的事实是要面对局势中一个至关重要的部分——不可改变的人物,即恨他的人和考核他的人。任何治疗或有益的计划都必须包括这一事实,并相应地加以构建。而且,对即将面对的局势中这一重要方面不可进行蒙蔽或歪曲。

与患者相处的这段时间里,他表现出坚强的个性,乐于面对生活中的所有日常挑战。

他在军中服役期间也战绩显赫。显然，他的"阿喀琉斯之踵"（译者注：致命要害）是面试的问题，这种情况下，考官的强烈仇恨加剧了这个问题。

作者根据几个重要因素排除了采取简单的直接或间接治疗方法的可能性。其中最重要的是，他来求助是为了一场特定的、迫在眉睫的考试，他不是来治病的。此外，他对自己的状况有着固定而僵化的"确信"。这些确信无需立即改变；根据患者的理解，作者所提供的帮助仅限于帮他成功过关这次面试。而且，其他心理治疗师也已经信誓旦旦地告诉过他，他不需要治疗。此外，通常的治疗方法会花费太多时间，远远超过他考试前仅剩的时间。而且，完全可以想象，任何流派的普通心理治疗在他身上都有可能失败。

因此，作者必须制定一些程序和计划，来满足他所理解的患者需求。它不能包含直接暗示，或者连间接暗示也不能有。因为此类暗示将与患者的固有理解相矛盾。如果尝试一些直接程序，如退行、直接解离或间接解离，也都没有成功的希望。哪怕用到催眠也不能冒任何失败的风险，因为失败会大大减少或真的摧毁他获得成功的仅剩的希望。

由于患者坚信他没有任何方法来解决自己的问题，作者最终决定设计一种"治疗性"（正如患者可能会做的解读，不管作者做什么）程序，为他提供各种新的方式和手段来成功应对即将到来的考试。从通常意义上讲，它的确是治疗性的，但这并不重要。重要的是，患者将接受全新的反应方式，这种反应方式能够阻止其长期形成的行为模式的发展。通过进一步的思考，作者所得到的灵感是可以利用患者问题行为中的刻板、受限和回避的特点来设计最终的治疗程序。这样做可能使他有能力进入考场，轻而易举地使用他的医学知识，并在需要时通过全新的不同反应和相应方法充分展示这一点。所有这一切都如此结构化，可以在一个高度受限的参考框架内实现。这样一来，就有可能做到让他带着烂熟于心的医学知识进入考场，并在需要时以一种全新的、不同的反应方式充分地发挥出来。所有这些举措都要做到非常的结构化，以至于它们可以在患者高度受限的、惯于回避的参考框架内实现。

得出这些结论后，作者设计了一个系统的治疗工作方案。先前的催眠工作主要是为了使患者能够发展出令人满意的催眠状态，这项工作在很大程度上被加以重复，并符合以下详细描述的计划。

治 疗 程 序

患者被反复导入深度梦游式催眠状态，每次都要求他以与问题完全无关的方式充分体验深度催眠的各种现象。其中一些工作契合当前的实验项目，但患者对实验工作是什么一无所知。与患者一起完成的大部分工作仅仅是为了确保他进行充分的体验学习。因此，他学会了发展出正性和负性的视听幻觉、浅层麻醉和深层麻醉、退行、唤醒、解离、选择性失忆、部分或完全失忆、记忆增强、催眠后暗示、对自己的身份失忆、自动化的行为和时间扭曲。患者被告知，他学习的很多东西都对他毫无用处，他可以认为作者是在满足个人实验工作的需要。决不允许他意识到，这项额外的工作可能对他而言有明确的目的，也就是说，防止他带着任何焦虑和恐惧进行这些学习，或因过于急切从中受益而以任何方式曲解这些学习。此外，知道作者正致力于一项他一无所知的催眠实验，会进一步让患者产生治疗所需要的分心，不再关注作者正在对他做的工作分心。还可以补充一点，如果作者并没有从事某些实验工作，他会立即设计出一些需要记录数据的实验，这种记录的资料是在不透露数据的情况下不易觉察地向患者披露的。在规避因患者对自己的治疗兴趣过于浓厚而引起阻碍方面，这一方法通常最有效。

我还想补充一点：假设作者碰巧并没有在做一项实验工作，作者也会立即设计一个需要记录数据的实验，并小心翼翼地把正在记录数据的情况告诉患者，但并不透露记录的是什么数据。这种障眼法往往能最有效地避免患者对自己的治疗产生过于浓厚的兴趣，以至于给治疗造成障碍。

当作者对患者接受的充分培训完全满意时，就把设计好的治疗方案付诸实施。该方案基于：①视幻觉的能力；②自我解离和自我与客体解离的能力；③在口头表达另一种意思或在聆听另一个人的话语时保持思路连贯的能力；④执行催眠后暗示的能力；⑤发展失忆的能力；⑥表现得像一个机器人的能力；⑦扭曲和转换现实的能力；⑧无论催眠状态有多深，呈现出警觉、专注意识的能力。由于给患者的所有指令在性质上都是许可式的，因此患者完全自由，可以在即将到来的面试中利用各种知识中最适合他的那一些。

成　　果

从本质上讲，患者利用了所有给他的指令，并非总是按照作者预期的顺序或方式，而是按照他自己对自己要做什么的理解。实际发生的事情最好用患者自己的话来讲述：

患者·我一回到家，就意识到我必须再见你一次。所以我打电话做了预约。我有种感觉，事情很紧急，你也想马上见到我。毫不夸张地说，我什么都不记得了，直到我妻子在机场接到我。我从她脸上看到了好消息，然后想起来我给你们两个都打过电话报告这个好消息。我去那儿时完全神志不清。我知道我在考试期间头脑完全清醒，很放松。我知道我一个问题都没有错过。我记得他们告诉我，我大约 3 周内就会收到执照。然后我打电话给你和我妻子。但我忘了这一切。那么我一定是晕乎乎地回家了。我甚至都不记得从酒店退房或曾赶过飞机了。我知道我在哪里。我妻子在机场接我时，我只是对离家时发生的事情毫无记忆。当她说我通过了考试她是多么高兴时，我才记得通知过她和你。不过，仅此而已。所以我告诉她我有急事要马上去办公室，我一到办公室就给你打电话并叫了辆出租车。你能带我进入催眠状态并帮我记起来吗？

艾瑞克森 · 重要的是你通过了考试。真没有必要导入催眠状态来系统有序地描述一切。你现在完全警觉和清醒，可以想起来的。

患者 · (声音里满是惊讶) 没错。我去那儿的一路上都很茫然。我表现得像个机器人。我说的和做的都是对的。我随身带着通知，告诉我在哪里、什么时间报到。我早到了大约 20 分钟。像机器人一样坐着。当那个女孩叫我的时候，我走进考场。我的"朋友"微笑着，牙齿都露了出来。他需要刷牙了。他说："很高兴见到你，杰克。很抱歉我们不能为您做任何特殊安排。"但他说话的时候，我一直看着他的脸。他看起来和我们在高中时一样年轻。然后我看到脸越来越老，就像电影中道林·格雷的脸（译者注：源自英国作家王尔德的小说《道林·格雷的肖像》，后改编成电影。道林·格雷天生漂亮异常，见到与自己大小一样的画像以后希望自己能像画中人一样永葆年轻。而画中人能代替自己老去。于是他做了很多坏事，而容貌毫无变化，但画像代替他越来越老，越来越丑。画像成了记录他罪恶的证据。他因画像而生，也因画像而死。）一样在改变。但我只是说："我尊重你们的流程，我随时都可以去。"然后他说："就坐在那张椅子上吧。"我看着它，好奇这么漂亮的一把椅子在那里干什么，但我坐下来面向他们三个。然后他连珠炮般提出了第一个问题。我听到了每一个字，但我一直看着他的嘴巴翕动。用这种古怪的方式去看太有趣了。然后当我告诉他答案时，我知道那是他想要但他认为我不知道的，你应该看看他脸上的表情。我确信他知道我的答案是对的。但他看起来好像只是对我的一些事难以置信，我搞不清那是什么。然后他问了我一个很长的问题。我把头微微一仰，好听他说得更清楚些，视线越过他，他消失了。只有他的声音在那里。

我听到了每一个字，但当我听到这些话的时候，课本上的几页出现在我眼前。我能够看到页码，某些段落是大字印刷的。我在听那些话时仔细地看了看它们，当那些话停止时，我只是总结了这些段落中的内容。我认为我做了一个很好的总结，但就在这时我的"朋友"回来了（译者注：回到视线里），看起来很生气。我还没来得及弄清楚原因，他就拿起一张纸，开始读打印出来的问题，有一页纸那么长。当他开始读给我听的时候，一张大白纸出现在我面前，他读到的每一个字都以黑色印刷大字出现，我一直跟着他读，大约比他延后一两个字。他结束后，我只是在那张纸上仔细地浏览了几秒钟，然后解释说有三种不同的可能的解读。此后，我告诉了他那分别是什么。你应该看看他脸上的愤怒。那个男人很痛苦。

（患者在此处打断了自己）现在我知道到底发生了什么。我处于某种催眠状态，你一定教过我如何在考试中使用它。

很明显，我是在产生幻觉，而且有一段时间我的行为是自发的。可能我做了一些事情但我不知道术语怎么说。

作者点头确认他的解释完全正确，但希望他继续叙述。

然后，第二个男人做了自我介绍，我意识到我的"朋友"没有按照面试流程去做。而这个人看起来是个非常好的家伙，他说话的时候好像他真的需要一些帮助来解决一个困扰他的问题，所以我把他需要知道的事情原原本本地告诉了他。

（患者再次打断了自己的话）这正是与另外两名考官之间发生的情况。他们看起来都像你会愿意认识的人，他们中的任何一人问我问题时，看起来都很需要帮助，所以我仔细听着，然后把他们要知道的内容告诉他们。哦，对了，在一个半小时后，他们互相点头，然后也对我"朋友"点头。他看上去比往常都要无奈而愤怒。然后那两个人站起来，都和我握手并向我祝贺。然后我的"朋友"走了过来，和我握手，向我祝贺，我不明白为什么。也不知道为什么他没有为自己的秃头买一顶假发，也没有修剪耳朵上的头发。就是这样。

艾瑞克森·不完全是这样。再多告诉我一点你对你所谓的朋友做了什么。

患者·完全详细吗？我什么都记得，我能做到，不就是一个总结就足够了？

艾瑞克森·一个总结就够了。

患者·嗯，有一个问题，我可以看到自己站在他身后，越过他的肩膀，阅读他正在读的内容，然后读出答案。接着，他一度看上去似乎想唱一首愚蠢的歌，于是我背诵了一些医学散文。然后，当我和他谈话时，他似乎在打节拍，我会有目的地修改我说话的措辞，打乱他的节拍。

哦，对了！有两件特别有趣的事，其中一件让我困惑，两件我都喜欢。好吧，有几件事我都很享受。令我困惑的是"朋友亨利"看起来在一个街区以外的地方，所以我几乎看不见他。我无法认出他，但我能听到他的声音就在我面前。我试图弄清楚是他远离了我，还是我远离了他，但他的声音怎么可能就在我面前？所以我回答了他，直到现在我都没弄明白。但最好的一件事是当亨利问起一些特殊情况或综合征时，我真的感觉自己穿着白色制服在病房里检查患者。每次患者都是亨利，他的情况糟透了，看上去很不乐观了，我非常仔细地解释了他的情况，以便和我一起的实习生能够完全理解。我只是从事研究生工作的人员之一，和实习生一起查房，真的很开心。

事实上，我从来都不知道我为什么在那个考场里。我只是对我如何看待事物感兴趣，我所做的和所说的一切都是正确的。你有没有在我和你在一起的那些催眠课上教我怎么做那些事？你是不是让我得了健忘症，这样我就不会担心、苦恼、陷入可怕的不安之中？

他被告知情况就是这样，他还被教会了各种各样其他的事情，所有这一切的目的都是为了让他在考试中有恰当的表现，不受神经质的折磨。他还被告知，他可以自由地向作者提出更多问题，也可以自由地回忆或遗忘他的考试经历。然而，作者强调说，他记住了任何可能对他有帮助的学习方法，可以放心地确定，除了恰当和特别需要的时候，他永远不需要使用自己的催眠知识。

自那以后，该患者就以一种不经意的方式反复多次遇见作者。他将他的患者转介给作者。如果被邀请，他会与作者一起进行催眠工作。他本人对使用催眠不感兴趣，但他表示，他对待他的患者及其问题的方法已经变得更好。对此他解释说：也许，我在无意识地使用催眠技术。

讨　　论

　　显然，对患者来说，对考试情景的一种无法自知的回避已经发生了。还伴有一种对它离奇的扭曲，完全和他自己的神经质行为一样离奇。这种对考试情景的扭曲是有趣的、令人费解的，甚至令人困惑的，但没有令人不快，也没有干扰考试程序。催眠后暗示使他有能力展示出一种惯常的清醒、警觉和积极响应的表现。

　　他习得了丰富的催眠形式，以自己个人化的方式在催眠后应用了各种类型的催眠行为以应对考试要求。

　　自相矛盾的是，这样一个复杂的程序并不是为了患者而形成的。从以下问题中可以找到一个大体的解释："为什么神经症和精神病患者如此频繁地发展出如此复杂的心理结构来表达他们的疾病？"毫无疑问，因为他们能给出的表达是如此的有限。对这位患者而言，他为什么会有如此复杂、繁多、强烈的症状？单是恶心和呕吐就足够了。当然，为了避开面试，大小便失禁已经有些过度了。那为什么还要有其他症状？它们是否有其他用途或与未被识别的意义有关？就像在其他患者那里一样，作者根本不知道。他也不知道有谁真正理解任何一位患者多重症状的多样性和其目的，尽管许多精神科医生喜欢信誓旦旦地说出一些志得意满、故作高深的解释，其解释之繁复和古怪，与患者的症状相比简直不遑多让。

　　至于这个患者的治疗方法，是他自己发明的，而不是作者。患者只是被简单地指导如何体验各种催眠现象。因此，他学会了如何对作者产生负性幻觉，对作者的一部分，如手、头或躯干。他被教导通过体验来自近在手边或远方的视觉刺激来改变它们。他被引导对印刷的书页、印刷的文字和各种其他物体产生幻觉，也对作者或诊疗室里的物体的移动产生幻觉。他学会了改变和扭曲视觉刺激。他可以看到作者微笑并把微笑体验成皱眉，反之亦然。他学会了在作者桌子上的一张照片中看到眼泪从脸上流下来，看到那张脸突然笑了起来，然后看到照片中的那张脸在说话，他对那些已然说出的话产生了幻觉。

　　他看到一幅色彩鲜艳的黑白画。他在视觉上体验了把一个长方形的小烟灰缸当成正方形的、圆形的、高的、平的、透明的、不透明的、很多不同颜色的、扭曲成各种形状的、漂浮在半空中的，还有以各种节奏快速、缓慢地前后、上下移动的。在每一种引导中，都会小心确保他理解他要学习的体验的性质或种类，但绝不会让他了解所建议的体验程度或深度，除非绝对必要。在每种催眠现象的教学过程中，我们很小心地确保他理解他要学习的催眠体验的性质或类别，但从来也不要求他理解催眠体验的程度或深度。因此，由他自己决定，对作者身体某一部分的负性幻觉应该是手、脚、头或躯干。烟灰缸扭曲的形状完全是由他决定的，作者没有试图去询问那些形状是什么。作者始终不知道在幻觉中照片上那张脸所说的话。在给受试者的催眠教学中，这种教学任务是作者的责任。内容是患者的。他被告知，作者已经教给他的或将要教给他的一切，他都要在任何需要的情况下有益地、妥善地运用。

关于听觉领域，有一项预防措施被特别强调，即他将清晰地听到每一个言语刺激，毫不费力。并且他将用最能理解的方式倾听所有话语。如果他愿意，他可以让讲话的人站起来、坐下来或靠在椅子上，但他总是会听得清楚，理解透彻。

催眠现象千差万别，每一种都是以与此同等细致的方式被发展出来的，直到患者的能力令作者信服。无论他正在经历什么样的催眠现象，作者都非常小心地确保他从外在看上去是一个警觉、专注、饶有兴趣、洞察力强、反应敏捷并完全清醒的人。

作者同样一丝不苟地教授催眠后暗示和失忆，但它们是被直接用来确保某些事情不出意外。这些是指患者带着整体性的失忆前往考试所在的城市，但同时带着积极响应的警觉，以契合与旅行本身有关的所有意料之中或意料之外的发展。于是，他去旅行，并在适当的时间参加了考试，但对旅行的目的全然不知，完全漠不关心。用他自己的话说："我只是舒舒服服地去了。我读了一本我一直想读的小说，我随身带着它。"他给作者和妻子打电话都是催眠后暗示的结果。他被告知，他可能会忘记给妻子打过电话，但他一见到她就可以"读懂"这一事实，这可能使他意识到立即见到作者的重要性，而作者知道他返程的航班时间。去程中的失忆是为了防止任何紧张情绪的积累，而在回程中，它的目的是让他休息，而不会感到过度疲劳，也不会因为他可能的成功而制造兴奋的紧张情绪。

与作者的最后一次会谈是为了让患者充分回忆所发生的一切，他可以自由回忆或忘记其中的全部或任何部分。从那时起，他已经忘记了发生的许多事情，但值得注意的是，他可以随意谈论自己过去的面试经历，并且他毫不在意地参加了下一次驾照续期的考试。至于他的"朋友亨利"，患者现在提起他的时候说他是一个情绪化程度相当荒谬的人。

实 验 背 景

自 1935 年以来,为了弄清楚普通大学生是否能够在催眠状态下成功地通过大学课程的考试,作者多次将普通大学生导入催眠状态。比较而言,考试成绩总是与根据他们的班级评分所做的预期一致,甚至更优。除非给了学生们明确的解释,否则他们总是会对参加了考试这件事发展出持续的自发性遗忘,不得不由作者消除这种催眠遗忘。在某些情况下,可以允许这种失忆持续 1 年之久。

这些经历将作者导向在专业人士中引导催眠后催眠状态的发展,在这种状态下,他们可能会给学生或同事(甚至精神科医生)做事先准备好的演讲或即兴演讲;在全体员工会议上介绍患者;在病房履行一天的工作;或者与朋友们小聚,应酬一晚甚至一天而不被发现自己正处在催眠状态。他们总是因此成功,并且同样发展出自发性失忆,必须由作者来消除这种催眠失忆。

一位在精神科工作了 3 年的住院医师是作者的实验对象,但他不知道这项特殊研究,他请作者教他自我催眠。在没有引导催眠状态的情况下,作者随意地以聊天的口吻概述了各种自我催眠方法,意在稍后提供更充分的指导。大约 1 个月后,在给出任何进一步指导之前,作者接到了该住院医师的电话:

住院医师 · 我必须要见你。现在是下午 16:00,有件事我不明白。我可以到你诊疗室来吗?

住院医师一到诊疗室就非常简洁地说:

住院医师 · 今天早上我穿好衣服和一个朋友去底特律购物。我看了看梳妆台上的时钟,时间是 8:00 过几分。我看到我刚好有时间去跟某博士一起吃早餐,然后乘公共汽车进城。我又看了看时钟,它显示的是 16:00。然后我注意到太阳从西窗照进来,接着我转过身来,看了看房间的其他地方。我的床是整理好的,上面有很多包裹。我看着其中的一些包装。他们来自底特律的商店。我打开了其中的两个。那是我数月前计划要买,但已经完全忘记了要购买的东西。就在那时我知道我必须来见你,所以我来了。把我带进催眠状态,看看我的无意识是否知道这一切,因为我不知道。

作者给出了实验中使用的线索,梦游式催眠状态随之产生了。受试者睁着眼睛,面带微笑,满怀期望地等待着。

艾瑞克森 · 你知道发生了什么吗?

住院医师 · 现在我知道,但我醒着的时候不知道。

艾瑞克森 · 你想让我做什么?

住院医师 · 问我所有发生的事情,然后叫醒我,告诉我。

艾瑞克森 · 如果我只是把你叫醒,让你按时间顺序回想起一切,可以吗?

住院医师 · 我想那样会更好,所以叫醒我,我就可以开始了。

住院医师从催眠状态中被唤醒,显得很惊讶。

住院医师 · 我相信你一定什么都知道,但我才刚刚开始想起来。今天我休班,我安排了跟某博士一起吃过早餐后乘公共汽车去底特律。但我看了时钟之后就进入了一种自我催眠状态。自从你和我讨论自我催眠的那天起,我就一直在思考它。你的陈述给我留下了深刻的印象,即在发展自我催眠时,你不能告诉你的无意识它应该做什么,以及它应该如何做,因为这会使它成为一项有意识的任务。这样一来,这个任务就算白做了,因为你的无意识对你的所知所学了如指掌,远远超过你的自我觉察。

所以,我知道我会不得不意外地进入自我催眠状态。现在我刚刚想起,今天早上我的无意识完全接管了,我当时处在自我催眠状态。现在我要告诉你发生了什么,因为我按时间顺序回忆起发生的事情,一件接一件。

接下来就是对当天事件长长的、一件一件的详细讲述,夹叙夹议,包括与某医生(也是一名精神科医生)及另外两位朋友的对话,他们是他的高中同学(偶然遇到),有 8 年没有见面了;与某医生和那两位朋友在一家最喜欢的餐厅吃午饭,在不同的商店购物,买了 4 样早就想买但之前一直忘记的东西,和某医生一起回到车上,把包裹放在床上,然后转身看着时钟,这是一个自己定下来的唤醒信号。

住院医师和作者随后都将这件事说给医院精神科的不同工作人员听。他们中的一些人愤怒地宣称,即使他们再缺乏知识,也知道处于催眠状态的人必然会表现得"像个僵尸"。这一点让 XX 医生同样愤怒和他们争辩起来。

　　几周后,在一次全体员工会议上,案例中的住院医师介绍了几名患者,讨论了临床记录,并充分地回答了问题,甚至包括一些意外访客在会议上提出的问题。该医生在整个会议期间处在自我催眠状态这一事实只被作者发现了,尽管另一名同事(不是 XX 医生)也强烈怀疑这件事。他后来要求作者证实他的怀疑。作者证实了这件事,这使这名同事对其他人先前表达的"僵尸"误解大加怀疑。为了证实他的陈述,这名同事拜访了这位住院医师,发现即便面对打印出来的记录,住院医师对那次全体员工会议也有着完全的、似乎坚不可摧的失忆。

　　于是他才确定一个事实:自我催眠状态下的行为可能很难与普通的清醒行为区分开来。然后作者要求"恢复"住院医师"失去的记忆"。作者给住院医师一些线索,帮助他恢复了失去的记忆,他还彻底想起了之前自己的意识头脑无法觉察到的一切。这个住院医师之后透露,这个员工会议是他悄悄策划的,但原先计划的会议日期要晚很多。

第七章

有效心理治疗中的责任重担

米尔顿·艾瑞克森

引自 The American Journal of Clinical Hypnosis, January, 1964, 6, 269 - 271。

作者之所以呈现下面的案例材料，是因为对长期未能从大量的传统治疗中获得预期效果的这一类患者，它提供了一种如此简明扼要的催眠治疗工作方法。这三个案例是作者多年来所见到的典型，尽管事实上这些患者都仅仅来过一次，只来了 1～2 小时，但获得的效果都特别好。

在每一个案例中，催眠的运用都为了一个非常明确的目的，那就是将确保治疗效果的责任交给患者自己去承担，因为患者来之前就已经得出了明确的结论，即治疗是没有用的，催眠的"奇迹"是最后一根"救命稻草"。根据作者对于心理治疗的理解，一旦患者如此强烈地想要相信"催眠奇迹"，那么他会用自己的实际行动来承担起康复的责任来，还会持续康复过程，他当然有这么做的自由，不管他选择什么样的表现形式来完成康复，无论是作者还是读者都大可不必将治疗的成功视为"催眠奇迹"。催眠只是一种方式和手段，用来确保患者在接受想要的治疗时保持合作。换句话说，患者只是被导入催眠状态来承认并履行一项个人责任，即成功地接受想要的治疗，其实这就是患者之前徒劳无功地寻求过的治疗，当时他们也得到了这样的治疗，只不过当时他们事实上又拒绝了这样的治疗。

典 型 案 例

案例一和案例二

一名男士打电话到诊疗室里来，说他想要做个预约。他拒绝提供任何理由。

只说这是出于正当的医疗理由。他更愿意面对面来聊。

在访谈中,这名男士说他患有血栓闭塞性脉管炎,有糖尿病、心脏病和高血压病史。

患者 1· 对于一个拥有像我这样大的家庭规模、只有 50 岁的男人来说,实在是不堪重负。这还不是全部。我已经接受了 8 个月的精神分析,每周 5 小时。在此期间,我不得不提高胰岛素剂量,体重增加了 40 磅,血压上升了 35 mmHg,每天从 1 盒半香烟增加到 4 盒半。我仍然是精神分析师的患者,我和他约在周一见面,但目前的账单我已经付清。他说,他正在慢慢揭示我自我毁灭行为的心理动力。我本人认为我正在用电动工具来自掘坟墓。(他严肃地问)你这样会不会违反伦理啊,知道我是另一位医生的患者,今天下午又帮我做 2 小时的催眠治疗是否符合伦理要求? 我的分析师不赞成催眠,但他显然对我没什么好处。

艾瑞克森· 在我看来,这根本不涉及职业伦理。每位患者,包括我的患者,都有权向任何经过完善培训并持有执照的医生寻求任何他想要的恰当帮助,医学伦理应该完全以患者的福祉为中心,而不是以医生留住患者的愿望为中心。

然后,他被告知闭上眼睛,从头到尾复述他的故事,要缓慢、细致地讲,放下伦理问题,代之以明确说明他想从作者这里得到什么。他会慢慢地、深思熟虑地、以审视的方式去做这件事,当他这样做时,仅有的他自己的声音会引导他进入一种令人满意的催眠状态,在此状态下,他可以继续与作者交谈,听作者说话,回答问题,做作者要求他做的任何事情,他会发现自己处于一种最强烈的冲动之中,要完全按照指令去做。

这个人对这些出乎意料的"吩咐"大吃一惊,但他向后靠在椅子上,闭上眼睛,慢慢地开始复述,并伴有相关的补充。很快,他的声音开始变小,这表明他正在发展一种催眠状态,作者不得不多次告诉他要说得更大声、更清晰。

他没有提到伦理问题,但用大量的细节描绘了他认为应该使用的治疗方法。作者数次要求他重复这一点,每次他都更加积极、坚定和全面地照做了。

在这样重复 4 次之后，作者指出，作为一名医生，他没有提供意见、治疗或矫正建议，所有这方面的东西都来自患者本人，他会发现自己源自内在的强烈冲动使他想做他认为应该去做的一切事情。除此之外，他还可以记住他催眠状态的任何片段，但无论他记得什么或不记得什么，他都会有一种最强烈的冲动，去做他自己认为应该做的事情。

他被唤醒，开始了一场漫不经心的谈话，然后离开了。

1 年后，他带着一位儿时的老朋友一起前来。他的身体状况良好。他非常简洁地说："我吃得好，睡得好，我的体重正常，习惯有规律，糖尿病得到了很好的控制，血栓闭塞性脉管炎没有恶化，血压正常，我再也没有回我的分析师那里，我的生意比以往任何时候都好，我焕然一新了，我们全家都感谢你。喏，这个人是我儿时的伙伴，他患有肺气肿，心脏非常不好，看看他肿胀的脚踝，他抽起烟来就像一个烟囱。他多年来一直接受一位医生的治疗（这名男士正抽着烟，从烟盒中拿出另一支香烟准备点燃）。"

"你怎么对待我就怎么对待他，因为我告诉他，你和我说话的方式也完全控制了你。"

他留下新患者（儿时老朋友），自己离开了诊疗室。

作者基本上执行了相同的程序，核对了第一个患者文件中记录的做法，并使用了几乎完全相同的适用的词语。

访谈结束时，这名男士离开了，把他的烟留下了。

6 个月后，第一位患者打来了一通长途电话，说："呃，是个坏消息，但你应该感觉很好。乔昨天晚上在睡梦中死于冠心病发作。他离开你的诊疗室后就再也没有抽过一支烟，他的肺气肿好多了，并且享受生活，而不必一直担心没烟抽或者担心香烟会使他的病情恶化。"

案 例 三

作者一大早就接到了一通电话。一名男士的声音说："我刚刚意识到我的状况很紧急。我可以多快来见你?"他被告知,刚好有人取消了预约,他可以在 1 小时后来。在约定好的时间,一名 32 岁的男士边抽烟边走进来。

患者 3·(匆忙地说)我是一个老烟民。我需要帮助。我每周接受两次心理治疗有 2 年了。我想戒烟。我做不到。看!我现在口袋里就有 6 盒烟,这样我就不会没烟抽了。我的分析师说我正在进步,但我第一次去他那里时每天只带 2 盒。然后慢慢地,我增加了储备和应急补充,直到增加到一天 6 盒。我口袋里至少要有 6 盒烟,否则我不敢离开家。我读过关于你的文章,想让你用催眠帮我戒烟。

作者确定地告诉他说这是不可能做到的,但希望他闭上眼睛,缓慢、细致地复述他的故事,并在讲述的时候给出非常详细的细节,让他的无意识(他是一名大学毕业生)接管一切主导地位,在讲述他的故事时,他将详尽地具体说明他与香烟有关的愿望是什么。但在他的叙述中,他会发现自己莫名其妙地进入了一种越来越深的催眠状态之中,而他的故事并不会被打断。

程序和结果与前两个案例几乎完全相同。

2 年后,这个人又打来电话,要求中午预约半小时并自愿付 1 小时的费用。他再次声称这是一个紧急情况。

正午时分,他大步走进诊疗室,说道:"你不会认出我的。你只是在 2 年前见过我 1 小时。我是 X 先生,我当时已经就过度吸烟进行了 2 年的精神分析,但反而增加了我的吸烟量。我不记得我见到你时发生了什么,但我知道从那以后我再也没有抽过烟。这也很尴尬,因为我甚至不能为我的女朋友点燃一支烟。我试过很多次,但我办不到。"

"但我回到那个精神分析师那里,他把我戒烟的功劳全归功于他自己。我没有告诉他你的事。我以为我需要去看他,因为他声称我有什么性格缺陷。我在这儿,有大学学历,在一份工作中干得最长的时间是 3 个月。我总能找到工作,但我现在 34 岁了,4 年精神分析的结果是我的上一份工作只持续了 5 周。但我现在 34 岁了,我得到了另一份有前途的工作。因为我有一位很擅长精神分析的分析师,现在不管我有什么问题,我想让你对它(我的现状)做点什么。我有过比这份工作更好的工作，但没有什么能让我坚持下去，这将重蹈覆辙。现在，催眠我，做2年前我就应该让你做的事，不管那是什么。"

作者查阅了他以前的个案记录以唤起记忆，并尽可能精确地遵循上一次的技术，然后他被再次打发回家。

2年后，他仍在那份"新工作"中，被提升到一个管理职位有1年多了。一次与他偶然的会谈得知，他结婚了，并当了爸爸，并且他的妻子自愿戒了烟。

摘　要

本章介绍了大量类似案例中的三个典型的案例，旨在阐明催眠的使用是一种技术，有意将全部重担从治疗师身上转移到患者身上，包括界定所需心理治疗和接受它的责任。这通常是心理治疗最困难的部分。在作者以这种方式成功治疗的所有患者中，都有稳定、持续寻求治疗的历史，但都没有承担接受治疗的责任。此外，作者已知成功治疗的所有此类患者都具有高智商水平。

在传统的、按部就班的和常规的心理治疗中，许多（往往是徒劳的）努力都是为了引导患者对自己的行为和未来的努力充分承担责任。这样做并没有考虑到患者的有意识思考，他们坚信"自己的任何努力都是徒劳的"并视之为绝对真理。

然而，利用催眠作为一种技术，蓄意、有意地将患者对治疗结果的责任重担转移给患者本身，让他们在自己的无意识心理状态水平上，以自己的思维模式和自己的口头表达方式表达自己的愿望、需求和意图，并着重反复地证实和确认，迫使治疗目标成了患者自己的目标，而不仅仅是他所拜访的治疗师提供的目标。

这个方式总是成功并非事实。有许多希望接受治疗的患者并不接受它，除非积极性被充分调动起来。还有一些患者的目标只是不断寻求治疗，而不是接受治疗。对这种类型的患者来说，催眠治疗与其他形式的治疗一样会完全失败。

有效心理治疗中的责任重担

欧内斯特·罗西　更新

改编自 Milton H. Erickson, MD (1964/2008). The Burden of Responsibility in effective psychotherapy in Rossi, E Erickson-Klein R. & Rossi K (eds). Volume 3: Opening the Mind: Innovative Psychotherapy The Collected Works of MHE, p. 67 – 71. MHE Foundation Press, Phoenix, Arizona.

作者之所以呈现下面的案例材料,是因为对长期未能从大量的传统治疗中获得预期效果的这一类患者,它提供了一种如此简明扼要的催眠治疗的工作方法。这三个案例是作者多年来所见到的典型,尽管事实上这些患者都仅仅来过一次,只来了 1～2 小时,但获得的效果都是不同凡响的。

在每个案例中,催眠都被用于具体的目的:在患者自己得出明确结论,即治疗帮不上忙,最后的办法将是一个催眠"奇迹"以后,将治疗成功的责任交给患者自己。在作者对心理治疗的理解中,如果患者如此强烈地想要相信一个"催眠奇迹",他将根据自己的实际行为承担恢复健康的责任,并持续恢复,他可以自由地这样做,无论他选择何种伪装。但无论作者还是读者都没有义务将治疗的成功视为"催眠奇迹"。在接受他们自己想要的治疗过程中,催眠仅被用作确保他们合作的一种形式。换句话说,他们被催眠引导,承认他们成功的接受了之前的徒劳寻找和治疗,而事实上拒绝了治疗。现在他们要为此履行自己的个人职责。

典 型 案 例

案例一和案例二

一名男士打电话到诊疗室里来说他想要做个预约。他拒绝提供任何理由。只是说这是出于正当的医疗理由。他更愿意面对面来聊。

在访谈中,这名男士说他患有血栓闭塞性脉管炎,有糖尿病、心脏病和高血压病史。

患者 1·对于一个拥有像我这样的家庭规模、只有 50 岁的男人来说,不堪重负,这还不是全部。我已经接受了 8 个月的精神分析,每周 5 小时。在此期间,我不得不提高胰岛素剂量,体重增加了 40 磅,血压上升了 35 mmHg,每天烟从 1 盒半增加到 4 盒半。我仍然是精神分析师的患者,我和他约在周一见面,但到目前为止他的账已经付清。那个分析师说,他正在慢慢揭示我自我毁灭行为的心理动力。而我本人认为我在用电动工具自掘坟墓。

(他严肃地问)你知道我是另一位医生的患者,对你来说今天下午帮我做 2 小时的催眠治疗会不会不道德? 我的分析师不赞成催眠,但他显然对我没什么帮助。

罗西评论 1:请注意,客户的直觉理解是,完成其内在创造性工作需要 2 小时。今天,我假设这是我们基本休息–活动周期的一个例子(所谓的"心身次昼夜节律"),在日常生活中通常需要 90～120 分钟。清醒时,这是大多数生活活动的自然节奏(工作、玩耍、看电影等)。睡着时,这是我们慢波睡眠和快速眼动睡眠周期的自然节律,用于更新从大脑到基因的各个层面的意识、记忆和行为。假设这就是为什么艾瑞克森用 90～120 分钟作为他与患者进行一次治疗性催眠和心理治疗的典型时长(Rossi & Rossi,2008a & b)。

艾瑞克森 · 在我看来,这根本不涉及职业道德问题。每位患者,包括我的患者,都有权向任何经过专业完善培训并持有执照的医生寻求任何他想要的恰当帮助,医学伦理应该完全以患者的福祉为中心,而不是以医生留住患者的愿望为中心。

然后,他被告知闭上眼睛,从头到尾复述他的故事,要缓慢、细致地讲,放下道德评判,直截了当明确说明他想从作者这里得到什么。他会慢慢地、深思熟虑地、以审视的方式去做这件事,当他这样做时,仅有的他自己的声音会引导他进入一种令人满意的催眠状态,在此状态下,他可以继续与作者交谈,听作者说话,回答问题,做作者要求他做的任何事情,他会发现自己处于一种最强烈的冲动之中,要完全按照指令去做。

罗西评论2：上述对话并非通常意义上的正式催眠引导。在通常的催眠引导中，患者会意识到他们被单调重复地"放松"和"睡着"等暗示置于催眠状态。然而，我们现在可以认识到，艾瑞克森的话是如何为这位患者在事实上"引导催眠"的。这位患者对讲述自己的神秘故事并得到帮助是如此感兴趣，以至于将注意力集中在高期望上——这正是现代治疗性催眠的两大特征。因此，将上述对话称为在传统的治疗性催眠和心理治疗之间的艾瑞克森式的桥梁，正如我们今天所实践的那样。当患者处于高期望和集中注意力状态时，艾瑞克森经常不区分正式引导的治疗性催眠和"一般清醒催眠"。假设，这种高预期和集中注意力的状态是艾瑞克森式治疗性催眠和所有形式的有效当代心理治疗之间的共同点，这些治疗致力于促进从大脑到基因的各个层面上的意识和行为改变（Rossi, Erickson-Klein, Rossi, 2008a, 2008b, 2008c; Rossi, Iannotti, et al., 2008）。

　　这个人对这些出乎意料的"吩咐"大吃一惊，但他向后靠在椅子上，闭上眼睛，慢慢地开始复述，并伴有相关的补充。很快，他的声音开始变小，这表明他正在发展一种催眠状态，作者不得不多次告诉他要说得更大声、更清晰。

　　他没有提到伦理问题，但用大量的细节描绘了他认为应该使用的治疗方法。作者数次要求他重复这一点，每次他都更加积极、坚决和全面地照做了。

　　在这样重复4次之后，作者指出，作为一名医生，他没有提供意见、治疗或矫正的暗示，所有这方面的东西都来自患者本人，他会发现自己源自内在的强烈冲动使他想做他认为应该去做的一切事情。除此之外，他还可以记住他催眠状态的任何片段，但无论他记得什么或不记得什么，他都会有一种最强烈的冲动，去做他自己认为应该做的事情。

　　他被唤醒，开始了一场漫不经心的谈话，然后离开了。

　　1年后，他带着一位儿时的老朋友一起前来。他的身体状况良好。他非常简洁地说："我吃得好，睡得好，我的体重正常，习惯有规律，糖尿病得到了很好的控制，血栓闭塞性脉管炎没有恶化，血压正常，我再也没有回到我的精神分析师那里，我的生意比以往任何时候都好，我是一个全新的人，我们全家都感谢你。喏，这个人是我儿时的伙伴，他患有肺气肿，心脏非常不好，看看他肿胀的脚踝，他抽起烟来就像一个烟囱。他多年来一直接受一位医生的治疗（这名男子正抽着烟，从烟盒中拿出另一支香烟准备点燃）。"

"你怎么对待我就怎么对待他,因为我告诉他,你和我说话的方式也完全控制了你。"

他留下新患者(他的儿时的朋友),自己离开了诊疗室。

作者基本上执行了相同的程序,核对了第一个患者文件中记录的做法,并使用了几乎完全相同的适用词。

访谈结束时,这名男士离开了,把他的烟留下了。6个月后,第一位患者打来了一通长途电话,说:"呃,是个坏消息,但你应该感觉很好。乔昨天晚上在睡梦中死于冠心病发作。他离开你的诊疗室后就再也没有抽过一支烟,他的肺气肿好多了,并且享受生活,而不必一直担心没烟抽或者担心香烟会使他的病情恶化。"

案 例 三

作者一大早就接到了一通电话。一名男士的声音说:"我刚刚意识到我的状况很紧急。我可以多快来见你?"他被告知,刚好有人取消了预约,他可以在1小时后来。在约定好的时间,一名32岁的男士边抽烟边走进来。

患者3·(匆忙地说)我是一个老烟民。我需要帮助。我每周接受两次心理治疗有2年了。我想戒烟。我做不到。看!我现在口袋里就有6盒烟,这样我就不会没烟抽了。我的分析师说我正在进步,但我第一次去他那里时每天只带2盒。然后慢慢地,我增加了储备和应急补充,直到增加到一天6盒。我口袋里至少要有6盒烟,否则我不敢离开家。我读到你的消息,想让你催眠我戒烟。

作者确定地告诉他说这是不可能做到的,但希望他闭上眼睛,缓慢、细致地复述他的故事,并在讲述的时候给出非常详细的细节,让他的潜意识(他是一名大学毕业生)接管一切主导地位,在讲述他的故事时,他将详尽地具体说明他与香烟有关的愿望是什么。但在他的叙述中,他会发现自己莫名其妙地进入了一种越来越深的催眠状态之中,而他的故事并不会被打断。

程序和结果与前两个案例几乎完全相同。2年后,这个人又打来电话,要求中午预约半小时并自愿付1小时的费用。他再次声称这是一个紧急情况。

正午时分,他大步走进诊疗室,说道:"你不会认出我的。你只是在2年前见过我1

小时。我是 X 先生，我当时已经就过度吸烟进行了 2 年的精神分析，但只是增加了我的吸烟量。我不记得我见到你时发生了什么，但我知道从那以后我再也没有抽过烟。这也很尴尬，因为我甚至不能为我的女朋友点燃一支烟。我试过很多次，但我办不到。"

"但我回到那个分析师那里，他把我戒烟的功劳全归功于自己。我没有告诉他你的事。我以为我需要去看他，因为他声称我有什么性格缺陷。我在这儿，有大学学历，在一份工作中干得最长的时间是 3 个月。我总能找到工作，但我现在 34 岁了，4 年精神分析的结果是我的上一份工作只持续了 5 周。但我现在 34 岁了，我得到了另一份有前途的工作。因为我有一位很擅长精神分析的分析师，现在不管我有什么问题，我想让你对它（我的现状）做点什么。我有过比这份工作更好的工作，但没有什么能让我坚持下去。这将是老调重弹。现在，催眠我，做 2 年前我就应该让你做的事，不管那是什么。"

作者查阅了他以前的个案记录以唤起记忆，并尽可能精确地遵循上一次的技术，然后他被再次打发回家。2 年后，他仍在那份"新工作"中，还被提升到一个管理职位有 1 年多了。一次与他偶然的会谈得知，他结了婚，并当了爸爸，并且他的妻子自愿戒了烟。

摘　　要

本章介绍了大量类似案例中的三个典型的案例，旨在阐明催眠的使用是一种技术，有意将全部重担从治疗师身上转移到患者身上，包括界定所需心理治疗和接受它的责任。这通常是心理治疗最困难的部分。在作者以这种方式成功治疗的所有患者中，都有稳定、持续寻求治疗的历史，但都没有承担接受治疗的责任。此外，作者已知成功治疗的所有此类患者都具有高智商水平。

在传统的、按部就班的和常规的心理治疗中，许多（往往是徒劳的）努力都是为了引导患者对自己的行为和未来的努力充分承担责任。这样做并没有考虑到患者的有意识思考，他们坚信"自己的任何努力都是徒劳的"并视之为绝对真理。

然而，利用催眠作为一种技术，蓄意、有意地将患者对治疗结果的责任重担转移给患者本身，让他们在自己的无意识心理状态水平上，以自己的思维模式和自己的口头表达方式表达自己的愿望、需求和意图，并着重反复地证实和确认，迫使治疗目标成了患者自己的目标，而不仅仅是他所拜访的治疗师提供的目标。

这个方式总是成功并非事实。有许多希望接受治疗的患者并不接它，除非积极性被充分调动起来。还有一些患者的目标只是不断寻求治疗，而不是接受治疗。对这种类型的患者来说，催眠治疗与其他形式的治疗一样会完全失败。

罗西评论 3：这是艾瑞克森原创思想和贡献的精髓的一个范例。它与之前的"传统的仪式化"催眠和大多数"循规蹈矩心理治疗"的概念有根本不同。艾瑞克森最初称其为他的"自然主义和利用"方法，用于治疗性催眠和心理治疗（Erickson, 1958, 1959/2008）。

艾瑞克森的另一个最具原创性的贡献是他发明了"手臂悬浮"来促进治疗性催眠和心理治疗的引导（Rossi & Rossi, 2008a）。艾瑞克森的手臂悬浮方法最具创新性的是，他用完全相反的暗示取代了传统催眠引导，后者通过"被动引导"暗示获得放松和睡眠：手臂悬浮是一种相当矛盾的活动，通常需要"患者的积极努力"。当患者体验手臂悬浮的积极努力时，艾瑞克森一贯会为实现积极的治疗目标提供积极暗示。

艾瑞克森（Erickson & Rossi, 1981/2006）经常评论说，成功的手臂悬浮需要在深层生理水平上激活肌紧张（休息时肌肉的轻微持续收缩特征）。艾瑞克森的患者经常会因体验到紧张而颤抖、激动、发抖、出汗和感觉发热，这与传统的通过安静的暗示制造放松和睡眠的被动催眠引导恰好相反。艾瑞克森的手臂悬浮技术激活了患者的头脑和身体，同时他们正在接受积极的鼓舞人心的暗示，以治疗性地重构自我。当然，艾瑞克森确实在适当的时候使用了传统的被动眼睛凝视技术和放松暗示，但当他使用他最引以为豪的主动手臂悬浮方法时，他的眼睛里总有一种特别的光芒：他让他的患者像农民和工人一样工作并流汗！患者的工作和汗水到底是怎么回事？似乎有一些秘密和意想不到的治疗功效，与在管理积极治疗性暗示时激活患者的心身有关。这个秘密会是什么呢？

在寻找将积极治疗暗示与手臂悬浮联系起来从而激活患者心身的秘密功效的来源时，罗西（1986/1993, 2002）意外地在心理生物学的最新神经科学中触及了"活动依赖性基因表达和大脑可塑性"的概念，即基本休息-活动周期等（Lloyd & Rossi, 1992, 2008）。这似乎突然间变得直观明了，艾瑞克森的激活手臂悬浮方法启动了分子生物学家和神经科学家所说的"活动依赖性基因表达和大脑可塑性"。这真的会是艾瑞克森手臂悬浮法疗效的秘密吗？

罗西将艾瑞克森的活动依赖性手臂悬浮方法简单地概括为一种"新颖的活动依赖性手臂镜像方法"的百宝箱,用于治疗性催眠和心理治疗(Rossi, 2002, 2004, 2007)。最近的一项试点研究记录了这些治疗方法,表明它们在咨询室里启动基因表达非常有效(Rossi, Iannotti, et al., 2008)。这类研究的更广泛的文化和教育意义是,当我们在清醒时富有创意地投身其中,以及在睡梦中更新和重构我们的思想、记忆和幸福时,有关艺术、美和真理的所有新奇、迷人、令人惊叹、神秘而神奇的心理体验都会启动基因表达和大脑重塑。

第八章

产科催眠：利用实验性学习

米尔顿·艾瑞克森

编者按：这是一份未发表的手稿，大约写于 20 世纪 50 年代，是艾瑞克森给其他医生学生教学课的誊本。问答已按提问顺序重新排序。

在 20 分钟内介绍关于产科催眠的主题是一项相当困难的任务。然而，我认为我的主要任务是向你们介绍一般性的思考因素，然后根据你自己的兴趣和愿望获得更详细的信息，这将深入引导你们探索该主题。

我将从定义催眠开始，因为人们需要在临床意义上理解催眠。这是一种意识状态，而不是无意识状态或睡眠状态，它是一种清醒状态或意识状态，在此状态下，个体对观点和共识的感受性非常显著，更愿意对这些观点做出积极或消极的反应。

它源于患者内在的加工和运作。催眠师只是一个能够向患者提供明智的建议和指导的人，借此引出患者最适合当下情境的行为反应。

催眠不是某种神秘的过程，而是对经验性学识的系统利用，即通过生活过程本身获得的广泛学识。例如，催眠中可能会提及催眠麻醉或催眠性失忆，但这些不过是生活常识，只是以有序、受控和定向的方式对其加以运用。举例来说，几乎每个人都有过看着悬疑电影而忘记了头痛的经历。同样地，每个人都会有意识不到脚上的鞋子、脸上的眼镜和脖子上的衣领感觉的经验。

相比之下，我们都知道，所爱之人突发意外死亡的消息可以多么立竿见影地立即摧毁极好的胃口，甚至完全阻止已经在进行的消化过程。

我们所有人都有许多这些普遍而不自知的心理和身体上的学识和条件反射，正是对这些的能力利用构成了催眠的有效应用。

在产科，与其他医学领域不一样，患者在数月内在所有个人、社会、经济和临时的关系中占据主导地位，作为一个个体经历了不仅是身体上，而且是心理上的全面渐进的改变。因此，在整个怀孕和分娩过程中，都有来自整体人格及患者一生中获得的特定态度、信念、理解、学识和条件反射的众多力量发挥作用。

产科史的特点是不断努力将各种程序引入产房，以促进分娩，并使之对患者和医生来说都成为一种愉快的体验。林林总总的药品、外科手术和机械辅助设备都时不时推陈出新，并受到各种赞誉，但产科医生对改进方法的探索仍在继续，他们意识到，这一探索应欣然接受所有存在途径，而不应仅仅局限于一个已知领域的深入发展。应该欢迎来自任何领域的新的理解，而不是仅仅致力于深化某一个领域的理解。

正是由于这个原因，人们对在产科使用催眠越来越感兴趣。自 20 世纪 20 年代以来，心身医学的逐渐进展，以及许多实验和临床研究有效地证明了个体的心理功能与其生理过程之间广泛的相互关系，这种心身医学的发展现在已经让很多人认识到，生意上的烦恼或歇斯底里的恐惧可以表达为胃溃疡、结肠炎、慢性背痛或偏头痛。这只是举一些常见的例子。

在此背景下，从心身医学中得出的一般理解是，催眠作为一种重要的科学方法在产科赢得了越来越多的认可。它之所以被接受，并不是因为它是一种神秘的艺术，或者是一种用一根针穿过皮肤组织，并暗示"手臂像铁棒一样坚硬"的戏剧化过程。相反，它之所以赢得认可，是因为催眠的作用是很有价值的。它可以尽可能充分地利用患者自身在心理和生理功能水平上的能力和潜力。

无论在产科中使用催眠是否被称为心身产科，或是作为正常生理过程对母亲进行系统的分娩教育，或是格兰特利·迪克-里德医生的无忧分娩，或是渐进心身放松，抑或只是产科中的催眠，这些都无关紧要。最基本的意图是让准妈妈在一个具有重大个人和社会意义的正常生理过程中做出充分响应并参与其中。

它的中心思想是让准妈妈在分娩这项具有重大个人和社会意义的正常生理过程中成为一个反应充分的参与者。

那么，问题来了：

1. 在有许多其他方法时，到底有什么理由使用催眠？

对于任何一种心身状况，每当有源源不断的新疗法推出时，就意味一向以来的疗法肯定有着不足之处。举例而言，每周都会有一种新的镇静剂上市，号称"包治百病"，可到了下周就被同样"包治百病"的新药给取代了。不过，言归正传，将催眠引入产科真正的必要性在于：催眠有可能可以做到确保让患者在怀孕、分娩和产后与医生充分、认真、愉快和自信地合作。而任何能促成患者和医生之间良好合作以实现重要医学目标的方案都是值得考虑的。

2. 有什么危险？

在 30 多年的催眠实验和临床工作中，我还没能发现催眠会有任何有害影响。尽管我一再询问，在使用催眠方面有丰富经验的同事们也没有向我报告任何有害影响。我当然知道，催眠经验极少甚至没有经验的人会乐于讲述各种有关催眠危害的故事，甚至有时他们自己也相信这些故事。我也知道，有时糊涂和不专业的人会以错误的方式使用催眠，但任何伤害都不是来自催眠本身，而是来自与催眠相关的误用或误导的行为。

3. 谁可以被催眠？

答案很简单，只要有足够的动机，任何正常人和一些心理异常的人都可以被催眠。在孕期，孕妇通常会有强烈的动机来寻求最舒适的分娩和产后恢复，因此当被告知情况后，产科患者参与的积极性都很强。

4. 从哪里可以获得催眠技术知识？

至于在哪里可以学习临床催眠的问题，我可以强调说，根据美国医学协会（AMA）的建议，最好也是唯一的学习途径应该是由临床医学、牙科或心理方面主办的。有些导师不仅是有信誉、有能力的临床医生，同时也是教师；他们可以满足把催眠作为一种专业技能而对之感兴趣的医生的需求。应该避免接受"江湖郎中"、舞台催眠师、吹嘘自己是世界上催眠速度最快的江湖骗子，以及众多名称各异的美国认证催眠师协会的传授，就像内科医生应该避免接受脊柱按摩治疗师的体检指导一样。正规的医学教学应始终秉持高道德和专业水准，没有学位或从"文凭工厂"拿到学位的舞台催眠师或骗子都没有资格。

编者按：在撰写本文时，脊柱按摩治疗师还没有像目前这样接受严格和标准化的培训，达到专业标准。

5. 一个人会在什么时间，或者何时在产科使用催眠？

关于在产科中使用催眠的恰当时间，答案是，一些产科医生更喜欢最后 3 个月，一些人喜欢前 3 个月。但实际上，这应该是一个临床选择和判断的问题。如果仅用于分娩和产后，则最后 3 个月是恰当的时间。不过，使用催眠来解决孕期恶心、呕吐和体重增加的问题是合适的，因为在各方面都需要患者的充分合作，而催眠是用来确保充分合作和参与的一种方法。

6. 什么样的病例有必要使用催眠？

关于有必要使用催眠的病例类型，答案很简单，只要你希望患者充分、自由、轻松地合作，发挥出她最大的能力，那么任何病例都可以。这种病例可以涵盖开心地期待孩子降生的准妈妈到焦虑、紧张、歇斯底里、害怕不已的孕妇，后者对生孩子的整个经历都非常恐惧，因此需要特别照顾和关注。

7. 在总体和个别病例中，催眠能实现什么具体目标？

至于最后一个问题，催眠在总体和个别病例中具体能做什么？可以给出的全面答复是，它使一个女人能够以最接近其需求和其心理、生理能力的方式度过孕期、分娩和产后期。

它绝不是其他产科手术的替代品，但它是一种科学辅助手段，能够大大减少对某些其他医疗手术的需要。例如，虽然在某些情况下，催眠可能产生完全的麻醉效应，但在其他情况下，它主要用于大幅减少所需的药量或化学麻醉量。但催眠的首要作用是让患者与她的医生更好地合作，更满意地参与其中。

无论患者处于轻度、中度还是深度催眠状态，都可以实现以下总体效果：

● 可以教会患者身体放松，适应身体感觉和变动的渐进变化，有舒适和健康的感觉，在孕期是非常理想的。

● 更好和更充分地应对体重变化、恶心、呕吐，以及恐惧和焦虑等的情绪。

● 能够培养出合作和理解的态度，对医生及其能力有更大的信任和信心。

● 根据患者的实际学习能力，可以对其进行催眠麻醉、催眠镇痛或对分娩不适产生催眠遗忘的培训，这样她就可以完全清醒地进入产房，并在实际生产过程中，愉快地分娩。

● 患者在产后的行为可以被导向促进睡眠、身体舒适、摆脱焦虑及心身幸福。

● 更好和更充分地应对患者的母乳喂养行为及与此相关的态度和焦虑。

总之，产科是医学的一个分支，围绕着一个长达数月的医患关系，涉及一个具有深刻心理意义并对患者至关重要的生理过程。催眠由于有助于观念的接受和响应，在每个方面都很有价值，其中包括指导、建议、咨询、保证、安慰及一切人际关系所体现的多元价值，这些都非常重要。

第九章

一种治疗的双重束缚：利用阻抗

米尔顿·艾瑞克森

未发表的手稿，1952 年。

一名 12 岁的男孩，身高 5 英尺 10 英寸（178 厘米），体重 170 磅（77 千克），被愤怒绝望的父母几乎强行带进诊疗室。他被描述为闷闷不乐、叛逆、倔强、顽固、不合作、任性、懒惰，并且长期尿床。他们解释说，他每一天都尿床，他们尝试了所有已知的治疗方法，已经达到了耐心的极限，就差带他去看精神科医生了。他们现在希望把这项艰巨的任务交给作者，他们愿意限制自己的参与度，只在早上查看一下他的床。作者立即告知他们将这项任务完全移交给女佣。

系统询问披露了以下信息：父亲比儿子高 1 英寸（2.5 厘米），重 10 磅（4.5 千克）。父亲的兴趣仅限于他的生意和哲学阅读。母亲是一个严苛的女人，对戏剧和俱乐部工作感兴趣。她比儿子矮 1 英寸（2.5 厘米），但与他的体重相当。这男孩的兴趣不值一提。他对体育运动和童子军之类的团体都不感兴趣，似乎也没有朋友。他喜欢漫画书和"吃"，通常在家过周末的时候不是"忘记"做功课，就是"忘记"做给他安排的家务。他对作业不感兴趣，对差的成绩感到满足，并说希望自己不必上高中。整个夏天他都在游泳，这是他最精通的一项技能。

作为治疗的第一步，作者告知父母在至少 6 个月的时间内完全放弃对儿子治疗的所有兴趣，不做任何打听或以任何方式表现出兴趣。对此，他们欣然同意。

利用阻抗引导催眠

随后男孩被邀请到诊疗室。他表示不愿意接受访谈，并表示他"太累了只想睡觉"，宁愿回家。作者回答说，他可以故意睡觉，不听作者的话，从而挫败诊疗室访谈的目的。

他接受了这个挑战并证明了他是一个出色的催眠受试者。仅仅经由一个相当简单的暗示测试——"睡你的吧，不要听我说；你可以睡得很安稳，很舒服，即使我在说话"，以及诸如此类的暗示，他就进入了催眠状态，直到稳定在深度催眠状态。

然后他被告知，他不必费心听，但他可以理解作者对他说的一切；然而，他仍然会睡得安稳舒适。因此，可以同时满足他的个人需要和治疗情况的需要。随后跟他解释说，由于他父母的原因，有必要多次见到他，但作者会尽可能少地安排见面。

治疗一开始，作者就说男孩的父母要求作者纠正尿床问题，但在这件事上他认为他们有些不讲理。当时这个男孩仍然在深度催眠状态中，作者用以下方式阐述了这个结论：

艾瑞克森· 你的父母希望你马上拥有一张永久性的干爽的床铺，这简直太不讲理了。首先，你太忙了，根本没有时间去学习拥有一张干爽的床铺。你有一个非常漂亮的大骨架，有非常强健的大肌肉来管理它。你的身躯需要耗费大量能量来塑造，它几乎和你父亲的一样大，而你才 12 岁。长成一个像你现在这样又大又强壮的身体需要极大的能量，你哪儿有多余的精力去管诸如一张干爽的床铺、剪草坪或做老师的宠儿这么不重要的事情。但你很快就会长大，比你父亲还大，你离打败他已经不远了。然后，你将拥有过去一直投入到成长中的所有能量和马力，将之用于其他你想要的东西上，比如一张永远干爽的床铺。事实上，你就快完成对这个巨大而有力的身体的塑造了，你可能已经有多余的能量可用了。

但让我们直说吧。我不认为期望你这个月有一张永远干爽的床铺是合理的——这才 1 月上旬。我甚至不期望你这周有一次床是干的。那也太快了吧。这是不合理的。但令我困惑的是，你下周三还是周四是否会有一张干爽的床铺。我不知道，你也不知道，我们不得不等到时候才知道，这是一个漫长的等待，因为今天才是本周的周一，你真的要到下周五才能知道下周三或周四你是否会有一张干爽的床铺。

双重束缚暗示措辞多样，并以上述冗长、随意的方式重复，从而确保患者接受这些暗示，绕开他的所有阻抗。

暗示在继续："你可以下周五来，告诉我是否是周三或周四，你只能等着瞧了。"

在指定的周五,他走进诊疗室,愉快地报告说,他周三和周四都拥有一张干爽的床铺。

作者对他说了这一番令人泄气的话:"让我们对这件事保持理性。你不能期望这种情况很快再次发生。即使1月是漫长的1个月,期望你这个月开始有一张永远干爽的床铺也是不合理的。"

患者对这些评论先是感到不安,然后又显得叛逆,他愤愤不平地坐回椅子里,把目光从作者身上移开。作者评论说,他可能觉得累得要睡着了,用最初的技术很快就引发了一种新的催眠状态。

在此情景下,作者谨慎地给出了催眠后暗示,以花费最少的时间确保随时可用的催眠状态的发展。此外,还暗示他完全遗忘诊疗室里的所有事,但要随时理解和回忆诊疗室里的一切无法避免的事情。

作者继续给出治疗暗示:

艾瑞克森· 等着看是周三还是周四真的很有趣,但当周四到来,你又拥有了一张干爽的床铺时,你肯定会感到惊讶。这也是一个很棒的惊喜,但它还不能总是发生,因为这也太快了。

　　当然,我不知道你的下一次干爽的床铺会在什么时候出现,是本月还是2月初,但对于在1月份拥有永远干爽的床铺来说,时间太快了,2月是很短的一个月份。所以,我很好奇的是,你的永远干爽的床铺会从圣·帕特里克节(译者注:每年的3月17日,是为了纪念爱尔兰守护神圣帕特里克。为爱尔兰的国庆节)开始呢? 还是从4月1日愚人节开始呢? 抑或是从3月17日到4月1日之间的任何一天开始? 但让我们直说吧。无论是哪一天你开始拥有永远干爽的床铺,这完全是你自己的事。这不关我的事。这只是属于你自己的私事,即使我想知道是圣·帕特里克节还是愚人节,或者是这两天之间的任何一天,它仍然完全不关我的事,尽管我想知道,也不要告诉我。这是仅属于你的事。

作者以各种不同的方式反复重申上述双重束缚暗示,以确保他接受这个想法:只对日期有疑问,而不是对永久干爽的床铺的事实有疑问。

此后,患者以不规律的间隔时间来诊。作者以各种各样的方式应用双重束缚暗示,用以强化已经给出的整体理念，并强调最初向患者提出的论点的所谓基本原理。作者没有直接寻找信息，也没有给出直接的治疗暗示。在前两次会谈以后，访谈趋于男人之间随意、友好的对话，而不是医生和患者的访谈。偶尔，一种催眠状态会被引发出来，目的仅仅是"进行某些额外的睡眠以分散额外的能量"。

3月和4月的几周过去了，既没有评论也没有询问，但4月下旬，作者给女佣打了一通措辞谨慎的电话，询问的结果是，几周来床一直是干燥的。5月初，患者在一次随意的谈话中评论说，他的一个朋友尿床，他想帮助这个朋友。他问作者是否愿意以专业的方式会见这个男孩？这一间接交流是给初始问题的唯一参考。患者已经成为一名最成功的大学生，他仍然是作者的私人朋友，并时不时地转介尿床者来寻求治疗。

第十章

利用患者的个性和想法：以他们自己的方式完成

米尔顿·艾瑞克森

未发布的手稿，1954 年。

一名刚结婚的 22 岁男士进入诊疗室，明确要求对他进行催眠，来纠正他不负责任、鲁莽驾驶的做派。然而，他补充说，他怀疑自己是否会被催眠，他甚至怀疑是否有必要改变自己的驾驶方式。他之所以相信后者，是因为他在特技驾驶方面有着丰富的经验，并从中学会了故意毁坏汽车，再毫发无伤地脱身。目前改变驾驶行为的唯一正当理由是，他总是带着妻子，但即便如此，他也自信心爆棚，他的汽车状况良好，相信自己有能力应对任何驾驶危险。他否认自己的到访还有任何其他原因，并明确要求作者将治疗工作限定在他规划的目标范围内。

催眠引导和催眠后暗示

患者发展出相当深的催眠状态，确认他需要改变驾驶行为，解释说他在直道上的平均时速约为 90 英里（相当于每小时 144 公里），在山路上常常达到 70～90 英里（113～145 公里）的速度。当被问及他希望作者做点儿什么时，他解释说，作者什么也做不了，是他自己必须停止超速，他必须以自己的方式，而且只能以自己的方式。他进一步解释说，作者所做的或所说的都帮不上什么忙，但他确实希望从作者那里得到某种帮助。

因此，他被问到希望多久能够恢复理性驾驶，遵守法律限制。他的回答是，现在是 4 月初，到 5 月初，他应该可以正常驾驶了。作者接着要求他陈述他必须做什么。他只是重复了自己先前的声明，他必须以自己的方式停止飙车。

这句话被抓住，并作为催眠后暗示，以各种措辞重复给他听，但意思不变。这是以最坚决、最令人信服的方式反复进行的。接受患者的声明，并以催眠后暗示的形式再用于他的身上通常是一种最有效的治疗方法。它给患者一种致力于自己的意图和愿望的感觉，并能增强其相应行动的能力而不会让他感觉被迫接受作者提供的帮助。对于像这位年轻人这样思想独立的患者来说，利用他自己的想法而不是试图把治疗师的想法强加给他至关重要。

他被唤醒时，作者暗示他没有说过什么在意识层面足够重要的话。一醒来，他就评论说，他可能太难催眠了，他自己寻求帮助的请求似乎毫无用处，显然这要靠他自己用自己的方式来完成。他很遗憾地走了。

2周后，他出现在诊疗室，报告说他"仍然像个傻瓜一样开车"，并且每次出行都带着妻子。他补充说，不知何故，他将不得不以自己的方式停止飙车。他又一次不情愿地离开了。

2周后，他再次来报告，这次是喜气洋洋的，声称他以自己的方式处理好了事情。他的故事是这样的：上周他休假的时候，在一位朋友的帮助下彻底检修了他的汽车。当这项任务完成后，他向妻子宣布，他要去一条她常常让他去旅行的山路上兜兜风。但是，他拒绝带她或他的朋友一起去。沿着这条路走了10英里（16公里），他来到了一条长长的相当笔直的路上。他立即决定最后一次放纵自己超速驾驶，并为有这样一个机会在不让妻子害怕的情况下这样做而感到欣喜若狂。他达到了每小时90英里（144公里）的速度，但在他到达开放路段的终点之前，他发现自己正在失去对汽车的控制。在他找到任何办法之前，他意识到他将不得不放弃汽车。在它冲下山坡的前一刻，他成功地跳了出来，只因此受了轻微的擦伤。

在走回家的漫长路程中，他一直在反复思考着，"你已经用你的方式完成了"。他向妻子解释了自己所做的事情，后来又买了一辆车，开始在法律限速内安全驾驶。3个月后，他很随意地顺便来到诊疗室，评论说他还在安全驾驶。对此，他补充说，对他来说，以自己的方式做这件事实在太贵了，要不是作者可能给了他一些心理动力，他来见作者就是浪费时间和金钱。

第二篇
用治疗性催眠消除症状

本篇论文阐述了艾瑞克森消除症状的各种间接方法。然而，从我们当前的神经科学角度来看，最好将这些间接方法描述为内隐性加工启发法，这种方法帮助人们获取和利用自己的内部资源来解决问题并康复。艾瑞克森在这段与罗西的对话中阐述了他帮助人们消除症状并达到最佳潜能的总体方法，当时他正在编辑论文的这一部分。

艾瑞克森·1959年，陆军要求我帮忙指导一下美国步枪队。我这样教射手：你首先要放松脚、膝盖、臀部和整个身体。让你的手舒适地摆放。让步枪的枪托正好抵住你的肩膀。你缓慢地把脸靠在枪托上，直到感觉很舒服。然后你让瞄准器在目标上上下来回游走，在恰当的时候轻轻地扣动扳机。

罗西·你暗示他们这样做，而不是那样做？那么错误的方式是什么？

艾瑞克森·用眼睛盯紧目标！以紧张、严格的语气直接、强制性地要求他们聚焦是错误的方式。

罗西·我们知道身体总是处于一种持续运动的自然平衡状态。盯紧目标的命令干扰了运动的自然平衡。

艾瑞克森·尽力让身体保持自然的运动和舒适感。他们要协调整个身体与眼睛一起瞄准注视……

罗西·而不是把自己当作没有生命的人体模型，必须以一动不动的方式精确地、僵硬地瞄准在目标上。

艾瑞克森·那一年，我帮助陆军步枪队第一次打败了俄罗斯人。训练不能只针对全局中的某个部分（仅仅努力聚焦在靶子上），而是要把全部的身体功能纳入考量。

罗西·我在想，这是否是我们最大限度地发挥人类潜能的一个普遍原则。当人们的表现出问题时，是因为他们在自己受限制的情况下工作。你可以帮助他们在一个更广阔的参考框架中发挥更多的潜能。这也是间接方法的精髓所在：步枪队的队员们并不知道，你关于身体舒适度和自然运动的暗示实际上是在帮助他们发挥更多的与生俱来的能力。

艾瑞克森·你让他们知道，他们会的东西其实要比他们意识到的多得多。他们的无意识知道这一切。

罗西·间接暗示让他们的无意识潜能得以利用，而不会受到他们意识参考框架的僵化和限制性先入为主的观念的干扰。

第十一章

一份间接催眠治疗的临床记录

米尔顿·艾瑞克森

引自 The Journal of Clinical and Experimental Hypnosis, 1954, 2, 171 – 174,
Copyright by The Society for Clinical and Experimental Hypnosis, 1954。

一对非常相爱的年轻夫妇寻求精神科治疗,他们 20 岁出头,结婚 1 年,当时是作者的几个医学生的密友。他们的问题是一样的——一直尿床。两人在 15 个月的恋爱期间都没有勇气告诉对方自己的习惯性尿床问题。

他们的新婚之夜令人难忘,婚礼结束后,有一种可怕的恐惧感,然后是听天由命,接着就睡着了。第二天早上,两人都默默地深深地感谢对方,因为对方表现出了难以置信的忍耐力,对尿湿的床没做任何评论。

9 个多月来,每天早晨,他们继续表现出这种对尿湿的床同样缄默的忽视。结果由于默契的沉默表现,两人对彼此的爱和尊重与日俱增。

后来有一天早上,两人都记不起是谁说了这样的话,有人说他们真的应该要个孩子和他们一起睡,这样他们就可以把尿床的责任归咎于孩子。这立刻引发了一个惊人的发现:对方患有遗尿症,而两人都曾经认为自己要为此单独负责。这一发现让他们大大松了一口气,但遗尿症依然存在。

几个月后,这对夫妇小心翼翼地询问了医学院学生,了解到作者是一名精神科医生和催眠师,可能对遗尿症有所了解。因此,他们寻求帮助,表示不愿意被催眠,也没有能力付治疗费,但恳切地问他们是否可以得到帮助。

他们被告知,他们将在纯粹的实验基础上被收为患者,他们的义务是要么从中获益做出改变,要么为作者给他们花费的时间承担全部经济责任。对此,他们表示同意[这个说法是对"治好我,否则我不付钱"的反转(译者注:即治不好我,我才付钱),这个手法在实验性治疗中往往是最有效的]。

然后,他们被告知,想要从治疗中获益有一个绝对的前提:他们要不容置疑,始终如

一地服从作者给他们的指示。他们答应做到。令他们惊讶和恐惧的是,实验治疗程序是以以下的方式向他们概述的:

艾瑞克森·你们俩都很虔诚,而且你们都向我做出了承诺,你们会遵守它。

你们交通不便,很难定期来见我做治疗。

你们的经济状况使你们几乎不可能经常来见我。

你们将接受实验性治疗,你们当然有义务要么从中受益做出改变,要么支付我认为合理的任何费用。如果你们受益了,我治疗的成功将是对我努力的回报,也是你们的收获。如果你们没有从中受益,我的努力就只能换来一笔治疗费,这对你们来说是双倍的损失,但对我来说只不过是司空见惯的失望。

你们要这样做:每天晚上你们要自由地喝水。睡前 2 小时,喝一杯水后锁上洗手间的门。睡觉时,穿上睡衣,然后并排跪在床上,面对枕头,不慌不忙地故意一起把床尿湿。这可能很难做到,但你们必须这么做。然后躺下睡觉,完全清楚地知道尿床已经结束了,今晚到此为止。没有什么能让床变得更湿。

每天晚上都要这么做,不管你们多么讨厌它。你们已经承诺了,尽管你们不知道承诺意味着什么,但你们有义务这么做。2 周内每天晚上都这样做,直到 17 日周日。周日晚上,你们可以从这项任务中休息一下。那天晚上你们可以躺在干燥的床上睡觉。

18 日,周一早上,你们会起床,把被子掀开,看看床。只有当你们看到一张尿湿的床时,那时候,也只有那时候,你们才会意识到后面还有 3 周要跪着尿床。

你们遵从自己的指示。对此,你们之间不会有讨论和辩论,唯有沉默。要做的只有服从,你们知道,并将知道该做什么。5 周后我会再见到你们。到时候你们会给我一个完整而令人惊奇的报告。再见!

5 周后,他们走进诊疗室,感到好笑、懊恼、尴尬又非常高兴,但对作者可能的态度和意图感到困惑和迟疑。

他们一直很听话。第一个晚上是一场折磨。他们不得不跪了 1 个多小时才能尿出来。随之而来的每一夜都令人极度恐惧。每天晚上,他们都怀着越来越强烈的愿望期待着在 17 日的周日躺在干燥的床上睡觉。18 日的周一早上,他们被闹钟惊醒,惊讶地发现床还是干的。两人都开始说话,立刻想起了保持沉默的告诫。

那天晚上,他们穿着睡衣,看着床,望着对方,开始说话,但又想起了关于沉默的指示。他们冲动地"溜上"床,关掉阅读灯,感到好奇为什么他们没有故意尿湿床,但同时却享受着干爽床铺的舒适。周二早上,床又是干的,那天晚上和之后的每一天他们都重复着周一晚上的行为。

完成报告后,他们不确定地等待着作者的评论。他们立即被提醒,他们曾被告知他们将在 5 周内给出一个"令人惊奇的报告"。现在他们知道他们已经做到了,而作者极其高兴,并将一直高兴下去,所以还有什么可问的呢?

经过几分钟精心引导、断断续续的谈话后,他们被一个显然不相关的声明打发回去了。作者只是说:下个月是 5 月。

大约在 5 月中旬,他们"自发地"拜访了作者,问候他并"顺便"报告说一切都很好。1 年后,他们带着刚出生不久的儿子来见作者,开玩笑地说,他们又可以有尿湿的床了,但只有在他们愿意的时候,而且这只是"一小块可爱的地方"。他们犹豫地问,作者是否对他们使用了催眠。他们得到的答复是,他们自己诚实和真诚地去做了那些能帮助他们自己的事情,因而有资格将所取得的成就完全归功于自己。

评 论

为了理解本案例报告,最好记住:孩子经常展示自决权。例如,一个反抗午睡的孩子尽管疲劳,但会坚决不睡,并会反复从婴儿床中出来。如果每次都轻柔地把孩子放回婴儿床,他常常会突然爬出来,然后立即爬回去,舒服地睡着,从而证明自己的权利。

对于患者不要催眠的请求,作者回答时故意避开了这个问题,因此他们不得不自己来承担全部的责任,不可否认,整个治疗过程中,作者都在间接地使用催眠。作者给他们指示时的措辞是强制性的,但不会引发他们无意识头脑的意向性关注。作者给出一些指令时会刻意地含糊其词,迫使他们的无意识为他们的行为承担责任。在意识层面,他们只能对自己所面临的令人费解的局面而感到奇怪,但他们用矫正性的、无意识的反应来回应了这个局面。荒谬的是,指令的性质和作者说出指令的方式要求他们强制执行,指令的内容却又让他们对自己的行为做出"自由、自发的选择",他们用正确的方式采取了行动，但他们对此并不知情。

有利于治疗结果的是作者作为精神病医生和催眠师的威望，他们的朋友，那些医学院的学生都称赞作者。这无疑使他们特别愿意接受间接的催眠暗示。

可以简要说明一下治疗的原理。两名患者都有一种令人痛苦的、与生俱来的每晚尿床的模式。在长达 9 个月的时间里，两人都深受一个显而易见但未被承认的"罪过"之苦。又过了 3 个月，他们发现他们的状况仍然没有改变。

在治疗过程中，在主观上无休无止的 2 周内，他们通过自己的行动获得了一生的湿床储备。每一张湿床都迫使他们极度向往躺在干床上睡觉。

当机会到来时，他们充分利用了它。然后，第二天晚上，他们无意识而非有意识地理解了给他们的指示，利用尿床的罪恶感"溜上"床并享受干爽的床，他们持续享受了 3 周罪恶的快感。

在第二次访谈中，他们发现自己真的很听话，能够给出"完整而令人惊奇的报告"。因此，对他们的行为的不确定性、怀疑和内疚感消失了。然而，他们毫无察觉，通过看似无关地提到了 5 月，治疗师的影响模糊但有效地持续着。

然后，他们的最后一步是将一个他们自己想出来的、彻底令人满意的解决方案付诸实践，要个孩子，他们曾经提到过这个方案，并导致他们公开承认了各自的遗尿症。然后，通过把婴儿带来见作者，他们在象征的层面上表示不再需要作者这个治疗师了，因为这个婴儿现在成了他们的问题快乐又可控的解决方案。这一点他们几乎已经直接说出来了，当时他们开玩笑说：现在任何时候只要他们愿意就会有一张尿湿的床的时候，这张尿湿的床在为人父母的眼中，不只是一桩乐事。

第十二章

利用症状：催眠治疗不可分割的一部分

米尔顿·艾瑞克森

引自 The American Journal of Clinical Hypnosis, July, 1965, 8, 57 – 65。

在临床上与任何类型的患者打交道时，一个最重要的考虑因素应始终牢记在心。也就是说，患者作为一个人的需求应该贯穿整个治疗，治疗师要确保在患者的每个表现中都能将其识别出来。仅仅对疾病做出正确的诊断并知道正确的治疗方法是不够的。同样重要的是，患者接受这种治疗并配合治疗。如果没有患者的充分合作，治疗结果会被延迟、扭曲、限制，甚至被阻止。太多时候，治疗师认为患者必须有逻辑、通情达理、完全掌控他们的能力。简言之，把他们当作理性并有学识的人。然而，这里有一个常识性的问题，常常被忽视、无视，甚至是拒绝。那就是患者可能愚蠢、健忘、荒谬可笑、不讲道理、不讲逻辑、无法按常理行事，他们的行为往往受到情绪和未知的、无法识别的，甚至可能是无法发现的无意识需求和力量的支配和指挥，而这些需求和力量远非合理的、合乎逻辑的或明智的。当患者实际上可能受到既不明显表现，甚至也不为人所知的无意识的力量和情感支配时，试图只对患者进行表面上明智、合理、理性的治疗，忽视无意识心智可能存在的重要信息，很容易导致失败或令人不满意的结果。也不应允许看似聪明、理性和合作的行为误导治疗师忽略这个事实：患者也是人，因此很容易成为恐惧和弱点的受害者。在所有这些未知的已被委托给他无意识心智的经验性学习中，他可能永远不会意识到，也永远不会显示出在平静的外表下的自我可能是什么样子。治疗师也不应该对他们的患者如此漠不关心，以至于不能容忍人们的弱点和不理智。太多时候，在治疗情境中关键的不是这个人的力量。恰恰相反，控制整个局势的主导性力量可能来自弱点、不合逻辑的行为、不合理，以及各种明显的错误和误导性态度。

如果想要帮到患者，治疗师就绝不应该仅仅因为患者的行为是刁难的、不讲理的，甚至是荒诞无稽的，而蔑视、谴责或拒斥这些行为。患者的行为是患者带进诊疗室的心理问题的一部分,它构成了一种治疗非起效不可的个人环境,它也可能是构成整个医患关系的主导力量。既然患者带进到诊疗室的行为在某种程度上既是他们的一部分,也是他们问题的一部分,因此应该对患者报以同情的目光,并从整体上评估治疗师所面临的问题。要做到这一点,在为治疗程序打下可能的基础时,治疗师就不应该把眼光局限在评价什么行为才是良好的和合理的。

有时候,事实上,发生次数比人们意识到的要多得多。只有对于患者愚蠢、荒谬、非理性和矛盾的行为表现加以利用,治疗才能在合理的基础上坚实地建立起来。这种做法并不涉及治疗师的职业尊严,而是关乎于治疗师的专业胜任力。

为了从临床经验来说明这个想法,将会引用一些案例,一些来自非催眠治疗的情形,一些来自涉及催眠应用的情形。

典 型 案 例

案 例 一

乔治在精神病院里住院 5 年。他到底是谁至今也没有弄清楚过。他只是一个约 25 岁的陌生人,因荒谬至极的行为被警方逮捕,被关进了州立精神病院。在那 5 年里,他曾说过:"我叫乔治""早上好"和"晚安",但这是他唯一理性的话语。除此之外,他还说过一连串杂七杂八的单词,完全没有意义,目前还无法确定什么意思。它由声音、音节、单词和不完整的短语组成。头 3 年,他坐在病房门前的长凳上,急切地跳起来,向所有进入病房的人倾吐他杂七杂八的话。除此之外,他只是静静地坐着,喃喃自语着他那些杂七杂八的词。精神科医生、心理咨询师、护士、社会服务工作者、其他人员,甚至其他患者都做出了无数耐心的努力,想从他那里得到可理解的话,但都是徒劳的。乔治只用一种方式讲话,以杂七杂八的说话方式。大约 3 年以后,他继续用迸发出来的毫无意义的话跟进入病房的人打招呼,但间歇他会安静地坐在长凳上,显得有点沮丧。但当被人接近和询问时,他会有些愤怒地说几分钟杂七杂八的话。

作者在乔治住院的第 6 年进入医院工作,得到了关于他的病房行为的现有信息。同时也得知，只要患者或病房工作人员不跟他说话，就可以靠着他坐在长凳上，而不会诱发他说杂七杂八的话。作者根据所有这些信息制定了治疗计划。一位秘书用速记法记录了患者如此急切地向进入病房的人致意时说的那些杂七杂八的单词。作者对这些速记下来的记录进行了研究，但没有发现任何意义。这些杂七杂八的单词被作者精心改述，使用了乔治作品中最不可能出现的词，作者对于这种改编方式做了大量的功课，直到可以即兴创作一串与乔治风格类似的杂七杂八的话，但使用了不一样的词汇。

然后，所有进入这间病房的入口都被改为从一扇侧门进入，从乔治那里到这扇门要沿着走廊走一段距离。接着，作者开始实践，每天安静地挨着乔治坐在长凳上，持续时间越来越长，直到长达 1 小时。然后，在下一次静坐中，作者对着空气口头表明了自己的身份。乔治没有做出反应。

第二天，作者直接对着乔治表明了身份。他吐出了一段长长的、愤怒的、杂七杂八的话，作者用自己精心设计的相同数量的杂七杂八的话以礼貌和回应的语气回答了他。乔治看起来很困惑，作者说完以后，乔治又用询问的语调发表了另一番言论。作者又说了更多杂七杂八的话，似乎在回答他。经过 6 次交流之后，乔治陷入了沉默，作者立即起身去做别的事情了。

接下来的早上，双方用恰当的名字互致得体的问候。接着，乔治用长长的词语杂烩开始演讲，对此，作者礼貌地以同样的方式回答。随之而来的是词语杂烩的长短语段交流，直到乔治陷入沉默，作者又起身去履行日常工作。

这种情况持续了一段时间。然后，乔治在回应完早上的问候之后，连续 4 小时不停地说了一些毫无意义的话。这使作者吃了很大苦头，他以同样的方式做出所有答复，错过了午餐。乔治聚精会神地听着，用了 2 小时来回复。对此，作者又做了 2 小时令人困乏的回答（人们注意到乔治整天都在看钟）。

次日早上，乔治得体地回复了日常问候，但加上了两句胡说八道的话。作者用同样长度的废话回答他。

乔治 · 说点正经的，医生。

艾瑞克森 · 当然，我很乐意。你姓什么？

乔治·奥多诺万，是时候有个会说话的人来提问了。我在这个鬼地方待了 5 年多（其中添加了一两句杂七杂八的话）。

艾瑞克森·很高兴知道你的名字，乔治。5 年时间太长了（添加了大约两句杂七杂八的话）。

　　接下去发生的事情也是预料之中的。作者通过夹杂在胡言乱语中的小心询问，得到了患者夹杂在胡言乱语中的完整个人史。作者对他的临床治疗的效果非常好，虽然没能让他彻底摆脱胡言乱语，但最终大为改善，最后减少到他偶尔难以理解的喃喃自语。不到 1 年，他就离开了医院，找到了一份有收入的工作，而且去医院的时间间隔也越来越长，报告他一直以来不断改善的适应情况。尽管如此，他每次照例都会用一段胡言乱语开始或结束他的报告，并期待着作者也以同样的方式予以回应。

　　然而，他在这些回访中也经常会调侃道："生活中没有比胡说八道更爽的事情了，对吗，医生？"说完后，他会很明显地期待作者先用理智的态度表示赞同，然后再加上一段胡说八道的废话。在他出院后连续 3 年的适应情况都非常令人满意后，他就再也没有联系过作者，其间只收到另一个城市寄来过一张令人愉快的明信片。明信片上他对在一个路途遥远的城市的适应情况做了简短而满意的总结。签名拼写正确，但签名后面跟了一堆乱七八糟的音节。没有回邮地址。他在自己充分的理解的前提下结束了这段关系。

　　作者在给他做心理治疗的过程中，发现他可以被催眠，他能在大约 15 分钟内进入中度到深度的催眠状态。然而，他在催眠状态下的行为与清醒时的行为没有多大的区别，因此催眠没法给他的治疗带来额外的好处，作者对此进行了反复的测试。他的心理治疗的特色在于，作者在每一次治疗访谈中都审慎地运用了一定数量的胡言乱语。

　　上述案例属于一个颇为极端的例子，即治疗师利用了患者明显存在的严重问题，并在这个层面上与患者沟通。起初，作者的做法受到了其他人的严厉批评，但当人们意识到患者那难以沟通的迫切需求已经得到满足时，便再也没有了更进一步的负面评论了。

　　下一个案例的情况很不一样。尽管该案例没有涉及精神疾病，但患者存在着一种非理性的、僵化的情绪信念，以至于患者似乎无法接近。

案　例　二

　　一位 40 岁出头的男士去找作者的一位牙医朋友,详细解释了他的情况,他一边长篇大论,一边大汗淋漓,显得极其惶恐不安。他陈述道:最近读到一篇关于在牙科治疗中使用催眠的新闻报道。这让他想起了自己的大学时代,当时他曾多次在心理实验室扮演催眠实验的受试者。在这些经历中,他总是轻而易举地进入梦游式催眠状态,在这样的催眠体验中深度遗忘持续存在,但对随后向他展示的实验数据仍然记忆犹新。

　　出于某种原因,他没能想起来是怎么回事,只说"八成是与牙科有关的一些可怕的痛苦经历",他已经 20 多年没有去看过牙医了,尽管他很清楚自己的牙齿急需牙科护理。他的直接解释是,"我就是没法去看牙医。看牙是一件很痛苦的事情。肯定会痛的。在这件事上,没有'假如''然后'和'但是'。想到牙科就一定会想到疼痛。假如用了麻药,然后当药效消失后,但那还是会痛的。无论你在牙科做什么,总有一个地方会变得非常敏感。"患者还有更多类似的,近乎非理性的强迫思维,不过前面的例子就足够了。

　　关于在牙科治疗中使用催眠的新闻报道让他充满希望,寄希望于他对牙科治疗的恐惧在某种程度上可以被克服。因此,他打了几通电话,询问在牙科治疗中使用催眠的事,直到找到了作者的朋友。

　　那位牙医同意见他,并在初次会谈中向患者详细解释了催眠麻醉。这名患者发展出一种极好的梦游式催眠状态,轻而易举发展出手套样麻痹,继之而来的是手指的深度麻痹,这通过强行过度弯曲末节指骨来加以测试。牙医随后尝试制造下颌麻醉。这次彻底失败了,但这激起了牙医对他面临的问题的强烈兴趣。第二天,牙医花了整整一个晚上的时间,力图用一种又一种技术来制造牙科麻醉。除了与口腔有关的地方,患者可以在任何部位发展出外科手术般的麻醉。口腔出现的不是麻醉,而是一种看似过敏的感觉。

　　邀请了另一位在催眠方面有丰富经验的牙医对患者进行催眠。两位牙医花了整整一下午加一个晚上的时间使得患者处于一种深度梦游式催眠状态。该患者处于外科般的麻醉状态,能够承受他们希望对他的身体施加的任何疼痛刺激。患者在整个催眠过程中都睁着眼睛,他对自己的催眠麻醉非常感兴趣。

然而,触碰患者的嘴唇、下巴或下颌角会导致患者大汗淋漓、皮肤发红(看上去像过敏),患者抱怨最轻微的触碰似乎也会引起强烈痛苦,患者会打破经由催眠建立起来的颈部和身体僵直,从而退缩并避开此类触碰。

向其他牙医询问建议和意见均无效,最后,患者被转介给作者,并附上两名牙医诊断病情记录的打印稿,同时还有一份打印出来的患者关于牙痛的口头描述。

与患者的访谈和深度催眠状态的引导轻而易举地确认了牙医们的报告。

作者仔细检查了他关于疼痛和牙科治疗的类似强迫性言论的打字记录,并认真聆听他重新诉说对牙科治疗和疼痛的信念,提出了一种可能恰当的行动方案。由于牙医们表示对作者可能做的任何实验性工作感兴趣,患者被打发回去,作者要他去预约第一位牙医。预约后,牙医给他的朋友和作者打了电话。

患者准时赴约,应作者的要求,在牙科诊疗椅上坐了下来,脸涨得通红,大汗淋漓,全身处于极度恐惧的状态。尽管如此,他还是与两位牙医和作者合作,发展出了一种深度梦游式催眠状态。

作者之前就牙科麻醉的预期方案及其基本原理已与牙医讨论过,并一致认为整个过程应在患者未做任何准备的情况下进行。

当一切准备就绪时,患者仍处于深度梦游式催眠状态,浑身颤抖,脸潮红,流汗,他被要求仔细聆听别人读的他自己(患者)关于牙科治疗和疼痛的陈述稿,其中包括上文引用的陈述。他全神贯注地听着,在读完最后一句陈述时,他被严肃而令人印象深刻地告知:

艾瑞克森 · 你是完全正确的,绝对正确,你在其中一个陈述中非常恰当地总结了这一点。让我再读一遍:"无论你在牙科诊所做什么,总会有一些地方变得特别敏感。"你说得完全正确。

　　当你坐在牙科诊疗椅上,牙医会在你的右边(译者注:right,双关,右边-正确。牙医会如你所愿正确地治疗你)。因此,你现在也许可以立即安全地伸出你的左手和手臂，让它保持悬浮状态，就像僵硬地冻结在那里一样。你可能会转过头看着它，当你这么做的时候，你会注意到你的左手，完全碰不到任何东西，非常安全，免于任何触摸，不受最轻微的呼吸的干扰，正变得如此可怕，如此糟糕，如此极端地过于敏感，如此令人难以置信地过于敏感，以至于再过 1 分钟，你整个身体的所有敏感度都会流到那只手上。

由于与你一起工作的牙医不会触碰你的手，而你所有的过于敏感都在那只手上，他可以很轻松地做所有你需要的牙科治疗工作。现在，在脑海中那只过于敏感的左手某个位置做一个难忘的记号，然后转过头来让牙医去工作。

患者转过头，语气中带恐惧地恳求牙医小心他的左手，牙医的保证令他宽慰，他安心地张开了嘴。

脸上的潮红和汗水消失了。医生注意到他的左手发红，出汗。于是，接下来牙医完全接管，通过催眠后暗示，让患者相信，每次他坐在牙科诊疗椅上时，左手都会变得格外的敏感，这样就可以做他的牙科治疗了。整个过程都没有提过让他产生口腔麻醉的任何暗示。

这种方法的基本原理相当简单明了。患者有一个牢不可破的信念，即疼痛的超敏反应必然伴随整个牙科治疗过程，对口腔麻醉的尝试将他的注意力停留在口腔感觉上。他接受了自己的神经质信念，并利用催眠来创造一个极度敏感的区域，满足了他经历痛苦而不必感受它的需要。因此，所有的疼痛敏感预期都集中在他的手上，导致他身体的其他部分，包括他的嘴，都处于麻醉状态。

在最后一次牙科检查结束时，牙医测试了患者身体其他部位的疼痛敏感性，发现存在一种全身手术般的麻醉。

第二个案例体现的是作者通过催眠不但利用而且放大了那些影响患者实现他所希望的表现的实际障碍。当然，这么做的逻辑很显然有些似是而非，但必须记住，患者的总体态度也同样似是而非的。对此，客观冷静的逻辑分析、科学事实的陈述，以及任何明智合理的做法都无济于事。作者的方法是利用患者自身神经质的非理性让患者同意和确认：他的神经质固着是可以轻松转移的，这让他放下了一切不自知的，保护自己的神经质免受攻击的无意识需求。只要能对患者带进诊疗室的明确思路进行系统的分析，就容易找到他问题的解决方案。

紧接着要报告的第三个案例，也存在着同样的情况。

案 例 三

一位离了 3 次婚的年轻女性寻求精神科治疗，"就一个问题，仅此而已，我会马上告诉你这个问题，但我不想对其他任何方面的进行治疗。你必须答应我。"

18 岁时，她极端违背父母的意愿，冲动地嫁给了一个 25 岁的英俊男人，后来她才发现，他放荡不羁。新婚之夜，他暴露了他酒鬼的本性，他在醉酒的状态下试图圆房对她来说是一场可怕的闹剧。他把一切归咎于她，无情地斥责她，粗鲁地称她"有一个冰冷的屁股"（译者注：性冷淡），新婚之夜留她孤身一人，他去和一个妓女鬼混。尽管如此，她仍然满怀期待地与他生活在一起，任凭他继续他新婚之夜对她的称呼。经过几个月痛苦的努力向他证明自己是一个性欲正常的女人后，她终于离婚了，同时暗地里开始担心他对她缺乏性欲的评价是正确的。

1 年后，为了避免她在第一次婚姻中遇到的那种麻烦，她矫枉过正，嫁给了一个非常女性化的男士。新婚之夜，他对她的身体深恶痛绝，暴露了他潜在的同性恋倾向。他之所以娶她，是为了确保"在社区中有正当的社会地位"，因为她名下确实有一些财产。他被她"不要脸地急于"圆房激怒，大发雷霆，一本正经进行了严厉的训斥。她后来了解到，他和一位男性一起度过了那个新婚夜晚。她的反应又是完全自责，不了解丈夫的真实性取向，她成功地说服了自己，他跟她前夫一样对她进行了贬低羞辱的描述。大约 4 个月后，他们试图圆房，对他来说这只是一次令人作呕的经历并且因为她对他完全没有反应，判定她肯定对性没有感觉。这段婚姻持续了近 1 年，事实上他大多数时间是在他母亲的公寓里过夜。

他们终于离婚了，之后她找了份工作，放弃了所有正常生活的希望。大约 2

年后,她过着一种安稳的、离群索居的生活,偶然遇到了一个比她大5岁的男人,他正从事一项令人兴奋、但从理性上看有点可疑的房地产促销活动。他的魅力、平易近人的性格、广博的学识、体贴和谦恭有礼使她冒险第三次结婚。

他们上午结婚,然后去了附近城镇的一家酒店,入住了一间昂贵的套房,在那里他花了一天时间向她提出了无数貌似合理、可靠的理由,努力说服她将所有财产交给他"开发",从而获得更大的回报。

由于他越来越有说服力地提出他的论点,却没有对她表现出情感上的兴趣,她回忆起第一场婚姻的开局,这在她心中引起了令人作呕的怀疑。她的丈夫对她迟迟不肯接受他的观点感到不耐烦,又突然注意到她脸上的恐惧和怀疑的表情。盛怒之下,他把她扔到床上,与她发生了暴力的性行为,同时谴责她毫无反应,嘲笑她,告诉她前一天晚上他是如何与一个反应热烈的妓女共度良宵的,他最终抛弃了她。"去找个没有像我第一任丈夫说我性问题的人。"她立即提出了离婚。

现在,她对一个年轻人感兴趣,他得到了她的律师、银行经理、父母、牧师和朋友们的认可。她不顾一切地想嫁给他,但她也同样热切地渴望不要给他带来任何不幸。她寻求精神治疗的目的是"纠正"她的"缺陷"。

她极度尴尬地用简单明了的古英语(盎格鲁-撒克逊语)说清楚了事情的来龙去脉以免作者产生误解,她痛苦地把事情说清楚了。无论她穿什么,无论她坐在多么温暖的座位上都一直感受到屁股上的寒意,她想让屁股上的寒意消失,不多也不少。从她第三次婚姻的第一个晚上起,这种难挨的寒冷感觉就一直存在,痛苦地存在。这段婚姻的迅速解除并没有减轻这种主观可辨的寒冷。这种寒冷是在第三任丈夫对她进行毁灭性批评后产生的。这一直困扰着她,她发现自己太尴尬了,无法求医。

最近,在她参加的夜校课程中,她读到了催眠、催眠现象和催眠疗法。一看到参考推荐里作者的名字,她就来到亚利桑那州寻求立即、直接、具体的治疗。

她对治疗的渴望强烈到了非理性的程度。她深信自己的问题仅仅局限在一个很小的方面,她甚至不想听任何关于她所面临困难的普遍性的说法。她非常肯定,一旦"寒意"被消除,她就彻底好了。她声称绝对愿意以任何方式来配合,以实现她用稍微升高一点温度来代替臀部寒意的治疗目标。她几乎绝望地渴望求得帮助,因此当她原封不动地照搬前夫对她说过的极其粗俗的话以确保作者能够准确地理解她的问题时,她完全意识不到这么做所产生的幽默效果。

作者用了3小时的艰苦努力来确保她对作者的观点感兴趣,结果很明显,如果可能的话,治疗必须完全按照她坚持的要求来完成。

为了设计某种治疗方法,作者对她有限的理解的内容进行了许多推测性思考。由于她迫切想要催眠,像这种类型的患者有时会发生的那样,她成了一个梦游式催眠的受试者。事实上,她是作者遇到的接受性和依从性最高的受试者之一,她乐意接受任何催眠暗示并采取行动。给她的貌似合理的解释是,既然她想通过催眠来纠正自己的问题,就必须对她进行所有催眠现象的彻底训练,这样对她来说,治疗所需的每一种可能的必要催眠元素就可以成为经验之一。事实上,真正的目的是扩展她的感受性、响应度、完全接纳的感觉,以及充分执行任何暗示的意愿。

下一步是让她做一个系统的研究,往浴缸里加水,温度越来越高,只把双腿浸入浴缸,直到水足够热,热到她的腿起"鸡皮疙瘩"。费了好大劲,她成功地做到了这一点。然后,作者给了她一些难懂的详细解释,解释了过度加热导致的热受体过载如何溢出到皮肤的冷受体中,从而导致"鸡皮疙瘩"。作者认为,这一冒险的成功对治疗的成效起了很大的作用。这为她提供了无可辩驳的视觉证据,证明热可以产生寒冷的伴随物,并且这可以在身体的局部区域内实现。从那时起,她对作者的理解或能力确信无疑。

编者按:虽然"鸡皮疙瘩"通常与寒冷有关,但它也会因情绪被激活。

接着,通过将患者导入深度催眠状态和使用精心挑选的暗示语,作者继续着治疗,暗示她私下里感受到(只在她的内心享受着)一种夸张的、极其强烈的、极度的自豪感,自豪她发现了一个秘密,并且只和我分享了,即她身体至少有一部分会通过主观的寒冷感受来感觉到某种热量。于是,作者通过反复的暗示,让她产生了一个深刻的印象,即她必须永远将这个秘密当作她自己的私人愉悦。之所以要让她保持私密是为了强化她的感受,也为了防止她向任何人透露秘密后招致他人的贬损。

接着，一点接着一点，作者小心翼翼地暗示她：就像她小腿的冷受体能够对热量产生反应一样，她大腿、臀部和腹部的冷受体也会产生类似的反应。为了确保她接受这些想法，作者突然转换了话题"当一个小女孩收到了一个她朝思暮想又不敢奢望的全新洋娃娃时，她的幸福满满和欣喜若狂让她的脊背感受一阵又一阵的刺激和战栗"。

这个复杂的念头被多次反复地灌输给她，每次作者都对两个关键词"刺激"和"战栗"做了精心修改，先是改成短语"刺激、寒冷和战栗"，接着每次以随机的方式省略这三个词中的一个，或者另一个。此外，鉴于她来自北方的一个州，有一个相当快乐的童年，因此"在寒冷刺骨的一天里滑着雪橇下坡刺激的快感"和"在炎炎夏日吃一盘凉凉的冰淇淋的狂喜"，以及回溯到她足够安全的童年时期与快乐相关的类似段子，都被编织到了一大套的暗示语当中。

作者在与患者的好几次会谈中反复使用了这套程序，并总是嘱咐她要无意识地保留这些想法，要将这些想法以及她在治疗中学到的一切融入她生活的根底之中，但让这一切足够的私密，永远也不能让她的意识知道，只让意识以某种模糊而满意的方式知道，她内心已经拥有了对个人价值、美好和幸福的认识和理解。

不久，她的行为整体发生了明显的变化。紧张感、紧迫感和整体焦虑感消失了，她开着车观光旅游了很久，并开始说起要再来凤凰城。

后来有一天，她踟蹰又很羞怯地走进诊疗室，脸红得厉害，眼睛一直向下看。大约 15 分钟后，她几乎用一个小孩的声音问道：

患者 · 我能告诉你一个秘密吗？一个非常重要的秘密，那是我的，完全属于我的特别的秘密？

艾瑞克森 · 我认为如果你认真考虑一下，就会发现你也许可以告诉你的心理医生，因为他会理解。

患者 · （又过了 7 分钟，她温柔地说）我必须用一种特殊的方式来讲，我知道你会理解的。那是我第一次来找你时说的，只是现在完全不同了（然后，用完全粗俗的字眼，满面绯红）。我喜欢成为一个有冰冷屁股的人。

对作者来说,这意味着她不再需要治疗。几年过去了,她成功地进入了第 4 段婚姻,她在婚姻的头几年完成了大学学业,随后愉快地成为母亲,这些都证实了治疗的成功。

她的问题是什么? 诚心诚意,冲动地结婚,但马上发现这是一个不幸的错误婚姻;用第二次错误的婚姻纠正第一次婚姻的创伤,立刻发现这是另一个错误,只是考虑到婚姻状态才不得不慢慢纠正,但这反而加剧了她的创伤;第三次进入绝望的婚姻是出于真诚,如果可能的话,想借此纠正过去的伤害,结果又进一步受到受伤。然后,当一段真正美好的婚姻出现时,她敏锐地意识到自己的治疗需求。

她的治疗方法是什么? 一系列不愉快的事件逐渐强化了她的创伤。这些创伤围绕着她生命中的一个关键需求:作为一个女人的满足感。这些事件在她自己的眼中使她蒙羞,导致她无意识以一种受限的方式总结了自己的所有不幸。然后她寻求限定的治疗,只要限定的治疗。治疗以这样一种方式呈现给她:即使她已经框定了一切,她也能够适当地扩大她的整个问题。她对自己问题的思考在情感上受到压抑,这种压抑主要是在无意识层面上。她的治疗允许她以同样的方式思考,但不仅囊括了导致她问题的事件,还包括一路追溯到她童年的情绪价值。然后,一旦她实现了自己的目标,就会在无意识动机层面上被迫用一种完全不同的含义和视角说出最初的主诉。通过这样做,她摆脱了对治疗师的任何依赖,可以走自己的路,找到适合自己的人生目标。

结 论 性 评 论

这三个不同的病例旨在阐明治疗中做对患者来说最重要的事情的重要性,正是这些构成了患者扭曲的思想和情感的表达。治疗师的任务不应该是用自己的信仰和理解来使患者改变信仰。没有患者能够真正理解治疗师的意图,他也不需要这些理解那些。真正需要的是发展出一种治疗情境,允许患者以最适合其人生规划的方式使用自己的思维、理解和情感。

报告的每个患者都没有真正了解他们的治疗师的所思、所知、所信、所喜欢或不喜欢。他们只是知道,他们以某种奇特的方式开始打开缠结的人生,这种方式难以解释,就像他们曾经用同样的方式缠结了自己的思想和情感。

第十三章

有关症状功能的催眠和催眠治疗的调查及结论

哈罗德·罗森　米尔顿·艾瑞克森

编者按：在 1953 年 5 月 4 日至 8 日在加利福尼亚州洛杉矶举行的美国神经科协会第 107 届年会上读到（a）部分，以及 1953 年 6 月 2 日在纽约州长岛布兰特伍德的皮尔格林（朝圣者）州立医院举行的纽约州精神卫生诊所理事会读到（b）部分。

引自 The Journal of Clinical and Experimental Hypnosis, 1954, 2, 201 – 219。
Copyrighted by The Society for Clinical and Experimental Hypnosis, 1954。

对于一些有情绪疾病的患者，在治疗环境中，通过催眠可以快速确定其症状的功能。

基于情绪的症状甚至综合征可能会助长创伤事件的重复发生，可能会再现特定的生活场景，可能会满足压抑的性欲和攻击冲动，也可能同时构成对潜在本能驱力的防御和惩罚（Weisman，1952）。它们可能是精神分裂症反应的一种伪装或是对于自杀性抑郁的一种遏制（Rosen，1953b，1953c）。基于情绪的症状甚至综合征可以同时服务于所有这些功能，也可以不服务于任何一种功能，或者服务于任何特定的功能或它们的组合。

需要强调的是，患者之所以去看精神科医生，是因为患者的症状给他们带来了困扰。他们往往坚持要求治疗以缓解他们的症状。这有时候是可能的：移情治疗经常会产生疗效。改变环境（有时也足以应付）、增强患者的防御；或者，对于特定的患者，转移症状所在的位置（Erickson，1954），也可用一些不那么影响正常生活的症状来代替现有的那些原本会让患者失能或住院的症状。然而，要想让这种症状替代法获得最好的效果，治疗师至少要对于患者特定的主诉症状到底服务于哪些功能略有所知。一旦知道了原先的症状所服务的功能，治疗师就可以尝试在催眠状态下用一些不那么影响正常生活的，但仍能满足患者相同的神经症甚至精神病需求的症状来替代原先的症状，并有着更高的成功概率。

然而，对于有些患者而言，症状替代是断无可能的。不过，其中的一些人偶尔也能被治疗，而且见效奇快。他们去见精神科医生时，并不是希望摆脱症状，而是希望彻底留下症状。这提供了一种治疗的可能性，即症状可以被缩减。例如，一名 59 岁的铁路工人（艾瑞克森的患者）在有资格领取养老金的前 1 年摔倒后，一只手臂得了癔症性瘫痪。他愿意接受 7 天的住院治疗，但似乎下定决心要继续保持手臂的瘫痪状态。前 5 天，一位精神科医生与另一位医生一起"貌似草率地"讨论着这个病例如何地不可救药,并在患者处在催眠状态时一遍遍地检查和复查,争辩他是不是得了一种特定的综合征。他们一致认为,如果是的话,他最终会手腕瘫痪,但手指、肘部和肩部可以恢复自由活动。第6天,这些部位的活动都恢复了。内科医生和精神科医生都为他僵硬的手腕感到忧伤!患者留下了他的症状。事实上,他为自己无法动弹的手腕感到骄傲。从瘫痪的手腕那里,他得到了所有他想要的不便,以及一切他想从中获得的自恋满足,但他现在可以返岗工作了。最终,他和妻子都领到了养老金(Erickson, 1954)。

这类症状限制技术是一种极其重要的催眠辅助治疗技术,它的重要性非常值得我们去详细地加以思考。然而,在本文中,我们打算有所取舍,主要讨论我们在症状功能调查和评估方面的临床经验,而目前各种更新和更激进的催眠疗法技术仍处在调查研究当中。例如,可以用催眠来引发解离状态,可以用催眠暗示将梦境表演出来;可以用催眠来引发精神病的发作,然后再加以阻断,办法是通过直接催眠暗示或让患者年龄回到疾病发作前的一段时期,从而用有利于治疗研究的方式来引发替代性运动、植物状态或其他活动;可以用催眠来引发以慢动作呈现的攻击行为,以便对其中的单个成分进行详细的治疗研究;可以用催眠暗示让症状消失,与此同时增强症状背后的情绪,从而可以马上治疗症状的动力学部分;或者还有许多其他的催眠技术可用(H.Rosen, 1953)。

罗森博士呈报的案例对此作了阐释。一名多年前被诊断为癫痫的患者,在慢动作中出现催眠性突发症状。作为她所谓的癫痫症状的一部分,她开始强迫性用嘴唇吸吮,就像她正幻想着叼住母亲的乳头并试图吸吮那样。另一名最初被诊断为精神运动性癫痫的患者,被催眠引发了一次发作,然后被直接催眠暗示故意制止。此时她被引起了强烈地性冲动,乞求她幻觉中在场的阳痿的丈夫,与她做爱的次数不低于每3周一次,她试图用手指唤起他那根软塌塌的阴茎。一位患有瘙痒症的患者坚持认为,那是她的瘙痒,是她的瘙痒本身导致了她的紧张、无法入睡和易激惹。一被催眠,她就被告知,如果她真的希望,她的瘙痒可以消失,但不管它代表什么,无论是什么,都会变得非常强烈,强烈到难以忍受,以至于她再也承受不住了。她开始大喊:"别让我把她挖出来!别让我把她挖出来!"此时,虽然她的瘙痒消失了,但她开始把指甲抠进自己的皮肤里。早年的攻击性和创伤事件,特别是和她母亲有关的,不由自主地发泄了出来。她身上的瘙痒,以及它所起的各种作用,在某种程度上满足了她对丈夫和母亲的敌对和攻击性冲动。它的作用也包括掩盖了她潜在的抑郁,并将其控制住。

有时,似乎需要采取比这更间接的方法。第二位外阴瘙痒患者(艾瑞克森的患者)之前曾接受过各种过敏症专科医生和皮肤科医生的治疗,那是她不愿意的。相反,如果精神科医生对她的问题感到好奇,她会愿意被催眠:这将是她是否有意识地说出问题的性格力量问题。于是,艾瑞克森暗示她可以进入催眠状态,并在这种状态下做点儿什么,不管是什么,她都会毫不犹豫地让精神科医生知道。她同意了,并产生了正在打网球的幻觉,打得"很热,汗流满面",她解释说她想洗澡。她被告知,她已经是个大姑娘了,精神科医生不能让她真的洗个澡,但如果她是一个在大浴缸里的小女孩,她就可以洗。接着又加了一句,也许找个替身洗澡可能更令人心满意足。因为精神科医生在听(看不到),患者描述催眠状态中的幻想:看见一个小女孩儿在一边洗澡,一边玩弄着自己的生殖器,被她母亲狠狠地惩罚,并强迫她把浴缸里的一圈污渍都擦掉。

在下一次会谈中,还没有被催眠的时候,她说她有一件"蠢事"要讲:前一天晚上她洗过澡了,把浴缸里的污渍也冲洗掉了,而且她知道,把这件事告诉精神科医生,他明白一些事情,尽管她不知道那是什么。

我们的方法有时可能是这样的,起初是直接的,后来是间接的。例如,罗森医生的另一位患者是一名重度抑郁的 28 岁卡车装配工,患有痉挛性斜颈,持续了近 6 个月,他最终开始领取失业补偿金,因为扭曲的脖子使他无法继续密切、细致地专注于分配给他的工作。尽管他在长期持续牵引治疗,可一旦停止牵引,他的颈部就会立即扭转到最左边。

在追忆过程中,他展示了某些方面的防御性症状。他总是害羞、尴尬,害怕见女孩子,很少约会,也从来没有性行为。但他的一位工友曾承诺,一旦他用自己攒下的 2000 美元买一辆车,这位工友就会"撮合"他和一个女孩儿。

患者·他说她床上功夫不错,他给了我一个安全套。我还保存着。你看!我正打算买汽车的时候,我的脖子就成现在这样了。所以现在我必须等它好起来。这个样子我开不了车。在歪脖子开始之前的 2 年里,我的手会哆嗦,我会颤抖。有时候,我紧张的时候,头也会像我的手一样抖。那是因为我内心太紧张了。我根本无法放松。

医生以测试他的放松能力为借口催眠了他。只要他的头一直扭到最左边,他就显得平和、平静,甚至宁静和安定。但是,在直接的口头暗示下,当他的头转回到正中时,他的右手就隔着衣服抓住阴茎,开始手淫。当允许他的头回到最左边时,他又变成了那个一动不动、平静、看上去很安静的人。

艾瑞克森· (暗示的)你的头可以保持不转动(他又开始手淫)。你可以,你知道,如果你愿意,你可以保持不动,而你的头也不用转动。

此时,他的双手掉在身体两侧,他再次变得一动不动,但这一次,出现了剧烈焦虑的生理现象。他开始大汗淋漓,似乎汗流浃背,明显地颤抖起来。

意识到斜颈存在的一种功能性作用是压抑一种焦虑,由于当时作者并不认为他能够忍受这种焦虑,因此暗示他遗忘催眠治疗的这一特定部分,况且他宁愿不记得。症状替代似乎是可能发生的。例如,他可以被允许挤压一个能产生幻觉的橡胶气球,过一会儿,幻觉自己在看着别人这样做。与之相对应的是,作为新工作的权宜之计,他发现自己驾驶卡车时可以将一支特大号的铅笔死死地顶在方向盘上。

应该强调的是,尽管他在回忆既往病史时展示了自己症状的某些防御性,也许是适应性,但这些在催眠探索中并未出现。相反,也许使用了特定的催眠技术,一种功能性症状变得显而易见。这种症状的功能是对自慰活动的替代性满足。人们会记得,费伦茨认为抽搐是手淫的"等价物"(Ferenczi,1950)。该患者的斜颈在任何情况下都不能被视为抽搐,但尽管如此,由于他在催眠探索期间的行为,费伦茨的讨论立即浮现在脑海中。梅兰妮·克莱因也这样说,她 13 岁的费利克斯在同性恋和手淫冲动受到抑制时出现了抽搐(Melanie Klein 1948)。但是,应该记住,对于我们的患者来说,这些事件曝光一定是由于他和治疗师之间在催眠的人际关系里发生的那些事情,而不是因为催眠的人际关系。如果使用了其他催眠技术,或者如果以其他方式进行探索,那么获得的结果就可能完全不同。

我们的一个患者是个矿工的妻子。G 夫人(罗森的患者)30 多岁,3 年前做了子宫切除术,现在住院接受进一步的妇科检查。她仍在抱怨腹痛并希望进一步手术,她的外科医生认为腹痛是由情绪原因导致的。由于她有 20 年的"神经质发作"史,因此医生要求她进行精神科咨询。

结果证明,这些"发作"很大程度上是焦虑症发作。她会感觉好像自己内心在颤抖;变得"极度恐惧",确信自己有心脏病;从噩梦中尖叫着醒来,在梦里她会看到父亲在棺材里或丈夫和儿子被杀;常常叹息,但不知道为什么叹息。她不善于表达,对自己的发展史几乎没有给出有意义的细节,并将自己描述为一个相当快乐、适应良好、在社会上没有丧失行为能力的人,拥有她真正想要的一切。她只能自发地谈论自己的"发作",但没有透露更多有关这些发作的事实依据。先前的 X 线片显示她的一只胆囊丧失功能并伴有结石,医生建议进行胆囊切除术。她知道手术是必要的。此外,她希望接受治疗,以免半个晚上被迫辗转反侧,不得安眠。

医生建议她把注意力集中在她内心的颤栗上,她对此已经抱怨良久。医生又补充说,随着她的每一次呼吸,随着每一秒的流逝,她都会越来越放松,越来越放松,如此放松,如此彻底地放松,只要她愿意,她可以睡着。

罗森博士· 有些患者需要花 2～3 分钟,而有些,需要更久。只是继续呼吸,继续呼吸就好,只想着你内心的颤动;深深地、缓缓地呼吸,深深地、轻柔地,缓缓地、缓缓地呼吸。

除此之外并无其他暗示,也没有眼睑麻痹的暗示。以上的话被一遍又一遍重复,催眠师说话的韵律始终与她呼吸的节奏一致。不到 4 分钟,她的眼睛就闭上了,她看起来好像睡熟了。

罗森博士· (用低沉、放松的语气说)G 夫人,你有很多症状,你带着女性的困扰来到这里,似乎有一个坏了的胆囊,还有你认为的心脏病。只想着这些症状,除了这些症状什么都不想,只想着这些症状……现在就开始感受它们。它们都有一些共同点。它们都有一些共同点。试着去感受它。试着去感受它。感受它,感……受……它……感受它越来越强烈,越来越强烈,直到你感受到它如此强烈,以至于你知道它是什么。你的这个症状,你的这个主要症状,现在越来越强烈,越来越强烈,越来越强烈。感受它,感……受……它,现在就感……受……它。

G 夫人· (说到这里,她开始颤抖)我在发抖,我在颤抖(她几乎结巴了,但声音很小)。我不知道为什么。这就是我一直以来的感受(眼泪开始无声地从她的眼眶里流下来。听不到她的抽泣声)。

罗森博士· 如果你现在想停止颤抖,你可以的。你的症状会消失,如果你真的希望它消失,无论它代表什么,无论它背后是什么,无论它在掩盖什么,无论它到底与什么有关,现在都会浮出水面。你有足够的力量去面对它,不管它是什么。如果你真的希望它消失,这由你自己来决定,你的症状会消失,但是无论它包含什么情绪,无论它到底与什么有关,现在都会浮出水面。你会知道它到底是什么。我数到三,如果你真的想知道,如果你真的想知道,你真的想得到治疗,你的症状就会消失,但无论它掩盖了什么,无论它代表什么,都会浮出水面,我们会看到它,我们会看到它的真实面貌。

当时,她10岁,极度害怕、恶心,害怕自己会流血而死,没有意识到这是自己的月经初潮,也不知道它们是什么。片刻之后,她莫名地产生了一种被蹂躏的情绪,再次极度恐惧,恶心,害怕自己正在流血而死。所以她后来解释说,正是"同样的感觉",不仅在同房时,而且每当她丈夫对她越来越"温柔"的时候,她总会有这种感觉。

值得注意的是,当催眠暗示她专注于心脏、消化和泌尿生殖系统的常见症状时,她的焦虑就表现出来。当她此刻隐藏的情绪被催眠强化时,就激起了导致她情绪化表现的同一个重复性创伤事件。然而,所涉及的远不止这些。

即使只是粗略地研究她的案例概要记录,其他因素和问题也会变得显而易见。我们认为,在催眠的人际关系中,过度全面的迁移现象可能会迅速发展,有时在几个小时甚至几分钟内(Fisher,1953;Gill,1951;MacAlpine,1950,Nunberg,1951)。关于这个问题我会在正在审议的另一篇论文中详细阐述。然而,当这名患者被告知"感受它,感受它,感……受……它,越来越强烈地感受它"时,我们显然是在进行"捕鱼探险"(译者注:非法摸底调查),在黑暗中工作,不知道其中会涉及什么,但期待着会激起某些有意义的东西,无论是什么,都可以被利用。这项技术对某些患者非常有效。其他人可能会被告知,除了越来越强烈地感受到"它"之外,他们还会感兴趣和好奇"它"是什么,但他们不会知道这一点,但直到在他们希望的时间和地点,无论何时何地,以及哪一种对他们最有帮助和治疗作用,他们才会知道这一点。

例如,艾瑞克森的一位患者表示,无论是在催眠状态还是在意识层面,她都无法告诉我们她的问题是什么。她提供的历史似乎没有任何线索。因此,当她处于催眠状态时,她被告知,无论她的问题是什么,她都会越来越强烈地感受到它,但只有在对她来说时间、地点都合适的时候才行。这说法在6次催眠治疗中反复提及,之后她说:

G夫人·我有些非常愚蠢的事要告诉你。我自己洗衣服。但我的生活花销很恐怖,因为我的内裤从来只穿一次。我总是在黑暗中把它们脱下来扔进垃圾桶,从来没有再看一眼。前几天,我觉得需要排便,而且我的感觉非常强烈。

当时我到卫生间里,当我坐在马桶上时,我突然意识到之前我很少用卫生间。从孩提时代起我就一直把内裤弄脏,藏起来不让自己看到,这很傻。

现在我能在合适的时间、合适的地方感受到它,我想知道我要如何处理自己存的 3~4 打(36~48 条)内裤。

后来发展到她每天洗 1~3 次澡。这对她来说一直是件麻烦事。她的强迫性洗澡现在已经消失了。

即使精神科医生在黑暗中进行这种"捕鱼探险",如果他的措词经过精心策划和谨慎挑选,他的患者也会理解并将其含义具体地与他们自己的问题联系起来。治疗师没有必要知道患者知道什么。在患者的无意识中的某处有一种理解,正如即使是在最焦虑不安的梦里,有对梦意义的理解,同时也有对认出梦意义的阻抗。治疗师愿意让患者知道,但除非患者准备好并希望他先于治疗师知道,这种宽容的态度使一些患者能够在治疗上的必要节点给他们的症状赋予任何意义。然而,对治疗师来说最重要的是,以某种方式让患者清楚地知道,在某个特定的时间将可行的恰当、正确、具体、明确的意义置于他的笼统的理解之上。

如果能做到这一点,精神科医生就不会落入"陷阱",因为他们经常试图在短时间内为患者做太多的事情,而不仅仅是因为患者对治疗缺乏积极性。医生可以放心大胆让患者自己把拼图拼在一起,事实上,对此,患者应该与治疗师共担责任。

有时,当治疗师定好具体的研究程序时,可以把着重点放在患者一个或多个症状所体现的适应性上。也许这些症状的防御功能就会变得一目了然。患者常常会有一些伪装性的表演。随着症状的暴露,患者的基本冲突甚至人格结构有时候可能会变得显而易见。尤其是某些患者,他们可以用神经症症状来控制自己潜在的精神病,以至于从结果来看,他们可以继续进行还不算糟的适应性社会生活,至少在某些时候是这样。

案　例

罗森博士的一名斜颈患者,通过迄今所了解的技术我们都无法对其进行有意义的研究。在咨询会谈期间,他几乎都是用单音节的方式回答问题,没有做出任何自发的评论。据转诊的精神科医生说,他无法接受治疗,因为他从明显的器质性疾病中获得了自恋的满足感。由于他被专门转诊至此进行研究,如果有必要的话,他会接受催眠治疗,随后运用眼睛凝视法催眠了他。医生直接暗示,如果他愿意,他的脖子"可以"转到正中。注意,在这里用的不是"会"这个词。结果发现暗示无效。对此,患者表示他感到"失望、沮丧、绝望",他再也不想努力做些什么了。

罗森博士·这似乎是你在这里的感受:沮丧和绝望。不过,一定有一段时间你很想做某件事,并且享受它。当我从 1 数到 10,你会回到过去,回到以前,回到那个你很想做某件事的时刻,享受它;1,回到过去,回到从前,回到那个你很想做某件事的时间,那件你特别想做的事,享受它;2,回到过去,回到从前,回到那个你特别想做某件事的时间,你竭尽全力去做的事,享受它;3……(以此类推)。

医生用各种各样的方式强化这个暗示,一直数到 10。一数到 10,他就从椅子上站起来,大步走到房间中央,左右点头致意,微笑着举起右手,慷慨激昂地呼吁献血者向当地红十字会献血。随着事态的发展,医生发现这实际上是他 5 年前发表的一次真实演讲。事实上,演讲进行得相当不错。它持续了大约 15 分钟。其间,他的头不时转向左右两边,经常朝向正中。演讲结束,他坐了下来,微笑着,很满意,显然正享受着掌声。他的头保持在正中。接着,随着时间的推移,他被催眠回到当下(不过,给他一个暗示,他的头保持在现在的位置)……开始是一年一年地回归,然后一个月一个月地回归,最后是一周一周地回归,直到回到当下。他的头自然地停在正中,不是僵硬的,他看上去没怎么用力。

在他被催眠回到现实之后,他沉默了大约 5 分钟。罗森博士也保持着沉默。

患者·(耳语般)那个**混蛋一直告诉大家我是个**(译者注:脏话),我想杀了他。但他把隐形的铁丝网罩住了我。所以如果我被这样(译者注:被一方诅咒是某一类人),我自己真的会变成一个**。但如果你被吸走,它们就会融化消失,那样我就可以自由地杀了他。不是吗?求你了!

只要他的脖子保持在正中,他就变成临床中的偏执狂和精神病患者。他的表现维持在这个水平上。然而，直接催眠暗示他的脖子再次扭向最左边的时候，这种偏执狂的现象不见了，他对过程产生了遗忘，尽管他仍然处于催眠状态，医生也没有给出导向遗忘的暗示。

虽然他的斜颈使他无法继续从事他的职业，但在这个特殊的时候，试图剥夺他的症状似乎是不明智的，因为如果这样做，他的症状很可能会发展并出现临床上的偏执性精神病，而这种精神病可能需要强制住院治疗。顺便提一句，这位患者离开巴尔的摩后，偶然被一位外科医生通过手术"治愈"了他的斜颈。据曾见过并随访过这名患者的加内特和埃尔伯里克说，他并没有像我们预期的那样变成精神病，只是他无法再就这个扭曲的脖子求助，至少一开始是这样的（Foltz, Knopp, & Ward, 1959）。顺便说一下，几个月后症状复发了。后期他发现可以做出某些调适，医生将尝试对其调适的模式进行有意义的随访。

简而言之，对于这样的患者来说，是否可以通过催眠剥夺他的防御来最有效地帮助他，以便使他获得治疗？根据约翰·罗森（1953）开发的与此有关的这类技术，如果没有这样的随访，我们在研究的阶段甚至没有资格进行大胆地推测，在我们见到他时，也不会觉得有必要进行调查。对这名患者来说，通过表演来逃避症状形成的风险似乎太大了。他的外科"治疗"涉及什么，以及在幻想中对他意味着什么只能猜测。

然而，对于另一种类型的患者，尤其是那些有精神分裂样抑郁症、潜在自杀倾向的吸毒成瘾的患者，我们认为这一特定方向的研究可能很有必要，因为吸毒成瘾症状在其效果上比它所掩盖并可能控制的疾病进程要严重得多，还因为随着症状的消除，潜在的疾病进程本身可能变得易于治疗。我们认为这点至少值得研究。

似乎怎么强调使用此类调查技术可能涉及的潜在危险都不为过。如果使用这些技术，患有"神经性精神分裂症"反应的患者必须同时得到足够的支持以中止，或者更确切地说，防止临床上的精神病性自我崩溃。对于患有器质性病变或所谓心身疾病的患者，似乎有必要以极其缓慢和谨慎的速度进行：有时诱发精神病发作的可能性是如此明显，即使只是坚持让其回忆被遗忘的记忆。许多精神科医生会犹豫或拒绝接受对此类患者的治疗，除非预见到上述意外情况并能采取足够的保护措施,否则如果采用本文所述的催眠诊断技术对此类患者进行探索,他们的情绪问题可能会变得更严重。另一方面,如果精神科医生训练有素,并且采取了充分的预防措施,这些危险是可以避免的,原本得不到帮助的患者可以得到帮助,甚至可能是很大的帮助。

罗森博士的一名患者是位 25 岁的老兵,他得了相当严重的溃疡性结肠炎。罗森博士第一次见到他是在 4 年前。我们认为他的结肠炎所起的作用与自杀相当,因此建议他进行相对密集的心理治疗。与建议相反,他决定接受胃肠科医生的支持性治疗,但他的结肠炎每况愈下。5 个月后,事情严重到了必须去退伍军人医院住院进行回肠造口术的地步。他的胃肠科医生和外科医生都认为手术势在必行。他们说,他的结肠看起来像一个"又红又热"的阑尾(译者注:溃疡性结肠炎肿胀充血,看上去就像典型的化脓性阑尾炎的表现,必须手术)。

罗森博士与医疗服务负责人和外科医生讨论了相关问题,大家一致同意在接下来的 1 个月内,我们在医院的全部咨询时间将用于尝试帮助他主动寻求精神科治疗。这是唯一的心理治疗目标。手术因此被推迟,尽管住院医生请了医院外的专家来帮忙,对他进行威逼利诱,胁迫他提出手术要求,他们都没有成功。

在 6 周内的某一天他表示准备好了,愿意接受精神科治疗。因此,在他自己的要求下,他自愿承诺转院到另一家退伍军人医院,他在那里接受了几个月相当密集的心理治疗。他恢复得很好,可以出院了,又在门诊接受了几个月的治疗,他被认为没有足够的动力接受真正的强化心理治疗,因此又被支持性地照顾了一段时间。

3 年半后,他紧急来预约。他这样说的:"我现在大便失禁,几乎每天都弄脏我的内裤。"他解释说,因为他是一名推销员,每周收入只有 75 美元,所以他希望得到的治疗是能够让他在户外时不会大便失禁就好。"我不想让它出来!"他强调说。

他通过眼睛凝视法快速导入催眠状态,进入一种足够深的催眠状态以达到执行遗忘暗示的程度,然后告诉他,他有权利按照自己的意愿选择是否保留"它";让"它"出来还是保留"它",选择权在他,也只在于他自己。到目前为止,医生尽可能使用了他的准确措词。显然,当他使用"它"这个词时,它指的是排便;

但似乎值得朝着正在探究的方向进行探查，因为如果不这样，目前可以判断的是我们会遇到阻碍。

这个暗示一提出来，他就开始扭来扭去，一边抽搐着大哭，一边以最高的嗓门喊道："我不要！我不要！"

"如果你不想，你就不必做。"罗森博士附和道，"这完全由你决定。"听到这些，他开始快速吞咽。然后，他跪在诊疗室地板中央，做了一些可以被理解为拉下拉链的动作，做了一个把什么东西拿在手里的动作，把嘴凑过去，开始强迫性的快速吮吸。他突然又开始大喊大叫："风暴！风暴！"走到沙发前，躺在沙发上，嘴唇一直进行着用力地、明显地吮吸动作，一会大笑着，一会大哭着，随后渐渐沉默，然后逐渐放松下来。治疗结束前，他被告知，他可以按照自己的意愿记住到底发生了什么，但选择权在他自己，也只在于他自己。他对这种发泄产生了遗忘。顺便提一下，到现在都仍然没有记忆。

在接下来的1周里，医生见了他2次。两次他都躺在沙发上。被同样的眼睛凝视法进入催眠状态，但只进入浅度催眠状态，并被告知在他说出脑海中出现的任何东西时，精神科医生会保持沉默。他还被告知，他会记住这两次会谈期间发生的一切，以及他所说的一切。他能想到的只有"风暴！风暴！"几个月来，他对阴唇有着"强烈的欲望"，但他从来没有足够的勇气去尝试。但这与他的症状没有任何关系，或者他是这么说的。他最想通过治疗摆脱它们，过上正常的有家庭有孩子的婚姻生活，尽管他不认识任何他想娶的女孩。顺便说一句，到现在为止，他不再弄脏衣服了。

他被安排在下一周再进行2次会谈，但不幸的是，他感染了一种当时很常见的流感。他这样解释说，以前，每当他感冒时都会完全大便失禁。由于某种原因，也许与治疗有关也许与治疗无关，他现在能够控制大便了。2周后，当他再次就诊时，医生与他就这一点（译者注：感冒后不一样的表现）进行了详细讨论。

这次治疗完全处于非催眠状态。一进入诊疗室，他就问如果治疗师有症状，他自己会做点儿什么？回复是：我希望进行密集性治疗，可能是分析性的，但至少是以分析为导向的（Cushing, 1953）。他说他也希望这样做，但负担不起。假如要他不得不向他叔叔要那么多钱，那样的话他宁死也不愿那么做。当然，如果他真的需要,他可以得到它,但那样他还不如死了。无论如何,他不再那么恶心了!他刚买了一辆3000美元的汽车。如果要在付钱给精神科医生还是买车之间做出选择,他更喜欢买车这是他真正希望的,他对此也非常地坦率,在接下来1个月每周就诊2次,这样他就可以完全控制自己的症状。如果未来有必要每隔一段时间进行一次治疗,就像过去那样,他会感到满意。因此,双方同意在接下来的1个月每周来治疗2次。

下一次会谈非常戏剧化,甚至是有些夸张的。患者刚进入浅度催眠状态就开始气喘吁吁,表现出明显的焦虑,然后上气不接下气地大喊道:"我想到了一场风暴。"然而,他没有对此发表进一步评论,而是说,他现在想的是一个朋友的妻子,这是以前治疗过他的精神科医生的妻子,再然后是约翰,一个很娘的熟人,他的鼻子的形状跟女人的一样。接着,他开始呕吐,感觉自己必须冲到厕所去,以免吐到诊疗室地毯上,于是,他从沙发上跳起来,结果发现自己的呕吐已经停止。"我把'小弟弟'放到约翰嘴里。"他解释道,"这就是我呕吐的原因。"在随后的讨论中,很显然,他知道这个特定的熟人并没有对他口交,尽管如此,"这似乎真的发生过。"接下来就这个比真实发生还要真实的体验展开讨论,当他在街上做日常工作时,没少经历过完全相同的反应,但当时在意识层面并没有任何同性恋幻想,尽管"我经历了完全相同的体验"。于是他继续说道:"我是怎么看的,我要么抽筋,要么呕吐。它有两种表现形式。在我的意识幻想中,如果我觉得自己正在把'小弟弟'放进约翰的嘴里,我会吐口水。当我射出来的时候,我就得到了释放。"

到此,这次会谈已接近尾声。因此,他被告知,如果他想记住这些内容,他可以记住;但如果他不想记住,他就不需要记住。接着,医生唤醒了他,解除了催眠状态,并与他在意识层面上简要讨论了治疗中获得的内容。他完全记得这些事,并且能够以有意义的方式讨论。目前,看起来他们已经建立了相当不错的治疗关系。

这位患者潜在的愤怒直到后来才显现出来,在他相当戏剧化的性爱表演过程中已经暗示了这一点,同时也至少是以一种可以接受治疗的方式。

他的这种行为本身值得探讨。我们留意到,他最初表达出来的有意识的性幻想都和舔阴茎有关。而在催眠状态下的性幻想是有人在和他发生口交,对此他还偶尔记得。而他更深层次的性幻想是他在非常积极地给别人口交,这从他的表演可以看出来,而他对这段表演产生了自发的遗忘。所有这一切,即使在早期治疗中,他也不知何故与结肠炎症状联系在了一起。玛丽·库欣在讨论溃疡性结肠炎患者的精神分析治疗时(Cushing,1953)所强调的口腔功能立刻浮现在作者的脑海中。

根据我们的经验,这种类型的表演行为往往与患者受到压抑的欲望有关。当患者表演手淫的时候,这种说法尤其显得有说服力。心理学的文献中也有过这样的例子。例如,在催眠诊断咨询会谈期间,治疗师可以用催眠来引发明显的癫痫或哮喘发作,然后再加以阻断,患者之后不可避免的焦虑可以被治疗师的直接言语暗示所抑制,这样一来患者潜在的幻想就有可能喷涌而出进入意识层面,甚至到了被患者表演出来的程度。不出所料,目前对于癫痫或哮喘发作的调查表明,这些发作似乎部分带有被压抑的性冲动或攻击冲动,只是患者用了实践的或替代性的运动来防止这些冲动显现出来(J.Rosen,1953)。

例如,一位20岁的矿工妻子(罗森的患者)被诊断为"心因性癫痫"已有2年半。她被转诊并接受密集的神经内科和外科检查。然而,没有任何一项检查有明确的结果。因此她被要求进行精神病学的评估。她在做脑电图检查时由于服药而昏睡过去,所以比预约时间晚到了将近1小时。护士一开始还差点没能把她唤醒。因此,当她走进我们的诊疗室时,一副昏昏沉沉,几乎马上要睡着了的样子,我们只好用催眠暗示让她清醒过来,清醒到可以让我们对她进行有意义的精神病学调查的程度。于是,她开始解释她的"经期"是怎么回事。很明显,这是她的口误,她实际想说的是癫痫发作的周期。

患者·我刚毕业,正在找工作。我感觉我在咧着嘴笑,只是痴笑,我控制不了它,但我努力了。我总是感觉有人在嘲笑我,或者看着我。那让我很尴尬。我总是为这些发作感到尴尬。但如果我咳嗽或大笑,就会克服它们。我就是这样阻止它们的。它们吵醒了我,我开始大喊大叫,想哭。而且情况越来越糟,所以我现在每晚发作4～5次。

我们通过直接暗示："让它发作吧"，引发了她的一次癫痫发作。她大张着嘴，全身似乎都在颤抖，并呻吟着。于是，她用右手捂住嘴，并开始咳嗽，这使得"发作"停了下来。接着，我又暗示她：当数到 10 的时候，她会再次癫痫发作，但这次不会咳嗽。她呻吟着；全身颤抖，双腿伸得笔直。她两边得胳膊都变得僵直起来，且双拳紧握举在半空中。她的头来回摇晃，好像是在说不。她双眼紧闭着，看上去还皱着眉头。她的嘴巴张得如此之大，以至于我们可以看见她牙齿紧咬在一起。大约 8 分钟后，她突然瘫软了下来，似乎彻底放松了，露出了她之前所说的"痴笑"。

罗森博士· 你看起来很轻松。你能告诉我你感受到了什么吗？

她回应道，无论是在发作期间还是发作之后，她都毫无感觉。这时，她被告知，在数到 5 的时候，她会再次发作，这次她会感觉到，真的感觉到，与之相关的任何情绪，任何感觉。精神科医生慢慢数到 5。她变得僵硬了，双臂手肘弯曲，手和手臂快速地前后抖动，头从一边到另一边不停地摇晃，好像在否定，腿僵硬又颤抖。

罗森博士· 现在我数到 5，发作就会停止了。当我数到 5 时，它就会停止。1，2，3，4，5（她突然放松了，然后开始颤抖。她看起来很害怕）。当我数到 5 时，你的颤抖就会停止。现在不需要害怕了。你可以面对它，不管它是什么。1，2，3，4，5。

她用一只手抓住另一只手。她的腹部开始越来越快，越来越剧烈地起伏。她突然把右手放在两腿之间，迅速地隔着衣服自慰，大概有 1 分钟半的时间。继而，她长长地叹了一口气，然后躺在沙发上，显然完全放松了，脸上还带着同样的"傻"笑。

罗森博士· 现在我们俩都知道这是什么，不是吗？

她点点头。

因此，这意味着她每一次的癫痫发作，都是她正在自慰……她想起自己很小的时候，当时她哥哥正在给她套上一件雪地服。她问哥哥她可不可以先玩一下自己"下面"，他可不可以不要告诉妈妈。哥哥说他不会告诉妈妈。然而他去告了密。结果，妈妈告诉她，她所做的事情会让她下地狱……那么，她每次的癫痫发作，都代表她正在做那件事吗……她是天主教徒，教义认为手淫是一种罪。她该怎么办？我们将之后的讨论聚焦在她对于精神科治疗的需求上，以及她做出必要安排来接受治疗的可行性。

艾瑞克森还有一个患者，一个"咧嘴痴笑"的女孩，对她而言，艾瑞克森并没有暗示她做类似的演出，也认为没有这个必要。这位患者解释说，她的咧嘴痴笑会不定期地发作。于是，当她处于催眠状态时，艾瑞克森讨论了微笑：例如，微笑会持续多久，笑容如何缓缓地展现，又慢慢地收起，当人们微笑时，他们是如何心情愉悦，感觉良好的，这种微笑的感受举世皆然。既然笑容是如此自然天成的事情，艾瑞克森接着说，我们绝不应该称之为"呲牙"，绝不应该冠之以"痴笑"，绝不该说它是一种犯花痴的表情，而应该把它看作是人类，无论男女，功能正常的情绪表达之一。艾瑞克森补充道，不管怎样，每一种情绪表达都是有意义的。

在她的下一次催眠中，这个女孩请艾瑞克森向她解释经期。艾瑞克森问她是想要在清醒状态还是催眠状态下了解它。

女孩·我想可能我应该在两方面都知道，所以现在就告诉我，然后叫醒我，再告诉我一次。

她的"咧嘴痴笑"发作现在已经结束了。她的痛经已经消失了。她不再每月因严重绞痛而卧床 3 天。当她再一次走进诊疗室时，她说："医生，我今天是个女王。"

在过去的 5 年里，我们中的一员罗森博士，在他治疗的 3 名并非患有精神疾病的催眠患者身上见识过患者的手淫反应,类似于上述两位患者中的第一位"痴笑"患者的表现 (H.Rosen,1953)。此外,在同一时期,罗森博士还在医院病房里问诊了三位患者,之前 医院没有发现他们患有精神病,但在问诊过程中,罗森博士目睹了患者触摸或以其他方 式把玩自己的生殖器。不用说,罗森博士没有催眠他们。而是建议医院将他们每一位都 作为精神病患者来收治。

有一个非常令人感兴趣的现象,边缘性精神分裂症的患者越来越频繁地申请接受催 眠治疗。

> 例如,罗森博士的一名患者表示,她虽然没有任何症状,但仍想申请接受催 眠状态下精神病治疗,因为她希望自己适应得更为良好,情绪上更加健康。一进 入诊疗室,她就立即躺在沙发上,双腿弯曲抬到大腿之上,又将大腿抬到小腹之 上,并开始呻吟起来,同时做出再明显不过的腹部抽动动作。她从来没有被催眠 过。通过询问,作者看出她正在呈现着一种自发性的发泄行为。治疗师并没有 给出过暗示也没有催眠过她,她自己在表演生孩子。作者就此事进行了进一步 的询问,得知当时她想象着自己正在穿过产道从而获得"重生"。随着病情的进 一步发展,她出现了紧张性反应。

我们可以认为,精神分裂症患者更容易接触到自己的无意识。弗瑞达·弗洛姆·瑞 茨曼、约翰·罗森和其他人发表的案例资料对这个想法有着充分的说明(Frieda Fromm Reichmann,1950;John Rosen,1953)。另一方面,我们认为,被催眠的神经症患者 有时可能更容易接触到的并不是他的无意识,而是他的前意识。正因为如此,对于选定 的患者,我们可以很容易地通过上述类型的催眠技术来研究他的症状和综合征。有时 候,我们可以很快地将症状的源头追溯到某些生活境遇或创伤事件。有时候,症状的象 征意义会变得很明显,尤其是当同性恋、自慰、攻击或杀人冲动被压抑时(Seitz,1953)。 我们可以将患者被压抑和碎片化的情感、想法、情绪妥善地加以整合,当我们在治疗恐惧 时尤为如此。对此,哪怕我们直接让患者在意识层面重演之前的创伤事件也能奏效。或 者同理可证,我们也可以让患者演出特定的幻想。

例如，罗森博士的另一名患者，在声称由于分娩比预期中早了 2 周，现在就要去医院，她给住在其他州的母亲和婆婆发了电报，要求她们立即前来，随后在医院的紧急会诊中被发现是假性妊娠。

她带着抗议来到诊疗室，走到沙发前，躺在上面，拉过双腿弯在身下。由于她的腹部隆起，很容易被当成孕妇。

罗森博士保持沉默。3～4 分钟后，她开始自发地抽泣。

患者· 我不想自杀！对于没有孩子我并没有太不高兴。但我认为没个孩子我就活不下去。我以为我怀孕了。我感觉到了那些胎动，我是那么高兴。我会把食物吐了，为此开怀大笑。大约 9 个月前，我去看了医生，他告诉我，我是(怀孕了)，于是我开始寻找蛛丝马迹。所以我去找 A 医生。他说："如果你真的怀孕了，现在说还为时过早！"我想知道他为什么不告诉我，所以我去找 B 医生。他说我是(怀孕了)。然后，2 个月后，他给我做了一次测试，说我没怀孕。但我知道我是(怀孕了)。所以我注意饮食，照顾好自己。我感受到了生命。我怀孕了。我知道我是(怀孕了)(她开始抽泣)！

最初随着事态的发展，她告诉邻居、朋友和亲戚自己怀孕了。她甚至告诉了入院分娩预产期里遇到的所有人。"我现在感觉到了我身体里的生命。"她坚持道，"我就要生孩子了。现在，就快了。"

罗森博士· 可是，每个医生都告诉过你，你没有怀孕。你认为他们为什么这么说？

患者· (她沉默了大约 5 分钟，然后慢慢地开始说话)在过去的几个月里，我一直生活在一个梦境里。我已经计划好了，也已经都说了。我希望我现在就死了。我不能对自己做任何事，我是天主教徒，但我一直在想被汽车撞死。在 4 年前的 5 月下旬，我父亲去世了，那时我哭了太久。自那以后，我把一切都藏在心里。我不想让爸爸担心。我们并非没有妈妈。这从来没有困扰过我，我一辈子都这么压抑，但从来没有真正哭过(因为我爸爸会担心)，除了医生说他只剩 30 天的生命时。

他在我结婚 1 周年纪念日时下葬的。

（她一抽一抽地啜泣，然后开始尖叫）我要生孩子了！我要生孩子了！

说到这儿，她突然停下来，不再讲话。在这个节点上，她被催眠了。她的双腿在沙发上分开，膝盖弯曲，大腿抬到腹部上方，开始呜咽呻吟。然后，在接下来的 10 分钟里，她的臀部和腹部几乎有节奏地上下、前后起伏。

患者·（当被问及她在做什么时）生我的孩子。

罗森博士·你的……孩子？你确定吗？

患者·（问到这儿，她的身体运动停止了，她停下来，不再呜咽和呻吟，以几乎听不清的声音喊道）不……不是我的孩子。我要生的是我的父亲，我太需要他了。

说完，她完全沉默了，一动不动。

她还在催眠状态里，接着自发地补充道，她在头脑上知道自己不是真的怀孕了。但她觉得她是。然而，她现在已经分娩了，所以她不再是真正的孕妇了！

在催眠治疗结束之前。这位患者被告知，只要她真的愿意，她可以记住发生的一切和她说的一切，但如果她愿意，她也可以忘记她在被催眠时说过或做过的任何事，无论是全部还是部分。医生随即结束了催眠治疗。

通过让患者做梦往往能够规避这种类型的真实表演，在催眠状态下，无论她真正想要什么，都可以非常自由、非常生动地做梦，而不需要抑制，所以对她来说，这是真实的。这种做梦时把事情表演出来的方法也可以非常有效。由于本文的篇幅所限，而且这种技术很简单，此处不再提供案例说明。

讨　　论

在本文中，我们强调并阐明了各种催眠技术，通过这些技术可以评估神经症和精神病患者的症状功能。催眠诊断会谈的逐字稿几乎被完整引用。基本冲突甚至人格结构有时变得显而易见。然而，目前还没有尝试描述这些患者后来的治疗过程。这可能会在一些专门针对个别患者的临床论文中实现。在本文中，我们试图将自己局限于催眠技术和催眠治疗调查技术在确定症状功能方面的讨论。

对有些患者来说，神经症状所起的作用看上去几乎是有意识的。他们在催眠引导后几乎立刻变得显而易见。似乎没有必要使用特定的专业催眠技术。举例来说，罗森博士的一位患有严重瘙痒症的患者表示，她想要的就是做爱，这却让她阴道内的瘙痒变得难以忍受。她确信自己唯一的"治愈"方法是离婚。另一方面，对于其他患者来说，这种治疗当然是预先意识的。然而，仅仅通过催眠引导，这也可能被激发或表演出来。我们的假孕患者就是一个很好的例子。但对于某些患者，如溃疡性结肠炎患者，在实验上明确症状的动力或功能之前，必须抓住并重复特定的关键词。对于剩下的其他患者，必须使用专门的催眠技术。在前面的讨论中已经详细阐述了。

不过，对于这些技术的使用，有必要给予提醒。某种情况下，年龄回溯有时候会服务于人的三我中的自我的利益（Kris，1950）。这些技术如果使用不当，可能会对患者造成明显的伤害，尤其这些技术的使用者是那些缺乏训练或未经训练的精神科医生、心理咨询师，甚至是自封的家庭顾问的时候，这些人对于他们所治疗的心理问题并不具备任何的知识或者认识。这些人可能会鼓励精神病患者产生幻想，他们会通过直接暗示或对患者心理动力资源的不当处理，促使甚至强逼患者去加强其防御，而这种防御的加强对于治疗是绝对不可取的。这么说并不是要反对一切激进的催眠调查技术。然而，我们的确反对无能和未经训练的人未经许可和不受控制地使用催眠，他们认为催眠术只是雕虫小技，他们把催眠当作幌子，用来掩饰他们缺乏足够的精神动力学训练的事实，或者把催眠当作手段，用来为自己尚未解决的人格问题获得替代性满足（Rosen，1953）。

例如，我们可以很容易发现，如果事先不采取特定的预防措施，我们治疗的一些精神分裂症患者（精神分裂症前期或神经性精神分裂症患者）本来还相当不错地进行着补偿性的社会适应，却会因为这些技术的使用而突然发作，甚至引发一种紧张症。我们必须始终把伴随着自我保护和增强的现实检验作为最重要的需求来看，而不是不动脑筋地一味引发攻击性的催眠现象。不过，对于某些精神病患者来说，出人意料的是，后者可能是有价值的。

举例而言：我们一位患者（罗森博士的患者）的丈夫认定并告诉罗森博士，他的妻子患有紧张型精神分裂症。事实证明，这位患者丈夫是一个小混混、偷窥狂和裸露狂。在他被捕并判刑后不久,他妻子问我们为什么让玫瑰漂浮在办公室的空气里。她知道罗森博士是个催眠师,因此一走进办公室,她就自发地进入了催眠状态。罗森博士告诉她,想办法让玫瑰飘进一个花瓶里。于是,她幻觉中的玫瑰先是变了颜色,接着又变成一片玫瑰花丛,不过罗森博士应该从来没有看到过办公室里的这片玫瑰花丛。紧接着出现了一个幻觉,患者又描述了一个小女孩正看着她的父亲在修剪玫瑰。经过几个月的治疗,她会自发地喊道:"让我坐在那里,我就会告诉你该如何处理那些玫瑰和那个正在长大的女孩。"后来,她不再提及玫瑰的话题。并开始在催眠中的不同年龄段用不同的拼写方式拼写自己的名字。她经常讨论幻觉中自己的形象,他们有不同的名字,穿不同的衣服,待在不同的地方,具体取决于她幻觉中所发生的特定事件。终于,她谈到了高中时自己的成长和调整,接着是大学时自己的提升和适应。后来她不再是临床意义上的精神病患者,成为一名能够胜任某个责任岗位的人。

在人类行为如此复杂的领域里,为研究建立令人满意的实验环境通常是极其困难的,有时甚至是不可能的,哪怕是要研究被假设为相对简单的现象(Wolberg, 1945)。当行为模式被当作研究对象时,假设经常被提出,但很少被验证。除非患者接受长期治疗,否则通常无法确定症状功能。然而在被选中的患者身上,催眠技术已经被用作有效的治疗和实验工具,用于验证之前提到的动力学概念。这当中最重要的极有可能是艾瑞克森(1939)关于日常生活中的精神病理学的催眠实验,艾瑞克森和库比(1940)有关一个又一个催眠受试者呈现恍惚状态、解离状态的另一种晦涩难懂自动书写的状态研究,法伯和费雪(1943)有关催眠大学生解析梦境的研究,沃尔伯格(1945)在患者催眠状态下象征性地将材料整合进梦境的直接暗示,以及罗森(1953)对催眠幻想唤起和戏剧化技术的研究,尤其是对一个患有严重外阴瘙痒的患者的研究。此外,塞茨(1953)的实验也值得好好研究。

值得注意的是,我们的许多患者会自发地发泄,偶尔是在治疗当下,但有时是在退行到更早期的生活状态和行为模式的时候。在大多数说明性的案例中,这似乎是出于某种强迫性。

虽然我们认为这种类型的发泄至少可以说明症状和症状复合体所起到的一些功能,即使如此,还是有必须要提醒。这些患者可能会以某种方式,也许并不罕见地,通过归因于催眠中的医患关系,来合理化自己在催眠状态中演出受压迫或压抑的欲望的行为。其中一些人很可能会对治疗师进行性挑逗,我们必须将这种行为视为既代表了患者试图诱惑治疗师的企图,又是患者性冲动的一种无意识表达,这种性冲动被无效地利用来掩盖患者明显的内在敌意和攻击,这些敌意和攻击表面上是针对治疗师的,但在更深层次上针对的是患者童年早期和婴儿期的关键人物(J.Rosen,1953;Wolberg,1945)。

这种宣泄虽然暂时有助于缓解紧张情绪,从而提供情绪上的放松。但没有解决人格的任何问题,所以结果不能算有疗效。但在某种程度上,它确实涉及患者的动态参与,并可能或有助于使患者积极参与制定要实现的治疗目标,以及患者在后期治疗过程中的积极协作。不过,对这一点的讨论不在本文的范围之内。

摘　　要

症状甚至综合征可能会促使创伤事件的重复发生,可能会重现特定的生活情境,可能满足压抑的性欲和攻击欲,也可能同时构成对潜在本能冲动的防御和惩罚。他们可能掩盖潜在的精神分裂症反应或抑制自杀性抑郁症。它们可能同时服务于所有这些功能,或者一个都不是,或者为某个特定的功能或任意功能的组合服务。

在治疗环境中,选定患者的症状功能在催眠状态下可以被快速确定。可以利用各种技术,通过直接催眠暗示或通过使患者退行到疾病发生之前的时期,发作可能会突然发生,继而被阻止。这样,替代性症状和其他症状以一种可用于治疗性研究的形式被引发出来;发作可能会在慢动作中呈现,以便于对单个症状进行详细的治疗研究;解离状态可能被引发出来;也可能会根据暗示做梦;或者症状可以被暗示消失,同时加剧症状背后的情绪。如此一来,潜在的动力学内容又可以被立即用于治疗。另外,还可以利用其他技术。

如果治疗及评估是通过这些技术进行的,并且假设治疗成功,可能类似"原木堵塞"的情况。原木堵塞河道通常可以通过拔出 1～2 根关键的木头来打破堵塞的局面。剩下的原木就会开始归位,整个河道堵塞就会消失。这可能就是在这种类型的治疗过程中所发生的情况,但程度有限。

本文阐述了各种各样的技术。然而,为了保护患者的隐私,病例记录有时被改编。

第十四章

抽动秽语综合征的实验性催眠

米尔顿·艾瑞克森

编者按： 抽动秽语综合征（妥瑞综合征）的治疗发生了天翻地覆变化。这篇文章写于50多年前，当时还没有开发出有效的药物或制定诊断标准。

引自 The American Journal of Clinical Hypnosis, April, 1965, 7, 325 - 331。

　　令医生非常遗憾的是，两名患者（35～36岁）来诊疗室寻求抽动秽语综合征治疗，一名是已婚妇女，有3个孩子；另一名是已婚男士，没有孩子。两人都有急性突发症状发作的病史，都要求接受为期2年的治疗，并要求随着治疗的继续，逐渐减少治疗会谈的频次。两人都坚持要求催眠治疗，并确信这将是他们的"救星"。对于这两个人来说，病情的发作都是急性的、有局限性的，并且非常相似。

典 型 案 例

案 例 一

　　某个周日，在听课的过程中，这位女性患者极度痛苦地发现自己难以控制地说出各种脏话，特别是有关身体功能和性行为的粗话，并认为所有这些都是源自"耶稣"。她一边拼命地与压倒一切的发声冲动作斗争，一边强烈渴望做鬼脸、做手势、摆姿势。她的丈夫注意到她的痛苦，试图悄悄询问，这加剧了她的症状。她最后用手帕捂住嘴，把手指尽量塞进喉咙，这导致她干呕的同时乘机快速跑进女休息室，向那些怀有同情地前来帮忙的人大喊"出去"。她打开水龙头，不断冲洗马桶，设法掩盖半个小时里翻来覆去令人疲惫的骂声。幸运的是，她手提包里有家里汽车的钥匙。她设法进入汽车，挂一挡使汽车引擎加速，以掩盖她连续的咒骂，开了 1 英里(1.6 公里)的车回到家。她把自己锁在卧室里，整个下午折腾得筋疲力尽，一边骂；一边做鬼脸，摆姿势。症状中断期间冲着丈夫大喊大叫说自己没事儿，想要独处，让她一个人待着，明天她会见到他。那天一直到晚上，她都没有吃午饭和晚饭，服用了大量镇静剂，终于睡着了。

第二天早上，她突然被惊醒了，不知道自己是不是得了突发性精神病。她仍然是控制不住地发声，做鬼脸，打手势，摆姿势。她完全没有对策，绝望地在脑海中审视了可能采取的措施：隐藏、扭曲成更可接受的形式、被动地屈服于冲动，希望能借此将自己的症状行为定型为不那么痛苦的形式。由于她以前在社交场合见过作者(艾瑞克森)，于是她拿起卧室的电话分机拨给他，寻求他的帮助。她的电话内容实际上具有诊断意义。

丈夫勉强同意了一些合理的要求来满足妻子的状况，医生随后进行了一次上门拜访，打消了丈夫的疑虑。因为他无法忍受她透过卧室的门发出的极端暴力的要求，她的低语中夹杂着猥亵的听起来断断续续的脏话，还有为此保守秘密的痛苦。

她要求使用催眠疗法，她读过很多报道里有关催眠疗法的溢美之词。尽管形势不明，作者还是同意了，但着重要求她以极大的顺从完全臣服于他选择的治疗方式。她不受控地插话(污言秽语)导致作者花了大约 2 小时来确保她毫无保留地同意作者设想的任何治疗形式。作者向她勾勒了无数看似离谱的可能性，以确保她明白作者所想的心理治疗一点儿也不正统。一旦她完全理解了这一点，就进行了催眠引导。所有恰如其分的催眠暗示都是按照适当的顺序和进程提供的，作者的经验表明，这些暗示是最合理有效的。然而，这些暗示被渲染、交织、穿插，并用猥亵、粗俗和亵渎的语言加以详细说明，糟糕程度远远超过了她所说的话。

她被骇住了，极其震惊，最重要的是，她完全沉默了，盯着作者，注意力被作者用那样特别强调的方式给到她的催眠暗示牢牢地吸引住了(事实上，在社交场上她很了解作者，这无疑构成了总体情况中一个极其重要但不可测量的因素)。无论如何，10 分钟之内，她发展出一种深度的梦游式催眠状态，在此状态下作者要求她沉默、顺从、低声下气的服从，她同意了。她被作者急迫和精心策划的快速引导着迷失了对时间和地点的定向，作者着重向她强调了这样一种暗示：她处于一种恐惧、完全服从和极其依赖作者的状态,这一切都是美好、可靠、有益、安全和舒适的。因此,她被极其小心地重新定向,以绕开发生在过去2年间的一段时间的任何可能的创伤,并强调要在从催眠状态中醒来后也保持这种定向或退行,不管她周围的一切多么令人不安和发人深省的刺激。

作者感到自己对局势的掌控相对安全,就把丈夫叫了进来。幸运的是,他是一名大学毕业生,心理学方面有一定的教育背景。作者为他和他的妻子建立了融洽关系。

跟他工作的第一步是全面地向他介绍抽动秽语综合征的症状,并向他保证,他将获得相关参考资料,有助于他理解妻子疾病的特点。这是在他妻子在场并处在退行的状态下完成的,她被告知在遥远的将来的某个时间,她可能会出现这种情况。当她在催眠状态下思考这一点时,她的丈夫被单独告知真实的事态,以及关于他妻子退行到催眠状态,那只是控制她的问题的一个临时措施。他很痛苦,同意让作者尝试实验性治疗,因为作者无法告知他任何其他恰当的治疗方式。

当时制定并实施的治疗方法是:

(1)告知处于催眠状态的患者,"未来"她将会非常折磨。

(2)告知患者她处于梦游式退行的催眠状态是为了控制她的问题,这很像她现实的清醒状态。

(3)寻求患者的合作,制定一套控制症状的措施。

(4)强调,由于催眠退行已经起到了暂时的缓解作用,催眠暗示可以而且毫无疑问会是有效的。

(5)暗示患者满足于控制和改善方面的微小进展,而不是要求奇迹般的治愈。

(6)得到她无条件的承诺:既要保证她的健康状况,又要遵守作者给出的对其调整的建议。

(7)就她愿意认同的动力学类型做长时间的讨论,并从内容和数量两方面探讨了她的言语的本质。

(8)无论是作者还是任何其他可能要对她负责的治疗师,都绝对需要她始终做一个出色的催眠受试者。

（9）无论她是醒着还是处于催眠状态，都绝对需要她一收到小小的要求就立即、完全、毫无疑问地绝对服从，即便她本人反对指令，也要绝对服从。

（10）对患者进行一系列 10 个催眠后暗示的教学，通过这些暗示发展出一种催眠状态和退行状态。

作者不想依赖一两个这样的暗示。

随着这种对患者指令的进展，维持患者的催眠状态和退行状态变得越来越困难。患者对作者对其病情的描述越来越感到不安；她显然不想相信他的说法，但她丈夫表现得很有风度，给了她所需要的融洽关系，加上作者给她指令时的强调，都令她极其相信和接受。然而，这种催眠状态显然不能维持太久，因此作者提出了一种折中方案，大意是她将在任何自己希望的时间里从催眠状态中被唤醒，保持有意识的清醒状态，时间不超过 1 小时，接着，她将发展出一种深度的梦游式退行催眠状态。对此，她表示同意。

她醒过来，暴发出滔滔不绝的她的专用话语，并伴有姿势和手势。

大约 20 分钟后，她设法表达了一个愿望，希望作者将会或能够以某种方式来接管她的处境。接着是进一步的不可控行为，然后是短暂的停顿，其间作者用明确和强调的指令，引发了另一种催眠状态，指令说，从那时起，当她一感觉到不可控行为时，就会立即退行到过去 2 年间的某个时间段。她满脸希望地接受了这个指令。

作者就她的病情给她丈夫进行了第二次简短的介绍，接下来着重讲的任务是进一步概述她的治疗过程，在此过程中，患者专心致志地听着。这包括：定期到访作者的诊疗室；系统地学习一种行为模式，这种行为模式能够满足她疾病的强迫需要，同时也能够合理地适应日常生活。作者要求患者盲从地完全接受这两项要求，并最终以最具约束力的方式达成一致。

当时作者是这样解释的：

她将以"令人满意"但"更好"的方式继续她的症状行为。也就是说，因为她的症状表现可能在其他人在场或不在场的情况下发生，所以她的症状只要她自己知道就完全足够了。因此，她不必那么大声说话，因为她能听到任何最轻柔的耳语，也能听到最响亮的喊叫。此外，姿势也可以是最小化。因为她可以留意到姿势以及任何与之相关的想法，无论是多么细微的姿势动作。作者补充解释说，她的疾病无论多么严重，其表现肯定是不连贯的，因为她必须吃、喝、睡，而且这些活动中的每一项都会暂时中断症状的表现。因此，对这些事实进行深思熟虑、细致的思考，将有助于认识到可能存在其他没有症状的时期，这样就可以建立全面的治疗程序。作者不得不对这些想法进行多次重复和解释，同时强调指出，无论症状困扰如何，此处达成的所有共识都将成为她清醒状态的一个组成部分。

随后，作者对她进行了系统的指导，并坚持练习用很低的声音耳语般说话，所说的既包括她自己的言论（秽语），也包括作者说过的某些话语。作者极其谨慎地提出这个要求，并充分说明，如果作者预见到她会遇到困难，就会立即发展出退行状态。作者没有跟她说明的是，这种预料中的困难是她可能从催眠状态中醒来，失去对局势的控制。也许不必要，但作为一种预防措施，作者确实多次引发了退行状态。此外，她还要发展出一种新手势，与构成她举止表现的"摩擦和碰撞"那部分相比，这种新手势对观察者来说更糟糕，更没有意义。咳嗽、喘息、憋气、打哈欠，如有必要，学习如何自动打嗝。作者建议她猛地交叉双腿，或者她认为可以忍受的任何其他动作，她被要求演示作者所建议的这些动作。

患者变得非常沉静柔和，当一种退行状态被引发时，她被要求在一种深思熟虑的情况下看待自己的未来，作者的右手放在她的左肩上，左手握着她的左手。这样，当她处于退行状态，身体的接触构成了调节过程的一部分时，就有可能将她伪定向到未来。因此，她退行状态的镇定使她能够舒适地推测自己的"未来需求"，正如她在暗示的特定环境中通过自己的视幻觉所看到的那样，也包括她的真实情况。

作者获得了有关她的一般行为和症状行为的许多想法，这些与她的家庭、家人和各种义务责任相关联，巨细无遗。作者规定她的家人立即休假2周，并完全断绝所有社会义务和所有来电。因此，保护了患者的隐私和提供练习新行为模式的机会。

她定期拜访作者，在途中她没有加速引擎，而是把汽车收音机开得很大，彻底放飞自己的话语。这样，她得以"从我的系统里出来"以便能够与作者进行治疗性访谈。就相关理解或信息而言，这些都是枯燥乏味的，但这对增强她修改、控制和指引症状的能力方面有一定的帮助。

大约 1 个月后的一个晚上发生的事件揭示了拟定治疗中的一个重大疏忽。她突然醒了过来,症状的暴力发作扰乱了全家。第二天,在清醒和催眠状态下被访谈时,她解释说,她必须将"逃生筏"当作"安全措施"。这导致她提前预防,以每周、每两周或更长的间隔时间走进车库,关上门,打开车载收音机的最大音量,"释放一切"。

起初,这种情况每周都会发生,但慢慢变得越来越少,直到停止这么做。

治疗持续了 2 年,先是每周 1 次,最后是每月 1 次。作者对最后 1 年的治疗是否有必要表示怀疑。然而,患者认为,如果继续治疗,她会感觉更舒服,即使这样,治疗也慢慢转变为更多只是一般社交的谈话。

治疗结束后的 5 年多来,该患者再未发病。实际自第一年治疗结束以来一直如此。1 年前(1963 年),她就其他问题与作者进行了交谈,戏谑地回忆起她以前的状况,并宣称:"我可以自发地说那些话,做出那些动作而没有任何痛苦。让我做给你看。"

她把所有的症状都演示了一遍,然后笑着说:"我不确定我演的到底真是我说过的,还是当时你用来吓坏我的你自己版本的污言秽语。现在你或任何其他精神科医生对于我得病时糟糕的精神状态有任何一点理解了吗?回想起来真让我不寒而栗,但我记得你告诉我,其他人也有这个病。简直不堪回首,不过我想让你放心,我已经全好了。"

作者在写这篇文章时,她仍然是健康的。

在治疗期间以及后来询问她为什么治疗似乎奏效了,并没有得到任何信息。唯一的结论是,这是一次艰难的尝试,幸运的是对她来说是成功的。

案 例 二

患者停止治疗 1 年以后,另一个症状轻一些的患者出现了。据他讲述,某个周日他在去教堂的路上,当教堂的建筑映入眼帘的那一刻,他发现自己不由自主地发出令人难以置信的脏话和亵渎的语言，同时还咬牙切齿，并挥舞着拳头。他的临床症状几乎不需要描述，因为他在讲述自己过往的经历的时候，已经时不时地呈现出来。

起初，他只是在看到他自己的教堂时才会出现这种症状，后来是在看到其他教堂时症状也会出现，再后来看到任何穿着宗教服饰的人时症状都会出现。他的职业是一家高级酒吧的酒保。但随着症状的持续，他发现只要他说了一个脏字，就会引发 1～2 分钟无法控制的症状暴发。一开始他避免去教堂，然后是连有教堂的街道都不能去。最后他不得不辞去这份高薪工作，在一家闹哄哄的小酒馆谋得一份差事。在那里，他很快以"咒骂酒保"的外号广为人知。由于他的发作是间歇性且重复的，他的语言和行为吸引了一群特定的客人。事实上，酒馆的顾客发现，他们说的任何话都会让患者控制不住地纳入到他的秽语之中，于是能否找到一个"例外"成了顾客之间的挑战。

他的妻子怨恨他的工资减少了，愤怒地咒骂他，然后突然痛苦地意识到丈夫的苦恼，他一直利用上班时间刻意回避妻子来保守这个秘密。妻子坚持要求他立刻进行精神治疗。

当患者讲述他的问题时，作者想起了另一个患者。他的不同之处在于，他的表现似乎需要"触发点"，比如看到一些与宗教有关的东西、宗教思想或听到别人讲的污言秽语。

然后，患者被问及是否愿意接受催眠治疗，他声称这正是他来寻求作者帮忙的目的。

作者并没有花费太多时间和精力，就引发了令人满意的催眠状态。并且作者在那种催眠状态下向患者解释说，在治疗他的问题之前，会先展开广泛的普及教育，这样一旦治疗开始，进展会更加迅速。他对此不太情愿，因为他想立刻接受治疗，但最后还是屈从于作者的坚持。

因此，作者制定了一个系统的方案来训练患者对刺激的选择性感官排斥，包括视觉的和听觉的刺激，并且建立心理屏障来将各种（会引发症状的）词汇定义为"无意义音节"。这些都被仔细地向他的妻子解释了，并赢得了她的合作。患者自身的高智商和心理成熟度对促进治疗意图有非常重要的价值。

广泛的探查得出了一张令人满意的唤起刺激的清单,这个患者慢慢地学会了选择性失明,比如,让自己把教堂看成一个"白色建筑",修女则是"一个穿着奇怪黑色连衣裙的女人",把咒骂和下流的话听成"毫无价值且无意义的音节",把周日当作他的休息日,并把妻子去教堂看作是一种特别的女性社交活动。在晚餐上的恩典祷告(基督教的餐前祷告)令他困惑不已,导致他觉得头痛,没吃东西就上床休息了。那次事件打破了用餐时的惯例。幸运的是,他们没有孩子,夫妻二人一起的社交活动也非常有限。

至于他自己的宗教想法,患者接受了大量关于无意义音节实验的指导,并了解到他也可以设计无意义音节。这样一来,他脑子里出现的任何宗教思想都变成了无意义音节。

在大约 3 个月的时间里,他每 2 周定期到诊疗室 1 次。在此期间,他都被引导在催眠状态下,实施他在催眠中获得的知识,不是持续不断的,而是一开始很少,然后越来越频繁,这样他的症状出现的频率就会降低。患者非常配合,3 个月后,他"丢掉"了"咒骂酒保"这份工作。但是,他获得了在原岗位上再就业的试用期。

3 个月后,他出现的频率逐渐减少,直到 2 年半的治疗结束时,他每月来报告不超过一次。在最后 9 个月的治疗中,很多时间都花在:"失去的记忆又回到了我的身边。我不知怎么把他们弄丢了,但现在它们又回来了,我喜欢它们。"

通过谨慎地询问,他透露,"服务"这个词有"特别的,非常特别,真的很美妙的含义,但只是我不知道。它与我想称之为'神圣'的东西有关,不管那意味着什么。"

在过去的 9 个月里,他被允许一点点从感知受阻和引发性失语中恢复过来,但在催眠状态下被反复告诫"舒服地、开心地"做这件事。

终止治疗 1 年后,他走进诊疗室,要求告知他为什么曾接受过精神治疗,为什么他定期来看医生但自己的记忆又是空白一片,以及为什么他的妻子不愿意谈及此事,尽管事实上她的态度表明她对此事完全知情。

他同意进入一种催眠状态,在恍惚中,他被问及是否可以向他提供完整意识层面的信息。他诚恳地向作者保证一切都会好好的,但他同意一旦出现任何情绪上的痛苦,就会重新进入催眠状态。

他被唤醒,聚精会神地听着,慢慢自发地回忆起自己原来的问题,这导致他突然出现了恍惚,他解释说是被自己的记忆吓到了,但是他不再是这种障碍的受害者了,如果醒来他也不会因为这个记忆而感到难过了,不会再有复发。他被唤醒了,看起来他并不想再谈下去了,但他很肯定自己全部记得,并且确信自己不会再受这种折磨了。

1年之后,他报告说,上次见完作者不久,他就开始毫无负担地去教堂了,也没有再出现症状。他也询问了作者对他病症的理解,并对作者对此病情所知甚少表示遗憾。

作者注:作者在临床中见过另外两个病例。一个是 13 岁的男孩,另一个是 16 岁的女孩。两名患者发作相当严重,但不像上述案例中两名患者的发作那么突然。在这两人身上,治疗所做的努力都彻底失败了。总体来说,每名患者的访谈次数都不超过 4 次,事实上两名患者都很聪明,但无法建立任何形式上的融洽关系。他们的父母很挑剔、害怕、困惑不解又不知所措,甚至连给这些父母的回应都很难令他们满意。他们想要立竿见影的效果,最好是处方,对任何系统性的治疗尝试都不感兴趣。他们四处寻求帮助,对作者完全不满。这两位患者的最终结果尚不清楚。

摘　　要

本文中给出了小儿抽动秽语症或综合征的催眠治疗实验过程。实验治疗包括使用简单的催眠恍惚和催眠退行,从而允许两位患者接受再教育,逐渐扩大对他们病情的控制,并逐步改变症状,使其减轻。两位患者大约都花了 2 年时间康复。两个病例中都没有发现疾病发病原因。更多参考资料,见查普尔等 (Chapel, 1964)、艾森伯格等 (Eisenberg, 1959)的报告。

第十五章

催眠治疗：患者有成功和失败两种权利

米尔顿·艾瑞克森

引自 The American Journal of Clinical Hypnosis, January, 1965, 7, 254 - 257。

作者经常被要求发表一篇关于催眠治疗本应成功却最终失败的文章。迄今，作者一直犹豫是否要这样做，因为对失败的原因并不了解(正如人们所预料的那样，肯定有失败的案例)。为什么会出现这种情况呢？最好的解释大概不外乎两种：要么是治疗师认知不足，要么是患者自己的原因。

下文所述的案例，是一个很好的失败案例。患者的治疗取得了部分的成功，且成效仍在延续，然而之所以有疗效并不是因为作者采取了任何的催眠治疗或心理治疗，而是作者用了一种非常规的做法，即将患者的严重症状转化为对患者的严重滋扰，以至于患者最终不得不消除他的症状。这种做法几乎称不上是治疗；只不过意在让他消除症状，以便能在自身限制的范围内充分地发挥功能。

患者是一个绝佳的催眠对象，但他很被动，他"从没有主动"执行催眠后暗示。在催眠状态下询问他的过往与在清醒状态下一样徒劳无获。他喜欢在催眠状态中"休息"。似乎没有任何办法能让他对简单的问题做出回应。因此，当被问及他是否有兄弟姐妹时，他回答："还在。"当被问到"有几个"时，回答是："多蒂。"在清醒状态下，他回答他的兄弟姐妹是："乔"。

他想要的只是症状矫正，仅此而已。作者和其他几位精神科医生付出了很多努力，但从未在他那里获得足够的病史。尽管如此，几位精神科医生还是从他的姐姐(妹妹)"多蒂"那里获得了一定的病史资料。

作者第一次见到患者时，他一直在四处求医，看过各种精神科医生，要求为他去除单一症状，然而所有人都一致认为他需要对其明显的精神分裂症进行密集的心理治疗。只有作者最终同意了患者的治疗要求，他相信这可能会使患者愿意接受进一步的治疗。即便如此，他还是继续"货比三家"，询问其他人能否消除他的症状。有几个医生告诉他可以这么做，不过或许他需要接受后续的治疗。因此，他回到作者那里，并提出严格的限制性要求，要求仅消除一个烦人的症状，于是作者将他作为特殊患者，使他如愿地被收治了。

直接或间接的催眠暗示对他都无济于事。患者对所有催眠治疗都表现消极。非催眠的心理治疗方法同样无效。于是，作者设计了以下程序，就像开处方一样呈现给他，上面写着："把这个交给药剂师去照方抓药。"

这位患者对作者的要求是对他所说的恐惧症进行治疗。作者尽一切努力引导患者认识到，虽然他的"恐惧症"需要纠正，但因为他是一个来自多子女大家庭、心理明显失调的人，所以除了一个例外，所有孩子都患有神经症或精神分裂症，并且他的两个兄弟姐妹是在州立精神病院自杀的。这位患者是大一新生，他宣称，虽然他有精神分裂型人格，并且非常自卑，但他只想并且仅愿意接受一种治疗，就是治疗他的"恐惧症"。这种"恐惧症"是，他只能在凤凰城和坦佩的某些街道上开车，而且他也只能沿着一条特定的高速公路到达坦佩（11 英里外，约 18 公里）。他经常试图通过另一条高速公路离开凤凰城，但他无法开出市区，最远只能开到城区的边界。如果他的车越过城区的界碑，他就会感到头晕、恶心；在呕吐或干呕后，他会晕倒，这种状态有时会持续 10～15 分钟。

他的兄弟、姐夫，还有很多朋友，和他一起在这条高速公路上走过很多次，但无论是谁开车，结果都一样。如果他们一直不停车，继续前行直到他从昏厥中恢复过来；如果他们继续前行，他还会再次昏厥，周而复始。同样的事情发生在坦佩和凤凰城的市区范围内，他经常不得不将车停在主路上，然后步行几个街区才能到达目的地。除了一条从凤凰城出来的主干道，他连走路跨过城区的界碑都会晕过去，哪怕是在亲戚、朋友的陪伴下。他要求就这个问题，而且是仅就这一个问题进行治疗。其他精神科医生拒绝接受他的要求，声称当他对治疗设置限制时他们无法帮助他。

作者告诉他，他会被接纳为患者，他的要求将得到遵守，但如果他从中受益，希望他能接受进一步治疗。由于患者的态度固执而苛刻，因此作者向他郑重承诺除了解决他的汽车驾驶问题外不会做出任何尝试。作者在他身上花了几个小时，说服他相信作者的意思正是他所说的，并从作者那里得到一个绝对的承诺，即作者会完全按照患者的指示去做。

这个承诺是在没有向患者透露任何程序细节的情况下做出的。当患者终于接受作者的承诺时，他收到一个信封，上面写着一行大字：

"任何对我感兴趣的人,请阅读这个信封里的内容。"

里面,在带有作者信笺抬头的信纸上,有一句简单的陈述:

"这个人是我的患者,他正在遵守医嘱。如果您发现他失去知觉,请等待至少 15 分钟。然后他会康复,并会回答你的问题直至你满意。"

后面跟着作者的签名。

然后作者给患者指令:因为第二天是个周末,所以凌晨 3:00 他要走高速公路去 150 英里(241 公里)外的弗拉格斯塔夫。他要穿着最好的衣服,把信封别在外套前面,信封上有标注的面朝上,然后开车到那条高速公路上的城市边界。就在他到达那个点之前,他要转向那条高速公路的宽阔路肩(作者非常熟悉那条又长又平又宽的公路,宽阔的路肩旁边有一条浅浅的沙沟)。当他到达路标时,他要换入空挡,关闭点火装置,滑行停车或刹车停到路标边上的停车位,跳出汽车,冲到浅沟,仰卧,面朝上,并在那里停留至少 15 分钟。然后他要起来,掸掉衣服上的沙子,回到车里,启动它,换入一挡,开出 1~2 部车辆的距离,然后停下车,关闭点火装置,刹车,然后再次像之前一样在沟里躺上 15 分钟。

这个过程要一次又一次地重复,直到他可以从一根电线杆开到下一根电线杆,然后越过第二根电线杆驶向第三根电线杆,每次一旦出现任何症状的预兆就停下来并仰躺在沟渠中 15 分钟。作者进一步解释说,早上那个时候,那条高速公路上的车流量明显很小,如果高速公路巡逻车开过来,警官们无疑会打电话给作者询问情况,唯一真正的问题是在凌晨 3:00 到达城市的边界。

患者·但这太疯狂了。

艾瑞克森·确实如此,但你想要对症治疗,这就是你想要的,你让我做出承诺,我也得让你做出承诺。就是这样。

患者·(进一步抗议)但如果我从沟里爬起来就开始晕倒怎么办?

艾瑞克森·再躺 15 分钟,看看天空,生我的气。然后继续回到车里开到下一个地方躺在沟里。这就是你想要的,一种对症治疗,你会实现它。

患者·(晚上 21:00 左右他走进作者的家)大约第 10 次躺在沟里后,我开始觉得自己像个该死的傻瓜。我回到车里,开始从一根电线杆开到另一根电线杆,然后开到我能看到的路上的弯道,后来我对风景产生了兴趣。我开车穿过橡树溪峡谷到弗拉格斯塔夫,在山路上开得也还可以。我开车绕着弗拉格斯塔夫兜风,然后回到凤凰城,我开着车在凤凰城和坦佩到处逛。当我凌晨 2:30 出发时,我真的很害怕,当我第一次躺在沟里时,我也很害怕。然后当我抖落掉衣服上的沙子时,我不喜欢它。我觉得你让我做出承诺是一件该死的傻事,我越是这样做,我就越觉得疯狂,所以我干脆就放弃了,并开始享受开车的乐趣。

13 年过去了。他如期从大学毕业,成绩斐然,但他仍然有着非常严重的精神分裂型人格。他看过许多精神科医生,但从未在任何一位医生那里待过足够长的时间来接受治疗。

他工作不稳定,虽然顺利完成了 4 年的大学生活,但生活水平不高。父母的资助使他大部分时间不至于身无分文,他可以开着自己的车在美国各地旅行和"找工作"。

当他工作时,他做得非常好,而且他曾两次签订 1 年期的工作合同,这两份合同都约定他在工作 1 年后能得到丰厚的奖金。他两次都提前 1 周违反合同,并失去约定的丰厚奖金。每个职位都是管理级别。

他的父母、精神正常的兄弟、神经质的姐姐和两个正常的姐夫,为了让他留在某个心理医生那里做了很多无效的努力。众所周知,他至少拜访过 6 位心理医生。

他现在的状态是心情低落,继续徒劳无功地开车,找到一份工作,短暂的工作然后辞职,生活在低于平均收入的水平,总是在挫败自己。他自欺欺人的一个典型例子是,开车255 英里(410 公里)去看大峡谷,深夜到达,然后在第二天凌晨 4:00 左右离开,甚至连大峡谷都没看一眼就返回凤凰城。他的解释是,"嗯,汽车旅馆的床不太好。"

评　　论

很明显,患者想要并接受了针对困扰他症状的治疗。他绝对是一个聪明的年轻人,他良好的大学成绩和他的两个管理职位证明了他的能力,每个职位都做得很好,除了两次都在最后 1 周违反合同并且都失去了奖金。然而,这并没有给他的雇主造成任何损失;相反,他们从他的行为中获利。

这名患者表现出一种能力,可以很容易地从能够创造治疗环境的人的干预中获益。

但患者接受这一切只会出于一个目的。这个人对自己的总体情况不满意；他定期寻求帮助，但并不接受作者和精神科医生的其他帮助，不过这是目前他能允许的事态走向。尽管他自己明确表示，"看来我最终会像我姐姐一样被送进州立精神病院，我当然不喜欢这样。"他的确接受了这样的暗示，迫使自己被精神病院强制入院。他会在街上迷迷糊糊地游荡，直到警察把他抓起来，但当这种情况发生时（有两次），他成功地说服了警察，他只是"心不在焉"。因此，他两次巧妙地避开了精神状态问题预审听证会。

简而言之，他是一个预后不良需要帮助的人，而且对于作者和许多其他精神科医生来说他是无法被治疗的那种患者。事实上他是一个很好的催眠受试者，但他完全被动且消极，所以无法达到预期治疗目标。

第十六章

催眠治疗失败的成功案例

米尔顿·艾瑞克森

引自 The American Journal of Clinical Hypnosis, 1966, 9, 62 – 65。

以下的简要病例说明了催眠治疗的成效并不一定可靠,因此具有重要价值。

在一次给牙科协会举办的催眠演示讲座上,作者被要求"治愈"一个"呕吐"患者。作者同意进行这种尝试后,这位 45 岁的患者走了过来。他欣然讲述了自己的病史,信息非常详尽。他的家庭牙医在这方面为他提供了帮助,他在现场并走上台拿出他的病历提供了几项特别信息。简言之,病史表明,患者在 10 岁时因牙痛拔牙,口腔痊愈得不错。大约 1 个月后,患者刷牙时留意到有轻微的呕吐,但只是很好奇为什么会这样。这种轻微的呕吐不断加重,直到又过了 1 个月,呕吐加剧,严重到他无法刷牙。他咨询了自己的家庭牙医,但找不到这种古怪的呕吐的原因。这家人的朋友中有一位精神科医生和一位心理学家,两人分别和同时见过患者。尽管进行了深入研究,但他们没有找到患者抱怨的问题的原因。牙医给患者开了漱口水,设定了一个缓慢、系统的调整患者使用牙刷的程序。该程序是从让患者闭上嘴巴,用刷子触碰嘴唇开始的,意图慢慢地将牙刷引入口腔,然后开始非常温柔地刷牙。精神科医生和心理学家与牙医一起设计了这个治疗计划,患者非常配合。

不幸的是,结果比最初的呕吐更糟糕。患者只要拿起牙刷就会很快开始呕吐。医生做了进一步的心理学和精神病学研究,但没有重大发现。呕吐继续恶化,直到进食也成了问题。最后,他将呕吐延展到使用叉子或勺子,后来不得不在吃饭时使用手指抓饭。

22 岁时,他坠入爱河,订婚了,但他惊恐地发现,任何试图接吻的行为都会导致强烈呕吐。然而,除了嘴以外的其他地方,他都可以吻或被吻。

23 岁时,他被迫寻求牙科护理。检查只能在全身麻醉下进行。他的牙科症状太多了,医生叫了两名牙科主任来征询建议。三名医生都建议把上下牙齿全部拔掉。患者欣然同意。由于他没有做过牙科护理，只做过一般的药物治疗，所以不得不忍受很多严重的牙科病症和疼痛。

拔牙和准备义齿(假牙)需要全身麻醉，当患者处于全身麻醉状态时，一切都准备就绪。为了帮助他适应假牙，给他服用了很大剂量的药品，先是吗啡，然后是巴比妥类药物。

随着麻醉的减轻，他开始恶心、呕吐。

在他的口腔完全愈合后，医生通过全身麻醉，给他制作了一套假牙并安装到位。尽管医生采取了各种措施来帮助患者，但它反而导致恶心、呕吐。

第二次世界大战期间，他设法应征"义务兵"，但很快就收到因病退伍的通知，因为他不能使用假牙或餐具。退伍后，他在婚姻、社会和经济方面都适应得很不错。他一再得到晋升机会，这些机会需要作为销售员与人会面，而他无法戴假牙。医生总共为他做了10副假牙，但都没有任何效果。他的雇主很乐意让他待在不重要的职位上。

为了迎接作者要现身演讲的牙科会议，他的牙医按照惯例用全身麻醉为他打造了一套新的假牙。患者把它们放进口袋的一个盒子里。他被问及是否希望被催眠，并在催眠状态中接受指令戴上假牙。他确认这是他的愿望，但他解释道："首先，我想让你看看这个。"于是，他打开盒子，拿出假牙，慢慢地把它们移到嘴边。当假牙离嘴不到2英寸(约5厘米)的时候，他开始恶心、呕吐。他把它们移开，说："这就是我今天早上没吃早饭的原因。"

在医生的强烈坚持下，他被敦促将假牙放在嘴里足够长的时间，以便作者能够看到它们安好的样子。他同意了，但有人注意到，他突然开始大汗淋漓。他缓慢地，带着刻板的感觉小心张开嘴巴，插上假牙，深呼吸，然后像牙医教他的那样屏住呼吸。他能够保留假牙大约8秒，此时汗水顺着他的脸往下流，他的衬衫前面被汗水打湿。

作者要求他把假牙放回盒子里，并采用了一种简单的催眠暗示技术。患者在几分钟内出现了梦游式催眠状态。考虑到观众的存在，作者顺便加深了患者的催眠状态，让患者展示了各种梦游式催眠现象。作者没有尝试让他在催眠状态下戴上假牙。作者认为，这种尝试可能会危及成功的概率。因此，他被用来展示深度催眠现象，以此作为确保全面学习的一种方法。最后，与作者的愿望相反，他遵守了观众坚持要求在催眠状态下测试戴假牙的要求，患者欣然允许牙医给他戴上假牙。

没有发现不适的迹象。然后，患者接受了精心策划的催眠后暗示：当他从催眠状态中被唤醒时，他不会注意到自己戴着假牙，除非他被要求对镜子微笑。他欣然同意了这一点,并被恰当的暗示唤醒。他完全不记得被催眠过,并重申自己愿意被催眠。有人问他假牙是否在口袋里的盒子里。他断言是的,但他希望自己被催眠后它们会在他的嘴里。有人递给他一面镜子,请他看看自己的笑容。他困惑地接过镜子,但当他照镜子的时候。他显然非常震惊。他立即从口袋里拿出盒子,发现盒子是空的。他不知所措的行为看上去很好笑。一位观众问他午餐要不要吃牛排。他说他会的。

剩下的故事很简单。仍然被感兴趣的牙医们簇拥着他吃了一块牛排作为午餐,晚饭时吃了第二块牛排,午夜前吃了第三块牛排。第二天早上他在牙医的陪伴下回到家里。

所有这些都发生在 3 月初。一回家,他的雇主就给他升了职,让他在第二周的周一开始新工作。他的牙医诊疗室位于他办公楼的旁边,他每天检查患者戴假牙的情况。患者结婚 20 年来第一次吻了他妻子的嘴,也吻了他的孩子。

有 2 个月,作者每周都收到牙医的报告,起初患者不愿意拿出假牙来清洗。然后在 6 月份,牙医和患者的来信都到了,大意是一切都很好。7 月份作者收到了牙医的另一封同样的信。8 月,患者和牙医去钓鱼了。一切进展顺利。在这次钓鱼之旅中,患者对医生们为他所做的一切表达了深切的感激。

然后,9 月 23 日早上患者醒来,与妻子进行了简短的交谈,然后漫不经心地说他要把假牙留在家里。他的妻子提出抗议,但他平静地说,这"似乎是个好主意。"他的老板不在城里,牙医那天没有见他。晚上,他的妻子让他戴假牙吃饭。他拒绝这样做,她是如此惊慌失措,以至于忘了问他为什么。

患者坐下来吃晚饭,但当第一把叉满食物的叉子靠近他的嘴时,他吐了。他的妻子惊吓地跳起来,迅速把假牙固定好,递给了他。告诉他把它们放进嘴里。当他开始这样做时,他又吐了。

他用手抓饭的方式完成了晚餐。第二天早上,他妻子陪他去看牙医,随身带着假牙。牙医引导他进入了深度催眠状态,但只得到了一个解释:他不想戴假牙。无法得到其他解释。他没有表现出情绪上的不安,不愿意戴假牙似乎只不过是一个简单的陈述,表达了一种实事求是的态度。

牙医给作者打了一个长途电话,作者建议不要对此提出任何问题。因此,牙医也这样指导患者的妻子,她接受了建议。

2 周后,这位患者写了一份简单明了的陈述,说明了所发生的事情、他打算不戴假牙、他愿意被雇主降职到原来的职位,以及他妻子的陈述:她说之前一切都很好,可能还会好起来。他进一步表示,他不知道有什么理由放弃假牙,很遗憾让每个人都失望了,但生活以这种方式或另一种方式似乎一样令人满意。

1年后,牙医写信说患者满意于不戴假牙的习惯,戴假牙这一话题早已结束。尽管恢复了以前较低的收入,但患者及其家人仍然过得非常幸福。

又过了1年,情况没有改变。患者在回答问题时说,他想到的唯一可能的解释是,多年来没有假牙,他已经完全习惯了假牙的缺失,他不确定这是不是一个恰当的解释,但他想不出其他解释。此外,他不介意对这份缺失进行必要的调整,也不觉得不使用假牙有什么损失,甚至没有任何欲望再使用它们。对于一个具体的问题,他回答说,他现在不明白为什么他以前想戴假牙。

作者不了解该患者的病程,但治疗显然取得了成功,患者享受了几个月,然后显然是无缘无故、毫无抱怨地放弃了治疗。这名男士在拔牙前适应得很好,除了因病退伍外,他在无牙状态下调适得很不错。在戴假牙的几个月里,他适应良好,丢弃假牙后,他也适应良好。家庭牙医、精神科医生和心理学家等朋友们都发现,他们与该男士及其家人的交往中没有什么值得注意的地方,可以视为能够提供哪怕是对患者行为表象的解释。

第十七章

症状消除：视幻觉练习

米尔顿·艾瑞克森　欧内斯特·罗西

本文的前四段是对艾瑞克森采访录音的编辑版本,其后边的分析部分出自罗西。

一位医生和他的妻子想让我(艾瑞克森)治好他们 10 岁儿子的尿床症。而且要我一次治疗就要有疗效。我很了解这对父母。我曾训练这位父亲催眠,男孩听到了他的父母对我很高的评价。男孩想要一只狗,但他的父母说因为他尿床所以不能养狗。我告诉这对父母可以带男孩可以来拜访我,但他们不能告诉男孩我会治疗他的尿床。

通过期望进行催眠引导

男孩儿来了,他很聪明,对催眠很好奇。我告诉他,他可以进入一种催眠状态并可以得到他非常想要的东西。

男孩儿·什么?

艾瑞克森·那会是你非常想做的事情。

现在,当他明白了这一点,他愿意进入一种催眠状态。他进入了一种很好的催眠状态,我继续说:

艾瑞克森·现在我们将找出你非常喜欢的东西。

男孩睁开了眼睛,但他仍处于催眠状态。

艾瑞克森·我们将沿着大街散散步,也许我们会看到什么东西。

艾瑞克森·(转过头来示意向远处看,并大声喊道)哦,那儿有一只狗妈妈,她有两只小狗！（暂停）我想我最喜欢黑白花的那一只。你最喜欢哪一只？

男孩儿·（看着作者示意的方向，柔声说）我喜欢那只棕白相间的小花狗。

艾瑞克森·你想抚摸它吗？

男孩把手探过椅子扶手，抚摸那只幻想中的小狗。

艾瑞克森·（伸过手去抚摸一只想象中的小狗）你会得到一只小狗，你可以设定你在哪天会得到那只小狗。我知道！我知道你可以得到一只小狗！给自己时间，也许你最好等 2 周。在那一天，当你来到早餐桌时，从今天起 2 周以后，你会突然有一个全新的好主意。你会走到餐桌前吃早饭，然后对你的父母说："今天是你们给我带来一只小狗的日子。"

他就是这么做的，当他们问他什么样的小狗时，他只是说："你们会带来那只我要的狗，我就知道。"我已经告诉过他的父母，那将是一只棕白相间的小花狗。但这个主意是在他拜访我 2 周后的那个早上才有意识地浮现出来。

在这种成功的幻觉体验中有哪些因素可以治愈尿床？

• 父母对艾瑞克森评价很好，所以男孩儿很尊敬他。

• 艾瑞克森告诉家长不要告诉孩子艾瑞克森要治疗他的尿床，因为这可能建立起一种挑战的情境，可能使孩子觉得自己必须要阻抗，即使他的意识层面上是想合作的。

• 作者将催眠作为一种体验描绘给这个男孩，从中他"可以得到自己非常想要的东西。"这立即调动了他的积极预期，特别是可能激发了他对一只狗的渴望，无论是在意识层面还是在无意识层面上，事实上他确实想要一只狗。

• 当艾瑞克森提到那两只小狗时，这些被激活的联想立刻就有了出口。

父母告诉他，除非他停止尿床，否则他不能养狗。艾瑞克森知道这是男孩心中一个令人沮丧的前提条件。这很令人挫败是因为他的自我无法控制尿床，因此他无法养狗。艾瑞克森不必再对这个痛苦的前提粗鲁地进一步说明或提出任何建议：如果你停止尿床，那么你就可以养狗。

艾瑞克森只是利用了这个已经存在的前提条件，并添加了一些有助于男孩实现它的东西：

• 艾瑞克森让男孩对他想要的狗产生了强烈的幻觉体验。这强化了男孩的内在意象，通过在催眠状态下的排练，他的目标变得更加真实。

- 艾瑞克森也许通过强调"我知道！我知道你可以得到一只小狗！"向男孩传递了一个强有力的秘密信息：男孩知道艾瑞克森在男孩的父母面前很有威望。如果艾瑞克森说了什么，那一定对父母有很大的影响。现在这个男孩在艾瑞克森这儿有了一个秘密盟友，因此养狗的问题似乎没那么无望了。

- 艾瑞克森给了这个男孩时间：用 2 周的时间来学习如何利用他现在大大增强的内在资源来控制(不尿)床。

艾瑞克森没有直接说："你可以有 2 周的时间来学会控制尿床。"这样一个粗鲁的建议是不必要的，因为当艾瑞克森说他知道这个男孩可以得到一只小狗时就已经暗示了这一点。父母的前提条件加上艾瑞克森的确信无疑形成了一个经典的逻辑论证：否定后件的假言推理(表 2-17-1)。

表 2-17-1　否定后件的假言推理

父母的前提条件	符号逻辑
如果你停止尿床	S
你就可以得到一只小狗	D
或者 S⊃D 此处⊃表示如果……然后……言外之意	

艾瑞克森令人信服的附加条件	符号逻辑
我知道你可以得到一只小狗	D

两句号合在一起导致了逻辑暗示，S，即尿床会停止。因此，通过否定后件假言推理

S⊃D

D

……S

当艾瑞克森把他的催眠后暗示的可能性建立在一种不可避免的未来行为之上时，他利用了他最喜欢的另一种催眠形式(表 2-17-2)：

表 2-17-2　否定后件的假言推理

催眠后暗示	注　释
当你来到早餐桌前	导入隐含指令的时间条件
从今天起 2 周以后，你会突然有一个全新的好主意	如果它是"全新的"，这暗示他在 2 周后才会意识到
你将走到餐桌前吃早饭	一种不可避免的行为
然后对你的父母说："今天是你们给我带来一条小狗的日子。"	这个暗示可以"搭便车"

2周后，男孩在回答父母他想要哪种狗的问题时，洋洋得意地坚信"你们会带来我要的那只狗，我就知道"，是一个有趣的验证，在不经意间证明了从艾瑞克森的暗示到男孩对暗示含义的正确领会之间的联系。

第三篇
用治疗性催眠重新定向性满足

本篇纳入的论文探讨的是与性有关的问题,这些论文表明催眠治疗师可以采用的治疗方法是极其丰富和花样繁多的。本篇中有许多尚未发表过的与性有关的案例,这些案例对于我们当前的神经科学的启示,即从大脑到基因各层面的记忆激活和重构,似乎有着先见之明。接着这个缘由,编辑花了不少心思来分析艾瑞克森早期关于"实验性神经症"或"治疗性植入物"如何促进心理问题的解决的概念,试图研究出其中的心理动力学。和所有的催眠治疗暗示(内隐性加工启发)一样,我们在这里也是冒着风险航行,海中既有叫"开放式间接暗示"的女妖卡律布狄斯,这些暗示由于太不相干,因此无法唤起患者的无意识过程,又有叫"刻板生硬的直接暗示"的女妖斯库拉,这些暗示由于和患者的个性相抵触,因此无法被患者的意识头脑所接受。大多数治疗师不再使用"实验性神经症"和"治疗性植入物"等概念,但我保留了这些早期术语,因为我对于他早期思想分析研究的这份大纲获得了艾瑞克森的认可。

实验性神经症催眠治疗的心理动力学:关于"治疗性植入物"的假设

当艾瑞克森引发实验性神经症,试图找到患者的真实神经症或人格问题的解决方案时,这其中的心理动力学过程是什么?我们假设一个四阶段的过程可能在发挥作用(四阶段的创造性过程):

第一阶段:作为治疗性植入物的"实验性神经症",是一个通过实验引发的半自主、临时性的情结,治疗师将该情结整合到患者的整体人格之中,但是以一种非常脆弱的方式。实验引发的情结和患者真正的神经症之间,在一些关键的联想性联结或在内容上,是相同的。实验性神经症和真实的神经症之间的这种关联性正好足以建立起某种心理动力学连结。

第二阶段:正因为两者之间密切的心理动力学连结,使得那些将患者真正的神经症作为一个孤立的、自我延续的情结捏在一起的核心情绪和能量(情感贯注)能够扩散到实验引发的神经症上。就好像一个抢劫团伙的主谋(即患者真正的神经症)被愚弄去了一个新的村庄(实验性神经症),他认为这个村庄与自己感同身受,心意相通。

第三阶段:然而,一旦与实验性神经症整合在一起,患者真正的神经症发现了其他可能的释放方式,从而有可能跳过神经症症状的形成过程。而当实验性神经症被患者的整体人格所接纳时,这些更健康的释放方式已经被内置在实验性神经症里面了。有了这些新的表达渠道,神经症的内容(情感贯注)可以被释放,神经症也可以得到解决。支持症状形成的内在心理动力变弱了，于是症状消失了。

第四阶段：原先困住患者真正的神经症里的能量突然得到了释放。患者感到释然和激动。他经历了一段情绪反应的增强期，并学会了新的生活方式，一种更有意义的生活方式。

创造治疗性植入物的方法是什么呢？方法可以像艾瑞克森在本丛书第3卷关于实验性神经症的论文中所示的那样精雕细琢、精心打磨，也可以像他在本篇潜在同性恋案例中唤起催眠式的角色扮演那样，不那么一本正经。有时候，治疗性植入物就是一套宽松的、开放式的催眠后暗示，就像本篇的第一个案例：早泄。有时候，治疗性植入物是以令人印象深刻的科学术语为幌子来呈现的某种伪逻辑，甚至某个让患者感兴趣的单一想法也算治疗性植入物。所有的这些可能性都在下面的案例中得到了说明。治疗的成功可能与上述四个阶段相对应的四个主要因素有关。

（1）患者真正的神经症和临时性的治疗性植入物（实验性神经症、角色扮演等）之间的重要共同内容或共同点。

（2）患者整体人格接受了临时性的治疗性植入物。治疗性植入物被当作有趣且有价值（虽然是暂时的）接受的"游戏"。它与神经症的关联并不明显。它为人格打开的新的治疗渠道在最初被接受时肯定不明显。只有在患者接受新渠道后，其用途才变得明显。治疗性植入物的这些被隐藏或未被识别的潜在影响是艾瑞克森"间接方法"的本质。

（3）在此潜伏期的过程中，内在重大心理动力进程将实际问题与治疗性植入物整合到一起。特别重要的是，治疗性植入物中存在可用的通道，可以允许真正的问题重新调整或自行释放。

（4）给予患者所需的自由和接纳，以探索自我表达的新渠道的支持性环境（治疗、富有同情心的伴侣或家人等）。

第十八章

治疗早泄的催眠后暗示

米尔顿·艾瑞克森

未出版的手稿，写于大约 20 世纪 30 年代。

一名 30 岁的未婚男士因早泄寻求治疗。在他 20 岁的时候发生了第一次性体验。早泄让他很不开心，觉得是对他道德败坏的惩罚。因此，他感觉自己是个无能的废物，但又自我安慰说：在自己有可能结婚之前，应该就能重振雄风了。他对性的问题变得极度痴迷，读遍了能找到的所有关于性的书籍，想为自己的早泄找到解释。此外，他不断地交新的女朋友，差不多社会各个阶层、各种年龄阶段、各个种族和各种身体类型的女孩子他都试过了，结果都没能奏效。一切努力都是徒劳。

除了强迫性地追求成功性交之外，他适应得很不错。他大学毕业，从事注册会计师工作，并广受同事们的好评。当被要求完整地描述他在性事中的行为时，他宣称，无论他的性对象是一个徐娘半老、喝得醉醺醺的妓女，还是一个美丽迷人、受过良好教育的年轻女孩，结果都是一样：早泄。勃起和维持硬度对他而言不成问题，甚至在射精后还能保持勃起。然而，一旦他想要插入对方的阴道，就无法控制地射精了。他曾多次无视早泄，积极性交，但这既没有给他带来快乐，也没有给他满足感。相反，他认为这种对于性能力"绝望"的渴求每次都换来令人不快的挣扎。通常，他会坚持先手淫，然后性交到他准备好第二次射精，可这时他又总是不情愿地，但又强迫性地拔出阴茎。而且他再也不能插入对方的阴道，直到他在体外完成第二次射精。这让他怒火中烧，他不喜欢试两遍，但又经常觉得非这么做不可。

几个月前，他阅读了作者关于早泄的实验性研究，并立即尝试将之应用于自身，因为他不想让任何人知道自己的问题。他花了很多时间努力幻想自己处于该研究所描述的实验性治疗场景中，但完全失败了。

最后，他万不得已来见作者。他表示愿意接受治疗，但明确要求不得使用作者出版作品中的治疗程序,因为他已经试过了证明没用。不过,他又说,只要不用这种方法,那么他将万分愿意将这件事全权交由作者处理。经过询问作者得知,他允许作者催眠他,但反对作者植入人为引发的神经症。

作者用了 6 次会谈让他不停地详细阐述他无数次徒劳的性交尝试。在每次会谈过程中,他都会被以一种间接的、不易察觉但又重复的方式引导他一遍又一遍强调这样一个事实:他在确保和维持勃起过程中从来没有遇到过困难,直到他认为往这个方向所做的任何询问都与重复询问两足动物有几只脚一样愚蠢。

利用催眠后遗忘引导催眠

他心里牢牢地确立了自己有勃起能力这一事实以后,医生在接下来的两次会谈中催眠了他。他发展出一种良好的催眠状态,虽然不太深,但足以达到治疗目的,他从中体验了相当多的催眠后遗忘。

在接下来的会谈中,当他处于催眠状态时,作者详细询问了他目前与女性交往的情况,对此他并没有拒绝。据了解,他正在孜孜不倦地追求一位女士(暗娼),她住在一所公寓大楼的二楼,在大楼入口上方的一个套房里。进入她的公寓需要走过整个大厅,到底后上楼,然后转回到阳台上。尽管他们两人都心知肚明他们关系的性质,可这位女士在履行她的"义务"之前,还是要求多次共进晚餐和去剧院约会,这在他过去的经历中并不罕见,也是他喜欢的安排。作者暗示说,以后,在探望她时,他将在进入大厅后立即勃起,并保持勃起,直到他单独或与她一起离开大厅。他很容易地接受了这个暗示。

治疗神经症问题的散缀式催眠后暗示所构成的联想网路

接着,在差不多 2 小时的时间里,作者让他聆听了一场非常冗长又漫无目的谈话。作者似乎在无穷无尽地讲述,既有对他个人史前言不搭后语的评论,又有对各种事情代表什么意义含糊其辞的猜测,还有各种听上去讨人喜欢其实等于没说的总结。然而,作者在这段独白中系统性地,但令人难以觉察地散缀了一系列催眠后暗示。这些暗示一开始是以随机的顺序说给他听的,并辅以令人困惑、含糊其辞的详细描述,直到给出了所有要说的暗示。接着,这些暗示被再次给出,一遍又一遍地重复,每一个暗示都散缀在大量看似相关实际上毫不相干的讨论中,而这些讨论起到的作用让患者分心和混乱,以至于放弃任何对这些内容进行分析的尝试。最后,这些催眠后暗示以一个紧接着另一个的方式、循序渐进地给出,目的是在他意识无法觉察的前提下,建立起某些重要的想法。作者主要关注这些暗示有效的各种可能性,而不是它们的实际或理论的有效性。这些催眠后暗示如下:

- 神经质的想法和症状是为人格服务的。

- 神经症的表现通常看起来是恒定的,但从根本上来说是不稳定的,因为它们的目的随着时间的推移而改变。环境变化,患者的性格也随之改变。

- 当需要产生时,神经质症状实际上可以逆转并自行消退。

- 通过偶然和巧合的措施以及通过刻意的努力来纠正神经症问题可以同样有效。

- 没有一个神经质患者能够真的知道在特定的时间他的问题会发生什么改变。

- 可以发展出另一个问题来替代一个神经症问题,这本身是有益的。

- 像早泄这样特定的神经症症状可以毫无预警地逆转为一种可怕的射精延迟,延迟半小时到 1 小时。

- 如果那件事发生在他身上,他会真的有事情要担心。

- 他真的知道如何在有意识层面和无意识层面都担心。

- 这样的发展无疑会导致完全出乎意料的体内射精。

- 然后,他将面临完成性行为的巨大问题,这需要积极地利用。

- 在接下来的几天、1 周或 10 天里,他内心会有越来越大的不安,预示着那即将发生变化。

访谈以进一步模糊的讨论结束,他被唤醒,使用的指令是他会感到极度疲劳,想回家睡觉,暂时不做任何事,甚至不思考,只是舒适地休息。作者跟他约了第二天周二再来,还约了周三和周五。周二的时候,作者和他短暂会谈,但不允许他讲话。他被告知,为了回报这次简短的访谈,他将在周日得到一次非常特别的预约(作者非常清楚他周六晚上的规律性)。周三的预约也进行了类似的访谈处理,进一步广泛强调周日的预约,大意是他真的必须为那次访谈"付出"。周五的访谈也很简短,再次强调了他周日必须要讲述的内容的特殊性。

所有这些操纵似乎都使他困惑不解。然而,在周日上午,他立即迫不及待地解释说,无论作者心里对预约有何想法,鉴于他所经历的某些发展,预约都必须要推迟。他的故事是,之前的 3 次简短访谈,或者他称之为"碰钉子",让他感到不安、不开心和不确定。周五的访谈后,他感到很不自在,于是他找到了他的女伴,他经常见到她,但他还没有和她发生性关系，约好了吃晚饭和看戏的日子。然而，整个晚上，他对女伴漫不经心，心事重重。他的脑海中反复"冒出"一个问题：他是否真的可以在体内射精。瞬间，这个念头就在他脑海里消失了，他一直在努力回想自己刚才在想什么。转眼，这个念头又"突然冒了出来"，却又再度消失。就这样周而复始，让他整晚都忧心忡忡。

当他和女伴回到她公寓时，一进大厅他就勃起了。勃起一直持续着，尽管他心思全在自己刚才的念头上，他自己也不知道怎么解释，因此他并没去想做爱这件事。然而，一进公寓，他的女伴就显得非常主动，风情万种，他立即跟她上了床。由于自己执念未消，他允许女伴在做爱时采取主动，然而当他插入时，忽然害怕自己没办法射精。这种恐惧是如此摄人心魄，以至于"我完全忘记了过去所有体外射精的经历。只剩下唯一的想法，就要射在里面，因为我害怕做不到"。

他用积极专注地性交的方式来回应恐惧，以及"不知什么原因，我一直看着我手表上的分针，我睡觉时候从来没有戴着它"。快到半小时的时候，他变得越来越兴奋，同时也越来越焦虑、害怕。然后他突然间经历了一次令人满足的体内射精。但他没有注意到时间，等他留意到时间的时候已经过了大约 20 分钟。他的勃起仍在，他并没抽出阴茎，而是稍事休息后，就主动继续进行第二次性交，并同样获得了令人满足的体内射精。他心满意足，等待阴茎恢复疲软后才抽出。他们舒服地睡了一觉，第二天开车去旅行。当天晚上，发生了进一步的正常性行为。

患者一讲完这个故事就请教医生对他变得正常的原因有何解释。答复是：他和作者都不需要解释这种正常，正常是每个人都有资格享有的东西，简单而毫不犹豫地接受正常会更加令人愉快（似乎没有很好的理由允许他打破自己的催眠后遗忘，这可能会破坏他的治疗效果）。

他和那个女人的关系持续了大约 3 个月，然后他们就渐行渐远。在他对婚姻产生真正的兴趣之前，他还与其他几个人有过关系。在作者写这篇文章的时候，他已经订婚，正在和他的未婚妻考虑建立家庭。在他第一次成功的性经历之后，他又来找作者做了几次专业治疗，但除了聊聊他持续的进展之外，我们并没有谈及其他重要的话题。此后，他偶尔会来礼节性地拜访，只是和作者非正式性的闲聊。

第十九章

通过神经症过程的逆转实现早泄患者心理治疗的案例

米尔顿·艾瑞克森

引自 The American Journal of Clinical Hypnosis, April, 1973, 15, 217 - 222。

作者一再强调在心理治疗中对患者的症状和一般行为模式加以利用的重要性。这种利用技术会让某些初步的治疗措施变得多余,这些措施通过努力改变或转化患者的症状来对患者疾病中的关键问题进行再教育。这些关键问题使得患者的思维、感觉和生活模式产生了"扭曲",并最终导致他们来寻求治疗。通过利用患者自己的反应和行为模式,包括他们心理疾病中的反应和行为模式,治疗师可以更迅速、更令人满意地达成治疗,利用技术能够大大消除对治疗的阻抗,并促进患者对治疗的接受。事实上,试图对患者进行再教育往往显得很荒唐,因为治疗只需对于患者的行为模式加以因势利导,治疗并非要改变或矫正他们的行为模式。对于患有局限性神经症的患者,情况更是如此。

患者出现症状的事实代表着某种心理层面或生理层面上的努力,试图改变让患者陷入困境的生存状态。患者因为自己的行为模式而深受困扰,代表着患者很痛苦,想要努力改变现状,只是找错了努力的方向。此外,治疗应该是一种合作关系,治疗师负责提供技术和认识,患者则负责使用自己独有的反应能力,并有能力接受治疗师所提供的帮助。治疗从来都不是,也永远不可能是规定患者单纯地依据治疗师的期待来做出反应,这仅代表治疗师自己对于什么才是正常和良好的认知。相反,经验丰富的治疗师会向患者明确表示,患者的反应必须以他们自己的潜能为依据,即使患者还没有意识到这些潜能,或者对于这些潜能一直存在着误用或误解。治疗师对患者的了解、认识或信念往往会有局限,甚至经常出错。治疗师应该非常乐意让患者自己去发现自己的潜能并且善加利用,这才是对于治疗最重要的事情。以下针对患者问题的长程实验性催眠治疗将很好地说明上述观点。

一名 38 岁的单身男士自从 20 岁第一次性经验以来，一直饱受早泄之苦。这件事让他既害怕又丢脸，几年来一直不敢再尝试任何性行为。后来，他想到一个办法来解决自己的疑虑，那就是去妓院，对此他的理由是，这样至少可以让他少受点羞辱，哪怕再次失败。一如预料，他又失败了。短短几天后，他又去了妓院，这次挑了一位长得最丑的妓女，虽然他并不清楚为什么，但总觉得这会有助于改善早泄。然而，这次他又失败了。

然后，他寄托于随意的搭讪，有时提前坦诚地说明自己在此方面的困难并约定"不成功，不付钱"。尽管有各种各样花样百出的刺激，但一尝试都以失败告终，其中一些刺激导致了不愉快的争吵。患者又寄托于酒精作为"镇静"措施。这同样被证明毫无用处。他最终认定，他的问题源于过度内疚。他找到了一个令人中意、很有魅力的年轻女孩，开始了一段非常谨慎、纯洁的追求。大约 6 个月后，他意识到自己渴望与这个女孩成婚，于是向她求吻。他亲吻她时，发生了早泄。自此以后，即使是遇到这个女孩，也会以同样令人尴尬的意外收场。

他断绝了与那个女孩的关系，找到了一个在社会地位和教育方面绝对不如他的女人："开始慢慢仔细地培养她，这样我就可以和她建立关系。我知道她很滥交，她不明白我想要什么，因为我只带她吃晚餐，和她一起去看电影，直到最后我对她感到厌烦，无法忍受她。然后我试着做了（指性关系）。老调重弹！还是老样子。"

所有这一切都激怒了他，同时也让他感到如此卑微，以至于他频繁地寻找妓女，但始终未能实现自己的目标。几年过去了，他越来越专注于纠正自己的问题，起初是通过自己的努力，然后是通过医学和伪医学的援助。他接受了膀胱镜检查，被给予前列腺按摩和睾酮注射，医生给他开具了各种处方，他还购买了杂志上推广的很多种专利药品和机械辅助设备。有两位医生建议他寻求精神治疗，他对此不太感兴趣，坚持认为他的问题是器质性的，如此明显，并且"它肯定不在我脑子里"。

终于，他通过非专业媒体知道了催眠，并得出结论，催眠是命中注定的手段，能够终结他对治疗的强迫性的探索。他决心在这方面"不再犯同样的错误"。他坚决拒绝了非专业的催眠师，因为他们毫无疑问没有接受过医学问题方面的培训,因此也拒绝了骗子,因为他们的广告中夸大其词的承诺。他咨询过的医生也经常承认对催眠的无知或经常谴责催眠,而这些人又对催眠没有任何实际经验,正如他"读大百科全书催眠介绍和一些受过医学训练的人最近发表的作品"时意识到的那样。

最后,他找到了作者,并向他全面、系统地详述了自己的故事。让他压缩或总结他的故事的努力是徒劳的。他坚持按自己的方式,不在乎需要多少小时才能准确、有序地讲完他的问题。他只是想"确保一切都被理解……这样就不会有任何失败……这样我就知道你了解了一切"。

他刻板僵化、强迫地对自己诸多失败进行巨细无遗的叙述,这给了作者充足的时间,不仅得以评估患者的强迫性人格和行为,而且得以推测出可能的心理治疗方法。患者的固执、他的强迫症、他寻求症状缓解的坚定、他追求目标的全面性(根据他的理解)、他面对所有困难的毅力,以及他对自己缺陷的无可救药所表现出的坚定信念,似乎都使治疗效果没有多大希望。当患者最终结束了他关于催眠疗法的探索和对催眠作为一种可能的治愈方法的研究的叙述时,这一点已经极其明显:患者自己心中已经确信,虽然催眠对其他人来说可能是一种有效的治疗方法,但对他来说并非如此。他已经没有希望了,他只是决心毫无疑问地证明这一事实。这样他就可以由着自己放弃对性能力的追求,与自己和解。

这就是他寻找作者并要求对他进行催眠治疗的目的。他解释说,催眠将被视为最重要的终极治疗方法。然而,它会以失败告终,因为他终于完全意识到自己是十足的性无能,他只是希望能为他在治疗方面无休止的强迫性探索画上句号。在强迫性追求一个无法实现的目标方面,他感到自己无法自控。一旦他尝试了终极治疗方法并遭遇失败,那时,也只有那时,他才能认命。他像讲述自己的往事那样详尽地阐明了这一目的。

直到这时,作者才充分意识到他所面临的问题的性质:也就是说患者将自己卷入了一个不断增加的矛盾的迷宫里,而这个迷宫正支配着他的整个生活。

意识到患者交流的这种心理意义使作者联想起一种对患者的问题可能会有效的实验性方法。这种实验性治疗方法必然会包括强迫行为、真实的不确定性和恐惧,甚至是对失败的完全预期。与这种预期相反,他会被引导拼命抵抗,这样做,会在实际上取得长久以来被认为是不可能取得的成功。但在他能够接受成功对他来说是一个有效的现实之前,需要对成功持怀疑态度,并多次重复。

当患者完成冗长的叙述和论证时,作者已经大致制定了一个事实上很简单但貌似最复杂的治疗计划。在这些沟通过程中,患者被引导披露了有关他目前生活安排的大量细节,特别是他居住的公寓,以及他曾和那么多女人"试"过的地点。一个有用的事实是,沿着一条长长的室外木板步道、一段楼梯和楼上一条长长的阳台走廊到达房间;还有其他细节,其中许多都被纳入了治疗计划。作者私下考察了他的公寓,患者在这所公寓里徒劳地做了一系列抗争。

治 疗 过 程

作者将患者导入浅度催眠状态,开始了治疗,并以最乏味的方式向患者强调,"浅度催眠"是一个最重要的措施。他被反复告知,浅度催眠的目的是确保他在意识和无意识层面都能理解这样一个事实,即深度催眠的恍惚状态将一劳永逸地设置好,无论他在性关系中能否获得成功。2小时重复这些总体思想导致了一种深度催眠状态,但作者没有做出任何努力让他意识到这一事实。为了治疗的目的,需要一种自发或间接暗示的遗忘。

然后,作为催眠后暗示,他被告知,他必须,绝对必须,得到一块手表。如果可能的话,这款手表应该有一个夜光的表盘和发光的指针。最最重要的是,手表必须有秒针。秒针是绝对必要的,这被一再强调。

给他的第二个催眠后暗示是,他必须也可以,今后就把手表在放床边的夜灯下,这样他就可以在晚上的任何时候说出精确到秒的时间,因为他必须,绝对必须,而且也会戴着他的手表,只要他碰巧在床上。

患者就这些要求作出了庄严的承诺,他丝毫没有质疑作者各种坚决的要求的理由。

然后,作者向他解释说,他会继续"无效地邀请女性与他一起过夜"。对此,他也表示同意,此时,作者强调只有以这种方式他才能找到自己"真的、真的、真的想学的"东西。

下一个催眠后暗示是以温和但强调的语气非常谨慎地提出的,指挥患者的全部注意力和他的全部愿意服从它，但又不像是在指挥。据称这个暗示是一种对他"总体问题"的有可靠根据的预期发展的合理医学解释，此预期发展建立在有机生理学基础之上。事实是由于身体老化过程中的变化，他的早泄会发生彻底的改变。催眠后暗示的解释如下：

艾瑞克森·你知道吗？你有没有可能意识到，你能否真的理解，从医学上来说，所有事情，一切事情，即使是最糟糕的症状和状况，都一定会结束，但不是，但我必须强调的是，不是以外行所能理解的方式？你能意识到了吗？你明白吗？你有没有以任何方式意识到，你的早泄会以失败告终，不管你的勃起持续多久，不管你沉浸于性交多久，也不管你多么积极主动，你都不能射精 10 分钟？长达 10 分钟？长达 15 分钟、20 分钟、25 分钟？甚至更久？你是否意识到你会多么拼命地努力奋斗？你会多么绝望地看着手表的分针和秒针，纳闷，只是纳闷你会不会在 25 分钟、25 分半、26 分钟、26 分半时不能，不能，不能射精？还是会在 27 分半，27 分半……27 分半，27 分半 (最后一句的语气表达出深深的解脱)。

　　第二天早上，你仍然不会相信，只是不能相信，你不会不能射精，所以你必须再次弄清楚，再次弄清楚，你真的、真的可以射精，但这不会，这不可能，在 27 分半，甚至也不在 28 分钟，甚至也不在 29 分钟。你心中只有孤注一掷的希望，也许，只是也许，也许在 33 分钟、34 分钟或 35 分钟的时候，射精就会到来。那时，你会一直拼命地看手表，同时努力奋斗，以免失败，再次失败于，在 27 分钟射精，然后 33 分钟、34 分钟、35 分钟似乎永远，只是永远不会，一起到来。

　　现在这就是我想要你做的。挑一个你习惯的女孩，带她去你的公寓。当你到达 8 号的拐角处时，即使你向右拐 (所有这一切都是以最强烈的语气说的)，也要尽力把注意力集中在谈话上，但要留意在你转入大院并踏上木板人行道之前，你会情不自禁地一个接一个地数人行道上的缝隙。你要全力以赴地努力，非常努力地把你的注意力集中在谈话上，但要拼命地数那些缝隙，木板之间的缝隙，你身下的缝隙 (对于单纯的人来说，俚语往往会给双重含义以机会)，一路到你公寓的所有那些缝隙，直到你似乎永远不会、永远不会、永远不会到那里，进去，进入后感到舒适，放松，这将会是多么深刻的解脱啊！把注意力放在女孩儿身上，然后，紧接着，上床，但不是寻常那样，而是答案，真的、真正的、真实的答案,从你进入(暂停)公寓的那一刻起,(暂停)你的注意力就会集中在手表上,随着时间的推移,那块手表最终会给你带来答案。

现在,快点儿把我所说的保留在你无意识里……锁起来,不遗漏一个音节,不遗漏一个词,不遗漏一点儿含义……在那儿完整地保留,使用,完全遵守。你甚至可以忘记我,关于我的一切……只需完全遵守……然后你就可以只是记起我,并且回来告诉我,手表在显示 27 分半和显示 33 分钟、34 分钟及 35 分钟时是准确的。

现在醒过来,完全休息好了,焕然一新,在你的无意识中理解要完成的任务的完整性。

患者醒了过来,似乎很困惑,然后匆匆离去。

结　　果

3 天后,患者打电话说:"我想见你,但不需要预约治疗。我只想告诉你那天晚上一切都好,顺便结一下账。"

他在约定的时间前来,并且声称,他给作者的关于他的问题的冗长而详尽的描述显然起到了某种精神宣泄的作用,他完全有能力进行性行为,并且在过去 3 天的夜里和清晨,反复向自己证明了这一点。然后,他相当尴尬地问,延长性交时间,"比如说,可能长达半小时或更长时间"是否"正常和适当"。作者打消了他的疑虑并让他回去了,显然他仍然在催眠性遗忘中。

然而,他时不时安排与作者"漫不经心地"会谈,聊上一聊。大约 18 个月后,他娶了一个比他小 9 岁的女人。他通过电话向作者宣布了这个消息,3 个月后,他要求预约一次治疗。原因很简单,他已经恢复了催眠的记忆。他现在对所发生的一切能够"完全理解",并对治疗表示感谢。事实上,他对治疗过程只有大体的记忆,但他对此感到满意。他还回忆起作者走过他的家时"碰巧路过"的次数,并推测了那些巧遇的原因。

他进一步解释说,他确信自己遵守了作者给他的指令,尽管之前有强烈而绝望的恐惧,但他还是在 27 分半钟射精,并因此而感到由衷的高兴。第二天早上,他又投入地性交,同样怀着痛苦的恐惧的心情,担心无法射精,不过这些恐惧在 33 分钟射精后就缓解了。当时,他确信自己的问题"已经自行逆转",在某种器质性基础上得到了纠正。他感到有必要对自己的"康复"重新测试几次。这最终报告给了他充分的自信,而且他的自信始终未减弱。

他被问及如何理解作者让他数人行道、木板人行道等地上的缝隙的目的。他的回答是:"我当时不知道,直到你刚才问我,我才知道。你是让我在进入我成功的地方之前,看看我身下所有无用的'缝隙'。"他说着脸涨得通红,补充道,"我想答案直接来自我的无意识。"7 年过去了,婚姻继续顺利进行。

讨　论

要准确地分析作者到底做了什么其实不难。当患者讲述他故事的时候,作者一直在留意故事所揭示的行为模式。下一步是设计一个治疗程序,用象征性语言来说出他的故事。治疗过程要包含与患者模式相同的辛苦、强迫和重复的行为,并唤起与患者类似的绝望和失败情绪,但要精心设计,让他每次的行为都取得成功。

他从来没有得到治疗的保证。没有人告诉他会有"真正的"答案;相反,他被告知,"真的,真正的,真的"答案将被知晓,"真的,真正的,真的"不同于"真的",任何孩子都知道这一点。

让他佩戴腕表是为了强调时间因素,这正是他一直在关注的事情,不过作者是反其道而行之。手表会带给他对时间的绝望情绪,和他经历常年失败的绝望一致。作者只是简单地想到:如果说"早泄的失败和射精的失败都算失败",那么时间(手表)也可以等同于后一种失败(射精失败)。"但所有的事情都会结束,甚至失败也会。"因此,在 27 分半这一奇奇怪怪的时间过去后(之所以用这种古里古怪的时间规定,是为了防止患者去分析,并迫使患者严格关注时间的流逝),射精的"失败"结束了。当然,这不可能是最终的答案,因此性交又发生在第二天早上,这次射精"失败"的"结束"将发生在 33 分钟、34 分钟或 35 分钟。为什么要这样来规定时间? 只是为了创造一种情境,好让他自由选择射精的时间。请记住,患者小心翼翼地询问过性交持续时间的问题"比如说,可能长达半小时或更长时间"。

催眠性遗忘的目的是什么? 患者的记忆是无法抹去的,但他对自己问题的直接意识需要重新定位和重组。通过将他的记忆"锁定"在他无意识头脑中,导致了他对治疗暗示的遗忘和对治疗师滞后的"想起",但仅此而已。因此,患者被赋予了一项重担,即要无意识地记住某些想法,并以强迫的、不惜一切的努力来执行这些想法,从而防止射不出来的失败,而射不出来的失败恰恰构成了他之前的早泄问题。但在新的时间设置下,"失败"恰恰意味着性交的成功,但患者必定会对自己的这种失败抱有疑虑并反复尝试,直到患者最终接受了自己失败中成功的那部分。这是许多患者常有的思考方式,这就给治疗提供一个机会,来将患者对自己不合逻辑的想法转变或逆转为全新的、更好的理解。

第二十章

谦卑：一种权威的方法，允许经由想象重新条件化

米尔顿·艾瑞克森

未出版的手稿，大约写于 20 世纪 50 年代。

一位内科医生带他的妻子来接受心理治疗，并表示希望当着她的面讲述她的病史，因为他确信她自己无法说清楚。作为开场白，他说他在实践中使用催眠，发现它很有用，但他放弃了它，没有什么好的理由，只不过他更熟悉其他方法。他希望这不会冒犯作者，因为他确信他的妻子需要催眠治疗。

总之，病史中说他的妻子极其谦卑，她是一名注册护士，而且他们已经结婚 12 年了。这种谦卑包括只有在他上床后妻子才会关掉所有的灯，在黑暗中摸进客厅，脱下衣服，穿上睡衣，再罩上一件睡袍，然后在黑暗中进入卧室：

患者丈夫 · 头几个月我们的性生活很糟糕，后来她变得可接受了。当她终于怀孕时，我不得不强迫她去看产科医生，但她直到第 7 个月才去。她逼我给她乙醚，这让我很难做。现在我们的小女儿 5 岁了，她开始注意到她的母亲的一些行为，我不想孩子长大以后让她的丈夫和我一样艰难。

　　2 年前，对她的这种愚蠢的行为我要求摊牌，这是一个可怕的错误，只是我没有意识到。我扯下她的睡衣、睡裤，让她上床睡觉，我真希望我没这么做。她几乎陷入了恐慌，出现心动过速，接着呼吸暂停，继而出现呼吸困难。随后出现了许多歇斯底里的行为，我不得不给她打了镇静剂。第二天，她像是得了恐惧症，不得不冲出房子。她会一直跑到后院的尽头才能够控制住自己。情况变得如此糟糕，以至于她无法做家务。她颤抖着，哭喊着，感到窒息，总是呼吸困难，我所有的道歉和承诺都没有用。她的病情恶化了，我带她去看了你的同事 X 医生（精神科医生）。他收治她入院 2 个月，进行了全面检

查。我想镇上的每个咨询师都见过她所做的一切。她接受了内分泌治疗和镇静剂，一切都很顺利，直到医生建议她回家。一提起回家就会有更多心动过速，甚至晕厥、呼吸困难和呼吸暂停。

最后，他把她转到了私人精神病院，并对她进行了为期 6 个月，每周 6 小时的精神分析。由于这没有任何结果，他们给她做了 12 次电击治疗。目前她已经回家 1 年了。起初，她只是安静而柔和。她没有什么要说的，继续以老样子上床睡觉。我感觉像活在地狱里。在过去的 3 个月里，她的病情越来越严重。我问 X 医生该怎么办，他提出要做更多的电击治疗。我不喜欢电击治疗的效果。然后我决定向你咨询关于催眠是否能够帮助到她。你愿意收她这个患者吗？

在整个叙述过程中，他的妻子僵硬地坐在椅子上，偶尔将眼光越过丈夫瞥向作者。她显然情绪紧张；看起来极度害怕和尴尬，但与周围环境保持着良好的接触。

作者没有回答她的丈夫，而是问她，丈夫是否给出了正确的病史。

患者·（点头，颤抖地说）是的。

艾瑞克森·也就是说，这只能是尽量正确的描述，因为他无法真正说出你当时有多害怕，现在仍然这么害怕。

患者用力肯定地点头。

艾瑞克森·（立即问道）你想成为我的患者吗？记住，我不使用电击，如果我觉得有帮助的话，我可能会使用催眠。

患者·（坚定地）是的，我要你的帮助，不要电击，不要打针。帮我别再害怕了。

访谈的其余时间都用于获取更多的病史细节，间接证实他们彼此相爱的事实，并努力鼓励患者更自由地讲话。任何针对最初过分谦卑的问题都会引起极深的尴尬，以及一种明显的癔症性的呼吸暂停。初步诊断为一种癔症型和转换型相混合的精神病。这一诊断令丈夫满意，也令患者满意。正如她后来证实的那样，患者显然担心她可能患有精神分裂症，这一诊断在私人精神病院或多或少得到了广泛的暗示。

在接下来的访谈中，她丈夫陪她一起坐在治疗室里，她泪流满面地恳求作者马上催眠自己。她和她的丈夫都表示，他扩充自己的催眠技术知识时，她曾作为受试者跟他一起工作。但她充其量只是一个浅度催眠的受试者。

利用节奏体验引导催眠

她的苦苦哀求和他丈夫满脸恳求的表情暗示了通过催眠来引发矫正性情绪体验的可能性(Erickson & Rossi, 1979)。为了给一项催眠技术寻找线索,在询问中,她被特别问到,是否画过画或素描,是否看过或跳过芭蕾。她语带困惑地给出了肯定的答复,作者还了解到她是一位出色的钢琴家。她练过芭蕾,画过很多风景素描,还凭记忆画过肖像画,但这一切都发生在她的孩子出生之前,这是她唯一一次怀孕。

然后,她被要求想起一些她喜欢的节奏,并用她举起来的手跟随节奏打拍子来展示其中的一种。同时,她要回忆起丈夫对她最成功的催眠引导,当她回忆起它的时候,就发展出一种类似的催眠状态,然后逐渐加深,直到她能够真的听到她跳舞时的音乐。她很配合地响应,很快就证明自己陷入了深度催眠状态,用脚打着拍子,用一种很孩子气的愉悦和开心的方式在椅子上来回摇晃着。

利用强迫性人格倾向促进催眠暗示

作者要求她听作者的话,并提醒她,她是来接受治疗的。她脸上立刻浮现出绝望和希望交织在一起的表情。

患者 · 你能帮帮我吗?

艾瑞克森 · 你让我帮多少我就帮多少。慢慢地,我希望你,仍然保持深度催眠状态,感到完全无法从催眠状态中醒来,完全无法做任何事情,除非是我让你做的,你也无法忘记你的丈夫一直在这里,即使你看不到他。现在,我有很多事情要你做,每一件你都必须做好。你不会喜欢做那些事,但这样的拒绝会使你有必要做一些你更不喜欢的事情。

你别无选择。你来接受治疗,你想要治疗,你会得到治疗,如果你试图拒绝并转身离开,你将面临你更不喜欢的治疗。无论你转向哪里,你都会面临四面楚歌。我建议你安心地忍受接下来的治疗,因为治疗将尽可能温和地进行。如果你想逃避,我只会变得粗鲁。

这句话的目的是利用她行为中可能存在的强迫性因素,并利用她长期以来的反应方式:好像她是被胁迫的。

在为她制定详细的治疗计划时,作者充分考虑到了她神经质行为中极度的孩子气,她在成功怀孕后就一直如此,但她在性方面适应得相当好。作者反思了一下她的行为表现,认为对她的治疗方式有可能采取一种与她的孩子气同样幼稚和荒唐的措施,从而体现出一种无拘无束、随心所欲的态度,这与她的行为恰恰相反,并以某种逆转的方式融入她多年来表现出的行为。在这种方法中,必须有冲动和强迫的成分——一个相当简单、幼稚、有点病态的角色所特有的执迷不悟。一个几乎不加掩饰的性主题似乎很适合她。另一位患者幸福的高度神经质的性幻想给了作者启发,加上作者对于普通人往往会在幻想中显得极其幼稚、无拘无束和毫无防备的认识,最终让患者(之前患者案例的启发)为这位患者制定一个合适的幻想。然后,作者会趁着她在催眠状态时施加这种幻想,并利用患者自己的冲动模式,也许实际上一种是强迫性的、有些病态的模式,对此她早已习以为常。

当作者看着患者继续在催眠状态里并伴随着幻觉中的音乐打着节拍时,他不需要花费多少时间或精力就在心里构思出计划。用一段相对较短的时间让患者更深地沉浸于催眠状态里,作者也做好了准备。因此,他以一种相当权威的方式对她说:

艾瑞克森·现在听我说。这些是你必须做的事情。你必须做,而且一定要做好。第一件事是非常缓慢地睁开眼睛,看着我,只看到我,知道你丈夫在这里,但你看不到他。

第二件事是你要看到我让你看的任何东西,并且意识到你不知道自己在哪里,只知道你正坐在房间的某个地方,除了我什么也看不到,除了我什么也听不到。

现在,执行这两个任务。

患者慢慢地,她的眼睛睁开了,瞳孔扩大了,目不转睛地盯着。

艾瑞克森·慢慢地环顾四周,什么也看不到,什么也听不到,除了我和一个空当当的房间。

患者慢慢地,把头从一边转到另一边,然后看着艾瑞克森。

艾瑞克森·第三件事，非常好。睁大眼睛，体验一种深度放松和宁静的感觉，一种无法移动、无法绷紧肌肉或无法加快呼吸的感觉，无论你怎么努力用其他方式去尝试。只是感到无望，完全陷入一种彻底的、宁静的放松状态里，无论你怎么努力尝试，都完全无法改变你宁静放松的身体状态。享受那种完全无助、舒服的感觉，越久越好。因为会发生一些事情，使你在心里拼命想摆脱那种温暖、舒服、放松的感觉。但你身体上会那么完全无助，又那么舒服，身体上什么都做不了，你会在心里感到如此恐惧，以至于只有在心里知道你的丈夫在这里，你才能得到安慰，即使你看不到他。你会非常高兴他在这里。你明白吗？

患者慢慢地肯定地点了点头，脸上露出高兴但困惑的表情，对自己点头的动作有点儿迟疑。

艾瑞克森·第四件事是在你面前看到一面大镜子，你可以从中看到我们两个。好了吗？既然你看清楚了，我就转动它，直到你看到里面什么都没有，除了一个空房间的一小部分和一扇门，这扇门以一种最奇特的方式看起来有点儿熟悉，就是现在，你无法想象。从现在开始，你会深呼吸，舒服地，缓慢而有规律，每分钟12～14次，对此，你什么也做不了，只能继续进行同样的舒服、缓慢地深呼吸。你不能动，你不能闭上眼睛，你只能看，看，看！

现在你可以轻轻地、舒适地向前倾斜，但仅此而已，你有一种特殊的感觉，你知道那是一扇门，那扇门会打开，你不想让它打开，但它缓慢地打开了，越来越宽，你能看到你的脸……你自己的脸，看着你脸上那出乎意料的顽皮的微笑，就在你脸上，你很疑惑，你很疑惑，你有一种奇特的迫近的感觉，有些事情，好像有些事情，即将发生，那顽皮的微笑变得越来越大，越来越明显……为什么……现在你看得很清楚，你就是无法把眼睛从上面移开，你无法闭上眼睛……因为某种特殊的原因，镜子被调转了方向，所以我无法往里看，你会为此感到感激。因此，看一看看你的脸后面，直到你看到你的整个脑袋，现在你不敢相信……你只是不能……你裸露着脖子和肩膀，胸部裸露，身无寸缕，你赤身裸体地站在那里，非常吓人，你以一种如此奇特、舒服的方式感到如此瘫软，这在心里是如此可怕……你无法停止看……看！……观看，仔细观看，你开始跳舞……跳芭蕾……以一种狂野、狂野的节奏，纵情狂欢。

那是什么……一条腿踢得高高的,你单脚站立僵在那里。慢慢地转头去看……看看是什么……有人来了……有人来了,你动不了,你甚至无法停止那顽皮的微笑……笑容僵住了……有人来了,听起来像个男人。镜子缓慢地转动;那个男人缓缓进入视线,那是你的丈夫,他在微笑……他在拍手……他喜欢你的舞蹈……你开始解冻,你跳啊跳,更狂野地放纵,直到你筋疲力尽倒下来,你丈夫把你抱起来……为什么……镜子消失了,只剩下房间。现在看看,看!看着这一切发生,就像我描述的那样。每件事发生时,你都能听到我的话。再看一遍……完整地看一遍。

患者一动不动地坐着;只有眼球的快速移动和一个极度兴奋的人的浅浅的、不规则的呼吸暴露了她可能看到了什么。突然,她闭上眼睛,瘫坐在椅子里,笑了。

患者·(好像在自言自语)我太累了。

她被吩咐好好休息,而且不久,休息好了就会坐起来,并表示自己愿意聆听。不到 3 分钟,她在椅子上坐直了,慢慢睁开眼睛,目不转睛地盯着作者。

作者对所发生的事情做了一个快速的总结,并询问她是否全程全神贯注地观看并看到了一切……一切。她脸色绯红,点了点头,表示她听从了指令。

艾瑞克森·(小心地,以绝对权威的方式)你做得很好。现在,你将重复整个任务,直到你从头到尾完成了 5 次,看到画面的每一个部分,在每次结束时都会非常舒服地瘫倒,好像充分休息了很长时间,然后继续下一次重复,直到 5 次全部完成。现在你知道你必须按我说的去做,因为你只能猜测如果你试图拒绝完成这项任务,我会让你看到什么。

患者慢慢地,她点了点头,表现得好像在服从。

艾瑞克森·现在还有一件最重要的事情你肯定会去做,不是吗?

第 5 件事是,当你醒来后,你会完全遗忘今天你在催眠状态中发生的一切。今天是周二。然后到了周三和周四也没有任何记忆,但你会有一些奇怪的、不可描述的感觉,感觉你要做点什么!

你会在大厅的镜子里,在餐具柜的镜子里瞥见自己。你会瞥见一个萦绕心头的顽皮的微笑,但你不会知道它是什么。你会感觉自己像一个挑逗的、快乐的小女孩,但却异常激动、模模糊糊地确定,非常确定,有些你不想要发生的事情要发生,因为你希望它发生。

在会谈期间,艾瑞克森与那位丈夫交换了笔记,标注了特定的信息。

艾瑞克森·(继续)但是什么? 它会如此诱人地接近你的脑海,你几乎感觉到你可以伸手抓住它。每次你走过一面镜子,就在你停下来往镜子里看的时候,你会看到一个顽皮的微笑,诱人的一瞥,只是你无法认出它。你只能看清一半。

周五下午,你不会明白为什么你要让你的小女儿去拜访你朋友的孩子,并和他们一起过夜。但她一离开,你就立刻把房子里的每一扇百叶窗都拉上,把所有的窗帘都拉上。

你会疑惑这是为什么,为什么,为什么!

你会毫无理由地准备你曾做过的最好的饭菜,但你会知道没有什么特别的时刻,或者有吗? 会有那么多奇妙、意想不到、引人入胜的小事情发生……有趣,但它们似乎没有任何意义。离你丈夫从办公室回来的时间越近,你就会得到越欣喜的提醒。还没有过这样的感觉! 你会吃晚饭……你会享受它。洗碗会如此容易……如此不同……以前从来没有这样过。

为什么? 接下来呢? 整个晚上,你都会快乐地上上下下……你会照遍每面镜子……只是一点点,瞥一眼。哦,我只是不知道你会做哪些简单而平凡的小事,其中的每一件事似乎都会使一些迷人的、吓人的、可笑的恶魔般的东西更接近你。你会惊喜得几乎浑身发痒(译者注:饥渴难耐)。

发痒的使用完全是偶然的,后续将澄清与其相关的事实。

艾瑞克森·(继续)你丈夫会早早上床睡觉。你将轻手轻脚地、缓慢地、困惑的、无聊地、无可救药地疑惑着,以同样的老方式准备好上床睡觉。有些事情似乎不对劲,让人不知所措!

你会打开灯。那不是你平时穿的睡衣……它已经要破成麻布袋了……那些睡衣……一套旧的……你丈夫的旧睡衣。你惊呆了,站起来……突然一阵冲动……一阵可怕的冲动……你咯咯地笑着把它们扯了下来。

你跳到走廊,揿开灯,冲进卧室,打开灯,赤身裸体的欢快地跳了一段舞蹈,而你的丈夫坐在床上直勾勾地看着,直到……直到……

现在,这就是将要发生的事情,在我认为你应该知道之前,你甚至不会猜到发生了什么让你这么做。现在,你知道你会做的,不是吗?

患者不断地缓慢点头。

结　　果

第二周的周一,她的丈夫向作者做了汇报。

丈夫·上周二我听你说的时候,我不知道是该震惊、恐惧、惊愕、高兴,还是该生你的气。你对她所说的似乎是一个疯狂的、荒唐的、孩子气的白日梦,我不知道我是否应该带我的妻子回家,另找一个精神科医生或别的什么人。但突然间,我一直觉得我能看到那面镜子,这动摇了我的立场。然后我又试着往里面看,当我发现自己在努力做这件事时,我想我最好把事情交给你处理。我知道我无法理解。

我们平安回家了。她沉默着,有点沉浸在自己的思绪里。使我坐起来聆听的一件事是,每次她靠近钢琴时,都会弹奏几段舞曲。然后那天晚上她像往常一样为我演奏了一首古典音乐,还在其中加入了零星的舞曲。真奇怪。我发誓她根本不知道这件事。就寝时间,还是老样子。我什么也没说,就像你告诉我的那样。

周三早上,周四早上,我看到她先是在一面镜子前迅速低头,然后又对着另一面镜子迅速低头。我不知道白天发生了什么,但我猜她太忙了,不会有症状。她说她在清理储藏室,但我注意到我们刚结婚时从她家里带来的很多乐谱。而且每次她经过钢琴,她的手指就会在琴键上泛起涟漪。她的表情一直很困惑。还有更多的古典音乐,一些她最喜欢的夹杂着很多小段的舞曲。就寝时间,还是老样子。

周五晚上,她打电话跟我说珍妮会去拜访玛莎的孩子并跟她们过夜。

那顿晚餐太赞了,窗帘拉上了,烛光摇曳着,极尽浪漫。她不停地把头从一边转到另一边,好像听到了什么人或期待着什么人。她不停地看着自己在银器中的倒影非常好玩儿的样子。有一半的时间,她脸上都挂着极其迷人的笑容,但每次她照镜子时,笑容都会消失。我几乎无法抑制自己。她不怎么说话。只是沉默着,全神贯注。

睡觉前,我往客房里看了看。我不知道她是从哪里挖出来的,她囤积的一些抹布。然后我偷偷溜进了我们的卧室。一切都按计划进行。

这简直是一次蜜月。周六早上,我给玛莎打电话,告诉她把珍妮留到周一早上……好了,我说得够多了。

目前还没有症状。我们接下来要往哪儿走?

艾瑞克森 · 明天来,那是周二。到时我会接手。

第二天,正如丈夫所报告的那样,患者陪丈夫到作者诊疗室的提议表示反对。然而,经过多次坚持不懈的劝说,她还是极其尴尬地来了。

患者 · 艾瑞克森医生,我太尴尬了,甚至不敢看你。(她双手捂住脸,低着头)我知道发生在我身上的一切。我完全记得在诊疗室里你让我在催眠状态下做了什么……只要我闭上眼睛,我现在可以看到整件事情,像我当时做过的一样生动。我很难为情。

你会怎么看我?我记得我周二、周三、周四所做的一切,请不要让我讲周五的事。你会为我感到骄傲,但这太难为情了,我甚至不想让我丈夫告诉你。

如果我只是说我做了你或我丈夫可能想要我做的一切,这样可以吗?哦,我不是那个意思!是我丈夫想要的和你认为我应该做的一切。请问,这足以让你明白吗?

艾瑞克森 · 我只想知道你所谓的恐惧症。

患者 · (放下双手,愤怒地说)我很高兴你问了这个问题。我会杀了 X 医生,因为他给我做了休克疗法,对我进行精神分析,把我关进医院几个月,给我各种激素,直到我成为一个人体针垫!

她以同样愤怒的语气说了更多,但在自由地表达自己之后,患者继续说道:

患者 · 我只是不明白为什么我不能仅仅接受简单的有常识的治疗。如果我再见到那个人，我会打他的耳光！这可不太淑女，我希望你能原谅我，但我丈夫是名医生，而我是个护士，我们都知道有一些医生非常愚蠢。我甚至问他关于催眠的事，他露出轻蔑的表情，并且……

艾瑞克森· 冷静下来，这已经过去了，现在跟我说说你的恐惧症。

患者· 那是过去的事了，我只是不明白我是怎么养成了那样可怕的行为方式，但我停不下来。我只是一个吓坏了的小女孩，太害怕了，无法思考，我不过是走了一条阻力最小的路，但这只让情况越来越糟糕。

后来，当你让我做那些事情时，我的意思是说，这就像我的恐惧症、强迫症一样。我感觉自己完全像个小孩，一个受到惊吓的小孩，带着某种可怕的、病态的好奇心。我看得越多，就越想看，它也变得越陌生。老实说，对我在周二晚上和周三、周四、周五三天做过的所有怪事，我连一半都不知道（脸色绯红）。

别问我周五晚上、周六或周日的事。你可以为我这个患者感到骄傲。但为什么我一定要成为一个如此愚蠢的孩子呢？我不知道是不是因为我觉得自己已经长大了，不会再做那种傻事了。我不知道，但无论如何，我很高兴。

丈夫· 我对此思考得越多，越想到我的患者的神经质行为，也越怀疑他们是否在情感上长大了。在我看来（我并不是专家），有些神经症患者应该从简单的孩子气的角度来处理，这样你才能得到他们的理解。

患者· （插话）你可以对我这样说。

后 续 内 容

5年中，患者每隔一段时间就会来一次，因为她从大约5岁起就备受季节性皮炎的折磨。以前的各种过敏症专家的治疗一直都只能勉强算作有效。她的皮炎会随着花粉季的结束而消失。在她接受催眠治疗后的那个季节，她寻求用催眠缓解和改善她的皮肤状况。

作者尝试这么做了，结果证明催眠比过敏症专科医生的治疗更为成功。她向过敏症专科医生报告了自己的所作所为，专科医生建议她与作者继续工作（继续咨询），并表示至少在那个季节，她获得了比自己所能给予她的更多的帮助。因此，她每年都报告催眠症状缓解的情况，那位过敏症专科医生每年都会继续检查她的病情，因为她对纯粹心理措施的反应比他的方法要大得多，专科医生感到很好奇。

编者按：显然，患者在见艾瑞克森之前进行的精神分析和电击疗法并没有缓解症状。这些疗法通常是有效的方法，即使是今天也被认为是适用于她呈现出的需求的治疗方法。对艾瑞克森疗法的反应只是反映了他能够更好地回应她的具体需求。

第二十一章

不育：对性满足问题的治疗性重新定向

米尔顿·艾瑞克森

未出版的手稿，大约写于 20 世纪 50 年代。

一位大学教授和他的妻子结婚 5 年了，依然幸福如初，还在热恋中时，他们憎恶要孩子的想法。两人都专注于各自的事业和共同的家庭生活。他们享受频繁而热烈的性关系，并乐于实施避孕，没发现有什么大的烦恼。碰巧，一位研究精子的朋友请这位男士提供一份样本，他很乐意地提供了。由于这位朋友知道教授和他的妻子对孩子的态度，他毫不犹豫地告诉教授，样本显示完全没有精子。教授立刻产生了兴趣，要求再次检验，结果证实了最初的报告。

教授和他的妻子很高兴听到这个消息，放弃了避孕措施。在接下来的 1 年里，教授和他的妻子都变得越来越易怒，并且他们的性欲大大降低。最后，他们开始停止性关系，不开心，专注于自己的个人活动。6 个月来，两人的关系越来越不和谐，教授向作者寻求心理辅导。

教授被要求就自己对精子缺失的感受发表评论。他声称，这对他来说应该是一个令人欣慰的事实，因为这不会对他产生性干扰，并且消除了一种对他自己和妻子来说都很可怕的可能性，即意外怀孕。然而，在他最初的喜悦之后，一些未被识别的、令人不安的情感因素潜入了他的全部情感中。到底是什么，他说不上来，但渐渐地，他开始感到自己严重缺乏作为一个男人本身所必需的那些东西。性活动对他来说变得越来越没有意义，他感到妻子也有同样的反应。这导致他们之间的摩擦不断增加，直到发展至这种绝望处境。

作者没有试图立即与他讨论他的问题。相反，要求他送妻子到作者这里做一次咨询。作者发现她非常坦率，思路清晰。她讲述了一个具有参考意义的类似情况。刚开始，她很高兴有机会不用避孕。过了一段时间，起初是模模糊糊的，最后带着令人痛心的明确,她意识到,作为性伴侣,她的丈夫在生理上有缺陷,也就是说,他的生理男性气质不能与她的生理女性气质相匹配。这并不是说她想怀孕:只是因为她作为一个生物学上的女性生物,需要感觉到她的伴侣能够,真的能够让她受孕。她对这种理解做出了反应,试图强迫自己把这种情况看作是一种幸运的偶然事件,但未能做到。她强行压制自己的想法,结果婚姻状况变得越来越困难。他们最后一次性关系发生在 4 个多月前,结果不过是一次痛苦的、徒劳的令人不快的努力。

除了明确详细地引出上述故事外,作者没有做任何其他尝试。然后约他们两人一起前来。他们相当没底又满怀希望地走进诊疗室,似乎迫不及待地想得到帮助。他们得到了最诚挚的保证,如果他们能够倾听并理解将要呈现给他们的想法,他们的问题就可以得到解决。他们被告知,将要进行的讨论将以务实有效的医学概念为基础,并可合理地将之应用在他们身上。他们还被告知,许多初步讨论似乎无关紧要,而且看起来与他们的问题无关。然而,这将构成他们理解纠正问题的重要基础。

利用一种引人入胜的联结网络进行间接催眠引导

于是,作者用尽可能以一种催眠式的、有说服力的方式,向他们呈现了有关心身医学概念的系统讨论,并且引用大量的病例和实例来说明心理力量对身体功能的影响。当他们看起来有了足够的理解,作者就提出了以下冗长的、似是而非的论点:

(1)他们不要孩子的共同愿望如此强烈,很可能会改变他们的生育功能。

(2)他们使用避孕措施很可能会强化其生育功能方面的心身影响。

(3)长期避孕不断起作用,对抗生育能力的心身力量保持活力和活跃。

(4)精子的实验发现导致了一种假设,即它意味着生物学上的失败,却没有意识到这很可能是保护他们实际需要的一种心身发育。

(5)仅仅假设精子是生物性的,而不是心身功能的,就会导致他们的心理状态发生改变,这其中缺失了他们做爱的基本要素,即保护对方免受生育之苦。

(6)随着避孕措施的停止,性腺功能可能会发生变化,但由于有一种深刻的心理需要来避免生育,就会从心身层面上提供另一种类型的保护。

(7)这种新的避免生育的心身保护将是彼此间逐渐并最终完全丧失性兴趣,这种丧失会令人痛苦和烦恼。

(8)带着这些对可能的心身功能的新的理解,回到原来幸福的性关系模式对他们来说也许是件好事。

因而,他们的禁欲和情绪紊乱状态导致的任何性腺功能的改变,都可以通过重建原来的行为模式来纠正。这样他们就可以再次在性关系中拥有一种完整感。

他们怀着极大的兴趣倾听作者对这些观点的讲解,似乎领会得很充分。在回答了几个一般性问题以后,他们预约了另一个月的一次会谈。在那次会谈中,他们开心地报告说,他们得到了理解并解决了他们的问题,他们的婚姻又回到了原来的状态。教授对整件事做了总结,悲哀地评论人类的倾向,无论人们多么聪明,都倾向于从另一个知识领域里那些不充分的数据中得出影响深远的结论,并对其进行广泛而毫无根据的应用。几年后,他们仍然适应良好。

作者注:作者知道他呈现给患者的想法都是些华而不实的表面文章,但作者也知道患者的心理问题让他们的想法变得极为荒谬,这些患者很容易抓住一些无关紧要的想法,自行添油加醋,将其升格为压倒性的灾难,这点甚至有些令人恐怖。此外,作者更认识到,让患者对问题的绝对真相产生完整认知的可能性要远远低于让患者进行令人愉快的调适的成功概率,而患者的这种成功调适所基于的是他们自己可接受的、可用的,并适合与他们自己独特局限性的片面理解。

第二十二章

堕胎问题：促进无意识动力允许来访者做出真实的选择

米尔顿·艾瑞克森

未出版的手稿，大约写于 20 世纪 50 年代。

　　这份报告涉及一个持续时间短、明显很急切的问题，其特征是恐惧、强迫性的迫切需要。患者是一对年轻的恋人，20 岁出头。两人都在上大学，他们建立稳定的性关系已有近 1 年的时间。他们刚刚发现女方有了近 2 个月的身孕。双方父母都愤怒而无情，并断然宣称"最好把它打掉，要不然就别上大学了"（两人都还剩 1 年就大学毕业了）。父母偏激而无理地强调，所有亲戚和朋友都会为此感到丢脸。这对恋人原本打算结婚，但要等到大学毕业后。

　　这对恋人因他们的处境和父母的态度而心烦意乱，父母的态度已经发展到"除非你们不让我们丢脸，否则就不能上大学，也不能结婚"。小伙子的父亲给了他足够的钱，让他去打听哪里可以安全堕胎。小伙子的一位朋友了解情况，并意识到这对恋人严重失常的情绪状态，建议他们去见作者，在承担非法堕胎的风险之前先"镇定下来"。

　　当作者坚决反对堕胎时，他们的痛苦大大加剧。他们也不想听作者任何更合理的可能性建议。整整 2 小时，他们坚持要求作者赞成堕胎，并要求他承担责任，亲自操作，通过应用催眠引发生理活动来推动自发流产，还要求他开镇静剂以使他们两人"镇静"下来。他们对自己过度紧张的情绪状态表示担忧。由于两人都难以自抑，不时暴发出歇斯底里地啜泣，作者认为，他们的这种拒不配合可能会导致医生因堕胎风险太大而拒绝他们。

　　零星的信息披露，两个人都是独生子女，受到专横严厉父母的过度保护。两人在每件事上，甚至包括他们对一般事物的看法上，都完全依赖于父母。他们真心相爱，并期待在大学毕业后带着父母的祝福结婚。在计划的结婚礼物中，有准岳父给这个小伙子安排在自己公司的一个稳定的职位，小伙子父母为他们提供的一个漂亮的家。现在，除非他们遵守父母之命确保堕胎，否则所有这一切，他们整个计划和期望的未来，都岌岌可危。

整整 2 小时不顾一切的努力并没有给他们急迫的、歇斯底里的、高度强迫性的、重复的诉求带来丝毫影响。

通过对于强迫行为的利用、提问、我不知道和
出人意料想法的反转来引导催眠

最后，作者决定利用他们原本就有的强迫性、恐惧的行为，将其转化为资源。众所周知，一个人不可能拿着秒表来给自己计时，并在整整 1 分钟里都不让自己想到一头大象。这个简单幼稚的挑战似乎提供了一种有效的解决方法，用于处理他们提出的问题。

艾瑞克森·(强烈要求)好吧，好吧，现在安静，安静，如果你们想得到你们想要的帮助。保持安静，让我告诉你们如何确保让你们得到想要的那种安全堕胎。

你们告诉我你们想堕胎。你们告诉我别无选择。

你们告诉我，无论如何，你们都要去堕胎。你们极其肯定、坚决地宣称，什么也不能阻止你们。

现在让我来警告你们，有一件事可以阻止你们，而且一定会阻止你们，如果你们事先没有得到提醒，你们将完全陷入无助。

现在保持安静！仔细地听，如果你们真的想堕胎，如果你们真的打算去堕胎的话，你们必须知道这一点。现在，安静而专心地听。你们在听吗？（两人都默默地点了点头，满怀期待）。你们不知道一件重要的事，一件至关重要的事。关键信息是这样的：你们不知道那个婴儿是男孩儿还是女孩儿。你们看不到，也不可能看到，这个问题和你们告诉我的你们想要的堕胎之间有着生死攸关的关联。

但是，这个问题会让你们堕不了胎，因为你们还不知道答案。

你们的个性，你们的天性都让这个问题显得非常重要。你们不知道为什么，但谁能指望你们知道呢？

让我来解释一下！如果这个婴儿将由你们抚养，你们，不知道它是个男孩还是个女孩，就必须考虑取一个适合任何性别的名字，如帕特，它可以是帕特里克也可以是帕特里夏，或者女孩儿叫弗朗西斯，男孩儿叫弗朗西斯。

好吧,这就是你们必须不惜一切代价去避开的事情。在你们离开诊疗室后,在任何情况下,你们都不要想为这个婴儿取一个可能的名字,一个适合任何性别的名字,一次也不要。这样做并持续这样做会迫使你们在心理上想留下这个孩子,而不去堕胎。

因此,在任何情况下,你们都不敢想为那个婴儿取个名字。请……请不要这样做,因为那样你们就不会去堕胎了。每次你们想到一个名字,这种想法肯定会阻止你们去堕胎。你们将被迫花费你们所有的钱,去找一个太平绅士证婚。

你们想要堕胎,如果你考虑一个名字,你就不能堕胎,所以你们离开这个诊疗室以后,不要,真的不要,千万不要,不要为那个婴儿想一个名字,任何名字。因为如果你想了,你就会留下它,所以不要,千万不要,不要想一个名字,任何名字。

现在,不用说别的话,一句话也别说,一个词也别说,尤其是不要说一个婴儿的名字,马上离开这个诊疗室。

于是,作者拉着他们的手,迅速地把他们带到门口,催促他们快点儿离开。几天后,他们回来了。

这对恋人·(羞愧地笑着)我们结婚了,因为我们实在忍不住想了几十个名字,每个名字都使这个婴儿对我们来说更加珍贵,我们意识到你所做的一切只是在我们犯某些可怕的错误,做某些可怕的蠢事之前,让我们清醒过来。我们已经失去理智,我们的父母也不帮忙——这就是为什么我们在你的诊疗室里表现得像两个如此糟糕的傻瓜。

经过询问作者发现,双方父母都接受年轻人私奔的选择而非堕胎,并大大地松了口气。当初的计划是等丈夫毕业后再组建家庭的。

这位年轻的母亲为了生产不得不延期毕业。之后新生儿由奶奶和外婆轮流照看,好让这个新手妈妈完成她的大学学业。目前小莱斯利已经有了几个弟弟妹妹。

最初作者开始访谈这对心烦意乱的小情侣时,他们行为、思想和情绪表现出的极端强迫特征就显得极为突出。他们两人本身还称得上正常,然而他们陷入了一种难以应对的境地。用催眠显然并不合适,但随着对他们深入地观察,作者想到了一种催眠暗示技巧,表面看是在支持一种他们不想要的结果,却反而可以对他们产生积极的效果:作者会告诉他们一个似是而非的心理意义上的条件暗示,作者说出这个条件暗示的时候口气是如此坚决和断然,以至于他们会以自己歇斯底里的强迫行为来实现这个暗示,这样一来就能确保他们得到想要的结果。作者用坚决和断然的口气探讨了在诊疗室外不要去思考一个适合任何性别和名字的问题,还顺便提到找个太平绅士证婚的事情,但事实上作者并没有暗示他们真的去走向婚姻,这就排除了他们任何与之对抗的态度,因为他们只是被"告知该做什么"。这为他们自愿找个太平绅士结婚创造了有利的条件,因为他们无法觉察作者这么说其实就是在给他们一种指令。至于本质上是什么导致了最终结果,原因有很多,他们的负罪感、他们本身对婚姻的渴望、他们想要做点什么的需求、他们对于各自一贯慈爱且宽容的父母未曾表达也从未想过的愤怒、他们对各自父母怒气冲冲地勒令他们服从父母之命的气愤之情,以及一位他们当初想要他开"镇静剂"的朋友所给出的各种暗示。所有这些都极大地扰乱了他们的情绪,使他们基本处在一种非理性的状态。

而作者只不过有意地利用了他们的非理性思维状态来实现一个想要的结果,应用的是一种催眠技巧——以有利于患者接受的方式呈现想法,尽管他们情绪上过度紧张。此外,这种暗示技巧,以一种他难以察觉的方式,巧妙地将问题从"我们必须堕胎"转换为"我们绝对不可以去想(我们的)孩子的名字"。这是一场注定失败的战争,他们拼了命地不让自己去想自己孩子的名字,只会让他们越来越靠近婚姻,事实上确实如此。

第二十三章

阳痿问题：促进无意识重新条件化

米尔顿·艾瑞克森

未出版的手稿，写于 1953 年。

问　题

患者(B 医生)是一名 42 岁的内科医生，积极且成功地投身于普通医疗的工作。他非常尴尬但还是坚持讲述了自己所抱怨的事情。他宣称，这是"心因性阳痿"，他知道这个诊断是正确的，因为他可以而且确实曾经轻松地手淫，而且他可以保持完全勃起的状态，直到性发生马上就要进行的那一刻。如果要做出任何努力插入阴道或甚至放在阴道之间，阴茎会立即疲软，但不会射精。如果用手操作，他可以被一位女性手淫成功。将他勃起的阴茎放置在女人的乳房之间作为自慰的手段会立即导致疲软，即使仅仅是口交的建议也是如此结果。

他说，这个问题始于他大学的第一年。他和朋友们一起去了一家妓院，但没有成功，但他跟他的朋友们说的并非如此。此后，他偷偷地去了同一家妓院和其他一些风月场所，"总是以同样令人羞辱的失败告终。我可以一直勃起的走上 1 英里(1.6 公里)路，选择我想要的女孩，和她一起去房间，这些都没问题，脱衣服，开始和她上床，然后，噗嗤一下，就好像一根棒球棍滑落了，我的勃起不见了。毫不夸张地说，这就是我的生活故事。"

他继续倾诉，全面地讲述了自己在自我治疗方面的努力。他去找了无数的职业妓女和暗娼，给她们提供了丰厚的报酬，但都无济于事。他曾多次勾引那些放纵的(别人告诉他的)女孩，但无论他的勾引怎样成功，都没有达到预期的效果。他曾冒险"尝试群交活动"，意思是说几个男人和几个女人在同一个房间里同时进行各种形式的性活动，并不断交换伴侣。他所取得的一切就是成功地手淫他的性伙伴，也同样也成功地被手淫。他曾试图接近一个"女里女气的男同性恋者"(一个女性化的男同性恋者)，这个想法实在太令人反感了,以至于在对方面前他压根开不了口。他曾在海外武装部队服役,而"我在屡次战斗中均毫发无伤,周围却都是死伤无数,但是每次在性交中,我却总是伤痕累累"。

为了克服困难,他尝试了不同剂量的酒精,在从医学院毕业之前,他找到了"瘾君子"(吸毒者),并用他们推荐的花样东西兴奋起来,但一切都没有用。

从医学院毕业并完成实习后,他查阅了大量的医学文献,并对每一种药物制剂进行了试验,即使这些药物似乎只能带来一丝希望,但都没有效果。

B医生还尝试了另外两种方法:一种是舞台催眠师,他很快就识破了他们的欺骗行为,因为他们的夸大其词未经任何科学知识或效果验证;另一种方法是"床伴"。他花钱请一个富有魅力并且愿意陪他的女性,在一段时期的数周里定期陪睡。希望"早晚"他会在夜间勃起并醒来,成功地发生性关系。这种方法也失败了。

B医生作为患者来见作者有两方面的原因。首先,他意识到自第一次世界大战以来,医学界把催眠作为一种科学形式探讨的兴趣一直在增长,他也了解作者对临床催眠的兴趣。其次,6个月前,他"无可救药地爱上了"一名32岁的女子(M小姐),M小姐对他的反应和他对M小姐的反应一样强烈,在相识3个月以后,双方冲动地互相表白了。这迫使他需要和对方全盘托出自己的性无能,但他没有采取任何有效的措施。

M小姐对B医生的"艰难"感到震惊,但她相信他们之间强烈的情感关怀将会是一种有效的治疗。B医生对此表示怀疑,但经过她几周的劝说,他勉强同意(因为他担心结果)让她放弃自己的道德标准与他上床。他们试图用她提议的方法来"治愈"他,大约做了6次徒劳的尝试。

然后,他们讨论了只有性游戏和深情拥抱的婚姻幸福的可能性,尽管她相信有这种可能性,但他觉得由此带来的挫折将不可避免地导致婚姻不和谐。他们最终决定"定期约会,不做爱,但这也非常令人沮丧"。

后来有一天,他碰巧读到一篇关于催眠术的外科应用的文章,这促使他与作者做了预约。

作者仔细倾听了他的故事,同时做了充分的笔记,他告诉B医生,他的问题至少需要2周深思熟虑的研究才能得出任何意见,因此他可能需要另外申请一次预约。

利用意识-无意识双重束缚-引导催眠

在接下来的2周里,作者花了很多时间去思考患者那种受限、刻板、固化的神经质行为的本质和特征，以及如何利用这一点来建设性地重整患者目前扭曲的性行为模式。2周后，作者和患者见面并告诉他，作者将对他进行治疗，作者会使用催眠，但无论如何他都无法理解作者正在做什么，以及作者是怎么做的。他不需要对治疗产生任何理性的认识，只需要盲目、傻傻地服从作者给他的每一项指示。

B医生看起来很困惑，但他安静而期待地坐在椅子上，肯定地点了点头。接着他被告知：

艾瑞克森 · 当你坐在那里时，闭上眼睛；专心致志地听我说的每一句话。不要提问；你没什么可说的。你要发展出任何必要程度的催眠，这就是你在听我说话时一直要做的。唯一重要的是我要说什么，所以专心致志地听，用你的意识和无意识头脑，特别是要用你的无意识头脑，在你专心致志地听的时候，让你的无意识头脑越来越彻底地接管。对你来说，没有必要有意识地记住，因为你的无意识头脑会记住我说的话和我所说的话的意思，这才是必要的。我会告诉你，你要做的事，你会做那些事，理所当然地按照我说的做，就像你一定会听到它们一样，你听到多少就一定要去做多少。你会听到它们，你会做它们。

所以，专心致志地听，越来越专心致志，进入必要的催眠状态，通过你的无意识头脑更清楚地听我说话，只有它才能保证你会倾听、听到、理解，然后行动。你会做到的。

首先，不要讨论，甚至不要和M小姐讨论，我，只有我会和M小姐讨论。

接下来，你必须并且会与你的同事、医学会和你的电话应答服务做好安排，在长长、长长的3个月内，你将不接听夜间来电。

在B医生的故事中，他多次提到过2~3个月的期限。

艾瑞克森 · 早上8:00之前你也不会接电话。如有必要，就从你的医疗工作中抽出3个月的假期，做你必须做的事情。但你会做到的。现在继续专心致志地听。

每天早上，你都会圈出日历上的日期，而每天早上当你圈出日历日期时，你会意识到这一天将在午夜结束，而在午夜，每一个午夜，整整3个月，3个漫长的令人无法忍受的长月里的零点，你都会确切地知道你要做什么，你必须去做，你会去做，一直到这长长、长长的、令人无法忍受的漫长的3个月的最后一天结束。

现在,更加专心致志地听:每当午夜的钟声敲响,在漫长的 3 个月里,并且只有漫长的 3 个月,不多不少只有 3 个月,每当午夜的钟声敲响,在这漫长的 3 个月的每一个夜晚,你都会陷入沉睡。你会这么做,在这漫长的 3 个月的每一个夜晚,每一个夜晚,不多不少,整整 3 个月。

继续专心地、服从地、认真地、好好地听着。每天晚上你会精确地在 20:30 和 M 小姐一起用晚餐。接下来你可以和 M 小姐交谈,听音乐,或者看电视,你想干什么都可以,只要你不参与任何性行动即可。然后,精确地在晚上 23:00,你必须上床睡觉,并在 23:00 准时关灯。1 分钟也不早,1 分钟也不晚,刚刚好是在 23:00 关灯。

你会静静地在黑暗中平躺着,什么都不说,什么也不做,只是躺在那里等待午夜的钟声,这样你就可以进入健康的、充分的生理睡眠中。当你等待的时候,会出现完全勃起,你会知道,清楚地知道,你对此无能为力,你甚至不会试图或希望对此采取任何的行动。你所能做的就是躺在那里,完全勃起,等待午夜钟声响起时入睡,你会这样持续漫长的 3 个月;正好在午夜钟声敲响时,你会在生理睡眠中进入沉睡。然后,当你沉睡时,只有那时,才能疲软。只有那时才能疲软,只有那时。

现在,再来一次,也许是再来两次,当你继续在催眠中专心聆听时,我会重复指令,然后当我打开门时,你会缓缓醒来,然后悄悄地离开。最后你要独自弄明白的是,3 个月漫长的令人无法忍受,即使是 2 个月也漫长的令人无法忍受,即使 1 个月也漫长的令人无法忍受,你唯一需要知道或理解的就是,令人无法忍受的漫长,无论这对你来说意味着什么,所以现在听我重复我的指令。

然后逐字重复这些指令,只改变重音,以便在可能的情况下使 B 医生的无意识更好地理解。

催眠后行为反映催眠深度

治疗会面结束时,患者在自我专注的状态下独自离开。他显然忘了是 M 小姐应作者的要求一起陪他来的。作者对此不置一词,不去提醒他看到 M 小姐也在。正是出于这个原因,作者先于患者走出办公室,以便向 M 小姐发信号,关照她不要引起他的注意。

作者本想让患者产生这种催眠后行为,但又觉得在催眠中这样去暗示他并不明智。患者却自发地产生了这种行为,这足以说明患者催眠状态的深度和效果。假想如果患者没有产生这种行为,那么作者就会立即重复实验程序来确保患者有更强烈的催眠反应。

作为"深度睡眠"的催眠引导

B 医生离开后,M 小姐被叫进了诊疗室。为了利用她对 B 医生如此明显的遗忘而产生的困惑,作者给了她一个解释:

艾瑞克森·(对 M 小姐)我刚刚一直在和 B 医生进行催眠工作,以解决你们两个都那么关心的问题。所以,就坐在那张椅子上,轻轻地闭上眼睛,在深深的催眠性恍惚中深深地睡着。

几分钟之内,她就显而易见地进入了深度催眠状态,作者毫不费力地向她下达了指令,随后她发展出催眠后遗忘和绝对服从。给她的指令相当简单,但非常明确。她被告知要悄悄地、不露痕迹地避免与 B 医生发生任何形式的性行为,甚至避免与他有任何形式亲密的肢体接触,不要质疑他的任何行为,务必在晚上 20:30 前准备好晚餐,并准备好在 23:00 整上床睡觉,因为 B 医生无疑会在那一刻关灯。然后,在黑暗中,她要安静、舒适地入睡,并在心里持续保持一种期待的快乐状态,无论她是醒着还是睡着。所有的对话都将是与 B 医生的问题无关的话题。即使他提到这件事,她也不能讨论它。由于他们已经在同一间公寓里同居了一段时间,他们可以继续同床共枕,但要不折不扣地形同兄妹,因此她要一反常态、安静地躺在双人床的一侧。

作者向她保证,所有这些对于纠正 B 医生的问题都是至关重要的。她似乎欣然接受所有指令,态度相当顺从。她离开诊疗室时,显然已经遗忘了自己到访诊疗室这件事,也忘记了她是怎么来到诊疗室的。她顺其自然地叫了一辆出租车回家。

结　　果

仅仅过了 30 天,下班时间,B 医生和 M 小姐出乎意料地双双出现在诊疗室。他的开场白很简单:"我想介绍你认识我的妻子。"

接着是一段有点混乱的叙述，作者对其进行了全面的记录，并随后整理成更有条理的形式在此加以介绍。

B 医生·你知道我来找你的原因，我曾解释得如此之详细。已经过去 2 周了，我又带着 M 小姐来了。我真的记不清上次来的时候发生了什么，只记得你开始跟我说话的片段，M 小姐告诉我，上次我忘记带她回家了。

但我确实记得我做了什么。有一位我非常喜欢的年轻住院医师，他刚刚完成了住院实习期。我请他完全接管我的工作，因为我有大约 3 个月来不了。我告诉他所有的收入都是他的，如果不够的话，我会再补一笔合理的钱。事实证明，他接管后，一切工作很顺利。

然后我请假离开办公室，不过 M 小姐和我继续同住在公寓里。我们去滑水、游泳、跳舞，但做这些的时候不多，因为我们共度良宵更加有趣。即使我们到外面用餐，即便是只点一个三明治或一些水果，也总是在 20∶30 坐在餐桌旁开吃。为此我们俩都只字不提。这似乎是一种生活方式，不管哪天我们去了哪里。因为我们是 HIFI（高保真音乐）发烧友，我们通常会放唱片听。我收藏了很多，我们非常喜欢。我们偶尔会看电视。我甚至连电话线都拔了。

但奇怪的是，我们俩都有一种冲动，要在 23∶00 就上床睡觉。我们从未有过晚安吻。我们甚至没有说过晚安。有时，我们在 23∶00 前几分钟就上床了，我会看着时钟，当时间正好是 23∶00 时，我会关掉灯。我们活像两个人体模型。我们过着一种反常的生活，但甚至没有想过要问为什么。

每天晚上我关灯以后都会勃起，但我会躺在那里，什么也不做，只是等待，直到午夜，因为我知道到时我会睡着，我的勃起无法消失，直到我睡着为止。我就像个僵尸，不做任何思考，我简直表现得像个白痴。

然后有一天晚上（询问显示这是作者暗示的 3 个月期间的第 27 个晚上），在我关了灯并出现勃起之后，我突然意识到我异常清醒，我就是睡不着觉。然后，当我试图入睡却无法入睡的时候，我突然领悟到，我的勃起无法消失，直到我睡着为止。当我正想着这件事，还在试图入睡的时候，我突然意识到这意味着什么——我睡觉之前，我的勃起无法消失，我突然暴发了，我开始和我妻子做爱。呃，我们只是一直做爱，直到我们都睡着了。当我们醒来的时候，我们太兴奋了，除了马上去墨西哥结婚，什么都想不起来。

没错，我们第二天早上去了墨西哥，结婚了，第二天一整天都在图森附近的一家汽车旅馆度蜜月，然后今天就来见你了。正如我所说，我们度了蜜月，但今天在回凤凰城领取亚利桑那州结婚证的路上，我们开始讨论到底发生了什么。

但 M 小姐提供不了太多信息，我最多知道我在你的诊疗室里被催眠过，你告诉过我每天该做些什么。但重要的似乎是那个让我感到困惑的事情。就是 3 个月和 2 个月一样令人无法忍受，2 个月和 1 个月一样让人无法忍受，理解"无法忍受"的真正含义是很重要的。我想我不需要知道，因为我知道我已经解决了我的问题，但我很好奇，M 小姐也很好奇。我们俩都很满意，但我们都觉得尽管我们一无所知，但如果你让我们知道发生了什么，也不会打乱我们的计划。

作者问他们是否想要所有的细节，还是他们会满足于知道催眠已经被用来建立某种心理行为模式，从而解决了整个问题。

艾瑞克森·要求我解释就像外科患者要求外科医生解释胃切除手术一样。
　B 医生·你可以补充说，你的患者在术后进展得极为顺利。

5 年多过去了。这段婚姻很幸福。他们没有生孩子，也都不想要孩子。B 医生不时将患者介绍给作者，或打电话给作者，提供关于被转介患者的具体信息，转而随便谈谈自己的大致情况。

讨论：催眠治疗与心理生理条件反射

要讨论作者到底为患者做了什么，需要一些非常简单和概括性的解读。患者带着复杂、多变和内疚的情绪经历了一次不幸的小事故，这导致了令他痛苦和蒙羞的挫败感。他想回到不幸发生过的地方来克服他的不幸，结果又重复了同样不幸的行为。他的第一次阳痿，可以归因为复杂的情绪和缺乏经验。他为什么想回到不幸发生过的地方，也可以归因为缺乏经验，想要自我帮助却找错了路。他之所以会再次阳痿，是因为他重复了第一次阳痿的习得经验，并天真地以为只要反复努力就可以克服问题。在长达 22 年反复经历挫败感的过程中，总会有那么一次让他得出结论说，他阴茎令人不快的、毫无意义的疲软是一个板上钉钉的结局，他从此便一直秉持这个结论。对他来说，如果不加干预，勃起后就必然会疲软。对于阳痿发生的事件顺序他已经习以为常，但他对此无计可施。简而言之，他发现自己陷入一种心理生理的束缚，只能导致令人绝望的挫败感，这是一套他不断强化的习得经验。

那么作者在治疗上又做了什么？作者假设患者问题的本质是一种挫败感，为了便于讨论和理解，作者又简单假设这种挫败感属于某种心理生理的条件反射，对此患者的意识能够识别的任何治疗恐怕都难以奏效。他有太多阳痿的经验，让他无法接受任何相反的信念。因此，作者决定通过建立与他创伤性的条件反射相反的第二种心理生理条件反射来完成治疗。治疗必须要患者进行全力配合，但又必须不让患者理解发生了什么。因此，作者在患者处于催眠状态时，向他暗示了一种行为模式（让患者处于催眠状态是因为"在清醒的状态下，没有一个头脑正常的人会接受这种愚蠢的暗示"，在催眠状态下，尽管存在着某种程度的无知，但带有内心需求的患者往往会把自己当作最终的评判者）。作者向患者暗示的这种行为模式允许勃起，并让勃起的消退以完全的生理睡眠为前提条件。也可以反过来理解，这点是患者的意识察觉不到的，勃起是以清醒状态为前提条件的。只有睡着的前提条件发生了，他的勃起才会消退；也可以反过来理解，假如他晚上23:00后仍然醒着，那么他就不得不让勃起持续下去。

接下来的任务是设计出能够达成这种重新条件化的行为细节，然后再想办法掩盖这种重新条件化的意图，不让患者对此产生让治疗前功尽弃的意识觉察。与此同时，必须做好充分的准备措施来确保在合理的时间长度内（作者并不知道合理的时间是多久），患者会发现自己正莫名其妙地面临着某种新的事态发展，除了"顺势而为"之外，患者找不到任何头绪来搞清楚，弄明白为什么事情会有如此令人困惑的转折。这种重新条件化所引发的效果是如此强烈，以至于患者的"顺势而为"最终被彻底的满足感和惬意的生理睡眠所终止，这一切与作者对患者进行重新条件化的意图分毫不差。

一旦患者的治疗目标实现得如此愉快和美好，他的问题就不复存在了。对此，作者在接这个案例之前就早已知晓。唯一的问题是如何促进患者的行为，从而实现既定的目标，同时又要防止来自意识的干扰（意识总想知道治疗师正在做什么），还要慢慢地、一步步地积累情绪的张力（患者想要理解"无法忍受的真正含义"），最后的结果是患者无法理解和领会催眠所暗示的现实，患者只有通过偏向于被动状态的行为才能充分迎合这种现实，对此作者对 M 小姐进行了彻底的灌输。就这样，这对夫妻实现了他们真正想要的目标。至于作者所暗示的行为是如何导致这个最终结果的，对此的诠释充其量也只是猜测。上述讨论比较恰当地总结了作者的理解。

第二十四章

潜在的同性恋：催眠中的身份探索

米尔顿·艾瑞克森

未出版的手稿，写于 1935 年。

　　X小姐是一名社会服务工作者，她曾在作者的指导下工作，也曾多次担任催眠示范对象，由于人格问题，她决定接受精神分析。只能说她是充满敌意的、对抗的、极端好斗的、无法适应社会的，并且由于周期性的抑郁发作而极其不快乐，她说不清这些问题是什么。

　　经过为期 1 年，每周 5 小时的"经典"精神分析，她在一个周六的早晨来寻求作者的治疗。原因是她在"愚蠢的阻抗"中"浪费"了 1 年的精神分析时间。在过去 3 个月的每一次会谈中，她要么沉默，要么讲述自己每天阅读的时事书籍和杂志，没有讨论任何与自己相关的事情。她要求作者把她导入催眠状态，"迫使"她"进入正事儿"。否则，由于她的钞票正在快速耗尽，她将不得不停止精神分析。事实上，她曾两次停止精神分析，但在缺席 1 周后又开始精神分析，每次都希望做些事情而不是"表达阻抗"。不过，这一次，她告诉作者，除非在接下来的三次会谈内产生一些结果，否则她将终止治疗。

　　她被告知，作者对她的请求无能为力，因为她在接受另一位医生（精神分析师）的治疗。她对"此等伦理规则"颇为愤怒，但接受了拒绝。她宣称她觉得自己有权向作者请求这样的帮助，因为她过去曾担任催眠受试者。作者因此请她帮个忙，请她在当天下午，在为一个医疗小组做的演讲中再次上台充当一个催眠演示的受试者。她同意了，并评论说作者请求帮忙显然是可以的，但对她来说这么做是"不合伦理"的。

催眠引导与催眠角色扮演

　　由于作者跟她很熟，因此对她的个人问题私下已经形成一定的临床判断。此外，作者与患者同办公室的同事丫小姐也非常熟,丫小姐很有女人味。因此,作者在讲座上引导患者进入深度催眠状态,让她对自己的身份产生了遗忘,并认为自己就是丫小姐。患者以惊人的准确度和令人印象深刻的方式扮演着丫小姐。身为"丫小姐",患者表达了对X小姐的强烈厌恶,但她无法解释这种态度从何而来。当患者演示完"丫小姐"和其他催眠现象后,作者将她唤醒,致以谢意,并让她回家,她对催眠状态中发生的一切都产生了催眠后遗忘。

1周后,她来到作者的诊疗室,显得非常开心、兴奋。她告诉作者,周一她如约去见了她的分析师,但前半小时她都闷闷不乐,一言不发。这时她突然想到了丫小姐,这个念头释放了一波又一波的自由联想。做了那么久的精神分析,她第一次乐于沟通。此后每次的治疗会面都极富成效。她说,她目前取得了不少的进展,等她的精神分析做完,她就告诉作者她冲突的性质是什么。

3个月后,她因不需要进一步治疗而被精神分析师批准结束治疗。此后不久,她来与作者会面,解释说她把精神分析的成功更多地归功于作者,而不是分析师。此外,出于某种原因,也应该部分归功于丫小姐,尽管她直到最近还一直讨厌丫小姐。然而,治疗已经纠正了她的厌恶感。她继续解释说,她的人格冲突围绕着"强烈的潜在同性恋倾向",她没有意识到这一点,她"用完了身上的每一分力气"去压抑它。由于这些倾向,她对男性和女性,尤其是像丫小姐这样富有魅力、极其娇柔的女孩儿产生了强烈的敌意。一旦这些内容在分析中自由联想出来,她就在调整方面取得了显著的飞速进展。

她在结束自己的陈述时表示,她相信作者和丫小姐以某种不寻常的方式使她能够认识到自己的问题,并使她摆脱压抑。除此之外,她不能解释得更多了。她问作者是否可以给她任何解释。

她被催眠了,作者问她是否还想要一个有关自己的意识信念的解释,她确认了自己的意愿。于是,她被指示记起那个周六下午演示所发生的一切。她按照时间顺序轻而易举地完成了这项工作,欣然报告了自己恢复的记忆,直到她想起作者通过暗示让她对自己的身份产生遗忘,并认为自己是丫小姐的那个时刻。

X 小姐 · 【停顿了一下,经过反思后宣布】所以你一直都知道我的问题是什么。你让我成为一个有女人味儿的女人。你让我享受它。我确实很享受它。它太棒了。我感觉非常好,非常放松,非常舒服。当你把我变回我自己并唤醒我时,我醒来时非常生气,想扇你一巴掌。当你告诉我可以离开时,我很高兴,因为我害怕我会打你一巴掌。我不知道为什么。那天晚上我无法入睡，整个周日从早到晚我都特别沮丧和愤怒。

周一下午，在我1小时的精神分析过程中，我对一切都很生气，也不知道具体气什么。然后，我碰巧想起了丫小姐，这打开了闸门。我的精神分析师非常高兴，因为我终于突破了自己的阻抗。现在我明白了，你认识到了我的问题所在，你故意迫使我进入一个不同的视角，即当我处在丫小姐的身份中的时候，我可以把自己看作一个陌生人。

记得当时我告诉过你我不喜欢"我"，尽管我不知道我说的那个X小姐就是"我"。但我真的看到了"我"，并且感觉很不开心，是被压抑的同性恋恐惧和冲突作祟。然后，在做精神分析的1小时里，我开始自由联想，我真的可以做到！我的精神分析师也很高兴。任何时候你想让我当受试者，尽管吩咐，我欠你太多了。

从那以后，X小姐幸福地结了婚，并享受着一份与社会服务工作不同的职业，并将其与养育家庭结合起来。随后，她向作者解释了她放弃社会服务工作的原因，这是因为她意识到，她最初对这类工作感兴趣主要是为了间接寻求治疗，同时，她又否认自己需要治疗。

第二十五章

输精管结扎：治疗性重新定向的一个详细例证

米尔顿·艾瑞克森

未出版的手稿，大约写于 20 世纪 50 年代。

A女士是一名大学毕业生，30 出头，有 3 个孩子，嫁了一位专业人士。她来寻求心理治疗，是因为她丈夫所说的"性瘾"，在过去的 2 年里，她的"性瘾"主宰了他们的日常生活。她的"性瘾"的集中表现在对于他人风流韵事永不满足的好奇心上，其中既有她认识的人，也有她仅仅在报纸上读到的人。她的丈夫难以理解为什么她对这类话题"喋喋不休"，因为他们适应得很好，性生活也很活跃。而且，她并不怀疑丈夫的忠诚，因为他已经坦白自己的婚前经历，并且婚后也不想染指婚外情。她对丈夫也没有任何的怀疑。然而，她深信，而且她的丈夫也证实了这一点，有几个放荡的女人对她丈夫有着非分之想。其中一人事实上明示过要和她丈夫发生关系，只要他有兴趣。

在讨论他们的性适应时，丈夫和妻子都否认有任何不和谐之处。第三个孩子出生后，他们商定把输精管切除术作为最方便的避孕方法。手术是 4 年前做的，当时最小的孩子已经 5 岁了。据双方所知，他们至今从未有过任何后悔的感觉。他们对自己的家庭规模感到完全满意，也因不必担忧避孕措施而感到安心。

对 A 女士治疗的第一阶段集中在她对自己好奇心的解释上。她和作者谈的无外乎是报纸上的花边新闻、邻里间的流言蜚语和漫无目的的胡乱猜疑。接着，她发表了一篇涉猎广泛、条理分明、内容详尽的长篇大论，主题是性生活在成人日常的婚姻和家庭生活中建立情感纽带及个人成就感方面的重要性。高谈阔论了几个小时后，她声称自己显然没有取得任何进展，并且还坚称，她的无意识里有很多东西是她通过对外部事物的强烈兴趣进行了压抑和隐瞒的。因此，她觉得作者应该催眠她，并鼓励她的无意识自由表达。

治疗性催眠和催眠后暗示

事实证明 A 女士是个不错的受试者,她很轻易地接受了催眠后暗示:她可以自由地交谈,而不试图给出有条理的想法。醒来后,她宣称完全记得在催眠中作者对她所说的话,并表态说她不会按照暗示行事。相反,她决定自由地推测一个女人在考虑如何建立不正当关系时会如何思考、感觉和行动。然后,她描述了她认识的各种男士,推测了他们的特质、整体吸引力、性能力、建立情感关系的能力、对婚外情可能持有的态度,以及许许多多其他的考虑因素。接下来考虑的是地点、时间、自然场景、社交背景,以及可以最终导致婚外情的总体氛围。

接下来,她对一夜情的情感影响、结果及持续婚外情的结果进行了广泛的思考。她详细而全面地讨论了婚外情对参与者个人生活的影响,若是已婚,对他们家庭关系的影响、对他们的个人情感生活的影响、人们的过往经验和条件反射造成的影响,以及婚外情的当下和后续的发展。随后又考虑到内疚感,它们对生活的各个方面、对婚外情本身及各自家庭生活的打击。

接下来,A 女士开始详细讨论当她建立一段性关系时,会有什么样的反应,她在关系中的角色会有多积极和多被动,以及她认为最终的结果会是什么。她的结论是,她确信自己可以愉快地适应与一个非常受欢迎、受人尊敬的男士的一夜情,或与这样一位男士小心翼翼地进行至少 1 年的婚外情。她通常需要 1～2 小时,有时甚至更长的时间来完成对于这些话题的讨论。在这些长篇大论中,她的措词都非常客观和严肃。

接下来的发展是,她宣称自己只是一直"在不知不觉中拖延时间"。她解释说,之前的所有讨论只不过是一个缓慢的前奏,后边才是她必须要讲的真正重要的事情。于是,在解释完她知道自己的问题是什么,但没有勇气说出口以后,她陷入了一种不安的沉默。接下来的 1 小时同样在无声的精神困扰中度过。

在下一次见面时,A 女士首先断言,她不妨开始披露自己的问题,她之前并没有认识到这一点,直到她谈到"拖延时间"。然后,她请求作者允许她坦诚、自由地发言。获得准许以后,街头话语喷涌而出。实质上,她宣称自己是一个成年女性,一位已婚女性,一位生过孩子的女性,她是个性感的女人。作为一个健康正常的生物,她有权完全满足自己的生理需求和欲望。因此,作为一个活生生的健康正常的女性,拥有健康正常的食欲,她有权被一个完整的男性取悦,而不是被一个"被净身"(某些进攻性的东西被清除了)或

"被阉割"(这两个术语都指被除掉某些进攻性的东西)的男性满足。她继续说,男性不必有两条腿,甚至连一条腿也不必有,也不必有两只胳膊,甚至两个睾丸。他所需要的只是足够的阴茎和睾丸组织,以便能够在她的生殖器上或生殖器内射出精液——充满活力的、有性能力的精液。这样,也只有这样,她才能拥有作为一名性感女性的生理上的满足感。

A女士不想再生了,也不想怀孕,但当她性交时,她想和一个能让女性怀孕的男人做爱,而不是能力仅限于表面功夫的男人。事实上,她从未因为避孕药上写着使用者仍有怀孕的可能,并真的怀上而反对使用它们。

A女士没有意识到输精管切除术会对她造成如此严重的被剥夺感。事实上,她甚至没有留意到这种可能性。她最初以为输精管切除术不过是一种解决小麻烦的简便方法,但1年后,她内心越来越不安和不满。她用增加性活动和激情来弥补这一点,这让她丈夫非常满意,也让他们的性生活看起来很幸福。

随着她模糊不安的情绪的发展,她最初的反应是丢掉一些老朋友,换上新朋友。当她回头看时,她意识到被拒绝的朋友要么是未婚的,要么是没有孩子的夫妇,取而代之的是有孩子的夫妇。此外,她还特别偏爱做了祖父母的人,尤其是那些儿子生过孩子的祖父母,这意味着男性生物力量的延续。

而且,当A女士回忆起那些她考虑过发展情人关系的男士时,他们中的每个人无论已婚还是离异都有孩子。名单上唯一的一位单身男士也卷入了一起私生子的案件。在她痴迷般关注的风流韵事中,无论来自传闻还是报道,唯一能让她感兴趣的是与那些已婚或离异且有孩子的男士相关的八卦。她接着用古英语宣称,她的问题本质上是一种难以抗拒的欲望,想和一位生理功能完整无缺的男士发生性关系,即使冒着怀上私生子的风险。最后这句话被她用作她问题总结陈词的开头。有鉴于此,作者对她说了以下的概述:

- 她想要的是一种情感体验、一种情感上的满足、一种完全与内心需求相关的满足。
- 所涉及的风险、时间、地点、自然环境、社交氛围等问题都不重要,因为问题是她的情感满意度。
- 男士本身只不过是一个工具,建立情感纽带不是她所需要的一部分,比如婚姻和家庭,她所渴望的只是她自己对特定刺激的反应,这种刺激可以满足她的情感需求。
- 因此,她的问题不是围绕着给予性满足,而是在与男士的关系中获得情感层面上绝对的性满意度。

● 因此，男人不需要做任何事情，也不需要提供任何实际的物质条件来让她获得完全的性满足，他只需要是一个有能力的男人。他作为生育者的能力将是唯一重要的考虑因素。

对作者说的概述，患者听得极为专注，作者要小心不让她过于仔细地分析这些说法。于是，作者暗示说，应该把这些概述更详细地说给她的无意识听，以便她的无意识能更充分地理解。她同意了，进入了显然比以往更深的催眠状态，并非常认真地洗耳恭听，于是作者又把上面的概述重新讨论了一番。接着，作者暗示说，她的需求可以以一种非常充分的方式得到满足，以一种能够取悦和吸引她的方式，且不会有任何不良的情绪影响。

Ａ女士被敦促接受这种有可能的想法，但她不知道这到底意味着什么。她坚称她会做作者要求她做的任何事。

用于治疗性的梦和幻想的催眠后暗示

作者接着解释说，那天晚上她要睡得特别香甜，睡梦中她会梦到栩栩如生的过去。这个梦将围绕一段她怀上任何一个孩子之前的时光（她的孩子们都是"计划中的"）。这个梦将会极为生动和活跃，而且只要她想，梦境可以尽可能的春情荡漾。第二天早上醒来后，如果她愿意的话，她可以记住这个梦。在第二个、第三个和随后的夜晚，她会继续做类似的甚至更生动的梦。

在Ａ女士下一次的治疗会谈时，她报告说，她梦到了作者所说的一切，在梦中她重新体验了过去与丈夫令人满意的性生活。这些春梦使她性欲大增，然而她仍然有着原先那种无法抗拒的欲望。作者给了她一系列新的催眠后暗示。这次，除了晚上做梦之外，她要在醒来后回想这些春梦，并用这些春梦来性幻想。这样一来，她会在性幻想时突然体验到愈演愈烈的性兴奋，并最终自发地达到强烈的性高潮。

4天后，当作者见到她时，她讲述了新的进展。Ａ女士的第一个幻想是回忆她恋爱的时光。当她回忆起一个讨论婚前性关系问题的具体事例时，她突然被兴奋和尴尬所淹没，她的反应是经历了一次强烈的性高潮。

第二天早上，当她回忆起自己的梦时，她碰巧在梳妆台上看到了丈夫的照片。这是在她怀第二个孩子前不久拍摄的。看着它，她产生了性兴奋，最终达到一次性高潮。那天晚些时候，她拿出了一本旧相册，浏览了她收集的恋爱期的照片。在这样做的过程中，她偶然看到了一张前追求者的照片，他现在结婚了，有几个孩子。令她惊讶的是，她开始性兴奋并达到了高潮。这让她大吃一惊，以至于她"不知道该怎么想"，而在这一天剩下的时间里，她一直心不在焉，浑然忘我。

那天晚上，在满足了与丈夫的性关系后，A 女士舒服地睡着了，开始做一系列的梦。在每一个梦中，她看到不同的男士，和不同的男士说话，或者仅仅想到了不同的男士，除了她能记住这些梦以外，她在每一个梦里都经历了一次性高潮。第二天早上，当她完全清醒并回顾自己梦中的行为时，她故意选择幻想她之前提到的一个男士，并因此而愉快地体验到了性高潮。那天下午，她去丈夫的办公室接他回家。在等他的时候，她问候了他的商业伙伴，一位有着一个大家庭的已婚男士，并暗自地立刻高潮了。那天晚上，她坚持要她丈夫和她一起去拜访一对她非常欣赏的已婚夫妇。在她和主人作为搭档打牌时，她也高潮了。

从那以后，她一直在思考问题，她觉得自己现在没有任何问题。她解释说，她内心确信自己是一个真正的生物性的女性，有能力在任何时候对自己选择的任何具有生物能力的男性做出适当的反应，并且是以一种既能充分满足自己需求又不会产生问题的方式。在治疗结束后的 2 年里，她偶尔会来见作者咨询有关孩子的问题。至于她的问题，它不再困扰她了。她感到可以自由地以自己的方式做出自己的性反应，但通常她会做一个梦，几乎总是关于她的丈夫，以及关于计划怀孕的时间。

编者按：显然，这个案例中的婚姻约定并没有反映出一种典型的、健康的共同关系。在这份不完整的病例报告中，可以看出艾瑞克森致力于根据患者自身的意愿与他们合作。

第四篇
治疗性催眠中的自我探索

本篇的论文说明了如何促进和利用患者自身的内在资源来解决个人问题。其中有许多案例，艾瑞克森甚至都不知道患者问题的本质是什么，而患者自行在自己的催眠体验中解决了它。在某些情况下，很明显，即使是患者自己也没能有意识地理解问题的全部本质，或者知道问题是如何解决的。当患者体验到催眠，并且或多或少在无意识水平上带来问题的解决时，艾瑞克森总是很高兴。这种发生在无意识或前语言期水平上的问题解决方法可能涉及大脑右半球的过程，而负责、自省理解的左半球并不总能产生类似的过程(Rossi，1977；Watzlawick，1978)。

用全新的神经科学术语来描述的话，我们会说患者的问题是在内隐或无意识层面上解决的。这种问题解决的内隐过程会发生明显的逆转，当艾瑞克森利用治疗性催眠来促进客观思考时，在患者得以集中思考一个问题，没有任何情绪刺激源干扰的前提下。这种客观思考的过程通常涉及体验的过程与观察体验过程两种模式之间的治疗性解离。观察者和体验者之间的这种互动是一种双层沟通，这点在艾瑞克森关于手臂悬浮的催眠引导和暗示中尤其明显。后来，这成了我开发活动倚赖性创造工作 10 种简单易学新方法的主要诱因，这些方法可以在从大脑到基因的各个层面上达成问题解决和身心疗愈(Rossi，2002，第十章)。以下对话讨论了体验者和观察者之间的治疗关系，对话发生在20 世纪 70 年代初，当时艾瑞克森和编辑第一次见面。

艾瑞克森·当你意识到催眠解离并知道如何使用它，你就可以处理患者其他的身体问题：有癌症疼痛的患者、有性问题的患者、害怕性交或怕被亲吻的患者。你可以观察一下，如果某个合适的人吻了他，他会怎么做。患者会把眼睛挪开(成为一个客观的观察者，观察着自己)，看着那被父亲、母亲、兄弟姐妹、表兄弟姐妹、姑姑、祖母或祖父亲吻的嘴唇。你可以让一个抱怨性冷淡的女人观察一下她的身体对性交可能有的反应，然后发现也许会有一种美好的感觉。害怕分娩的孕妇可以被引导(在自己的心里)观看分娩。

罗西·观察而不经历。

艾瑞克森·只是观察它！她可以观察怀孕的进展。她可以推测自己腹部的尺寸和分娩的过程，并保持自由，无忧无虑，因为观察很有趣。

罗西·所以你强调观察者模式来帮助一个人克服任何困扰他或她的事情。那有什么用，将患者置于观察者模式中？

艾瑞克森·它从患者的意识中挪走了那个经历过程中的疑点，允许他将那件事客观化，然后他可以把它当作一种客观现象,对它感到好奇。

罗西 · 这么说你引发了患者的好奇心。

艾瑞克森 · 因为现在,那个令人恐惧的经历只是一件客观的事情。

罗西 · 以前,此人的厌恶感是为了避开这种体验。

艾瑞克森 · 是的,因为主观价值观。你所做的是把某种个人体验的事情转化为客观事件。患者现在可以自由地观察实际情况。

罗西 · 他现在摆脱了以前厌恶的偏见。

艾瑞克森 · 所有的主观恐惧和偏见。

罗西 · 从以前的偏见中解脱出来,有助于他以更理想的参考框架进入主观体验?

艾瑞克森 · 是的,当一个女人的身体可以成为一个被视为正在经历一种体验的客观对象时,这个女人就可以做出评价,断开任何对这种体验的可怕联想。你挪走主观因素,让客观因素发挥作用。

罗西 · 是 的, 我 在 我 的 书《梦 与 人 格 成 长》(Dreams and the Growth of Personality, Rossi, 1972/2002, 1972b)中描述了客观和体验层面之间的互动过程。这就是我为什么最初对你的工作如此感兴趣。你从你催眠治疗视角描述的正是我认为我在梦里发现的一种治愈过程。当我写这本书时,我不知道任何其他人在系统地利用观察者模式作为一种心理治疗的形式,它与体验相互作用。我迄今的所有工作都正好导向了你现在讨论的这一点:我们可以如何利用这两种模式来促进心理治疗过程? 我相信,在传统的荣格分析中,以牺牲体验为代价突出了观察者模式。另一方面,在格式塔疗法中,看起来似乎突出了"此时此地"的体验,而代价是观察者模式及其视角的价值。

  然而,在梦中,我发现观察者模式和体验模式自发自然的相互作用,以某种程度上不受意识思维的编程和习得性偏见的限制的方式,影响人格的成长和行为的改变。在你的催眠治疗工作中,我现在发现一种对观察者模式和体验模式之间互动的系统性利用,这看起来与我在我患者的梦中观察到的自然发生的改变和成长过程相似。

艾瑞克森 · 我发现这是一种很有价值的方法。

罗西 · 一些催眠治疗师试图通过让患者再次经历创伤或问题来实现治愈。但你做了不同的事。你让患者只是从原始情感体验之外的视角客观、冷静地观察。

其他治疗师说,神经症的问题在于这个人只是生活中的观察者;治疗是通过让人们体验来实现的。因此,他们试图使患者掉进体验中去体验。

艾瑞克森· 但这正是很多人试图避免的。

罗西· 没错！患者成为一个观察者,以逃避他要么不愿意要么无法在情感层面上面对的不愉快体验。但有时患者会陷入观察者模式,并感到自己与生活体验越来越远,越来越疏离。在极端情况下,这可能导致精神病。患者处于这种两难境地,因为他跳到观察者模式是解决体验问题的第一步。一旦他让自己去到了观察者的层面,他要么忘记,要么没勇气去完成他的最基本任务:要利用自己的观察来达成解决某个情绪问题的目的。

艾瑞克森· (描述了在跳入泳池之前先用足趾测试泳池温度的类比)测试了水温后,这个人现在将以更完整的方式体验它。

罗西· 是的,由于个体通过观察者模式克服了他的恐惧和障碍,他可以有效地测试并预测安全体验的参数。也许这就是观察者模式在自然界中进化的原因:它对人类这种极其复杂敏感的存在具有生存价值(Rossi,1972/2000)。

这是你使用的一个常规治疗技术。当一个人处于催眠状态时,你把他带入观察者模式,让他观察任何创伤或令人讨厌的东西,然后当他从催眠中出来时,他更有可能以主观和令人满意的方式解决观察到的体验。

艾瑞克森· 患者现在知道了。他观察到了,他拥有它。你也可以让患者产生一个防护罩或一块不透明布的幻觉,你可以让防护罩或布变得越来越薄,越来越透明,以便查看焦虑的区域。你可以在选定的任何阶段停止透明化。当你将患者置于观察者模式中时,你可以完全自由地探索和解决问题。

第二十六章

时间伪定向：一种催眠治疗手段

米尔顿·艾瑞克森

引自 the Journal of Clinical and Experimental Hypnosis, 1954, 2, 261 - 283, Copyright by The Society for Clinical and Experimental Hypnosis, 1954。

在每一次心理治疗的尝试中,总是需要利用渗透在日常生活模式中的共同经验和理解,并使这种利用适应个体患者的独特需求。因此,在很大程度上,心理治疗必须是实验性的,因为对于任何一个患者来说,都不可能有预知的程序正好适用于他。此外,整个心理治疗领域本身仍处于早期发展阶段,因此更加需要持续的实验研究。

出于这些原因,作者将报告以下的病例,来说明作者在过去 15 年中不时采用的实验治疗技术。制定这项技术时,作者利用了人们的共同经验和理解,人们普遍认为只有不断实践才能趋于完美,行动一旦开始就要继续下去,行动是希望和期盼的产物。作者利用了人们的这些想法来创造一种治疗情境,在这种情境中,患者可以把自己想实现的治疗目标当作已实现的现实,并对此做出有效的心理反应。

这是通过在催眠中运用一种与年龄回溯相反的未来导向技术,或者时间投射技术来实现的。这样一来,作者让患者相信自己已经达成了某些成就,并对这一成就形成一种超然、解离、客观却又主观的看法,患者意识不到这些成就只是想象的产物,是他的希望和欲望的幻想表达。

典 型 案 例

案 例 一

第一个案例是一个 30 岁的离异男士(患者 A),他是在不重要的岗位任职的小职员,住在一间简陋的公寓里,没有任何朋友(无论男女)。他不读书,不去教堂或剧院,每餐都在一家廉价餐馆里吃,他的娱乐消遣仅限于漫无目的地开车在乡间兜风。

3年来,由于身体的各个部位有数不清的躯体不适,他一直由一名全科医生照护。他曾一度作为可能要做腹部探查手术的患者入院。他对自己被收治进外科病房产生了极度恐惧的应激性反应,并哭喊,尖叫,抱怨腹部剧痛。剖腹检查未发现病理病症,但做了例行阑尾切除术。他的康复期迁延1个月,而且充满了抱怨,比他以前表达多得多。此外,他时不时情绪低落,频繁大哭,非常不愿意离开医院。手术和他的之前行为让他相信自己是个"懦夫""一无是处""一文不值""不配做个男人"。

此后,他在个人和经济上的能力甚至更低了。他每周去看医生2~4次,哀怨地为自己的虚弱、背痛、头痛、胃痛等寻求帮助。把他转介给精神科医生的努力都是徒劳的。他们"不理解"他。反过来,精神科医生们给他的报告各异:"性格缺陷""人格不健全""严重的疑病患者"和"体质低下型"的精神病人格。所有人都认为他不愿接受治疗。然而,作者的临床印象要好得多。

在剖腹探查手术大约18个月后,他被转介给作者进行催眠治疗,医生记录的大量病史也一并提交给作者。

作者与患者很容易就建立了融洽关系。他哀怜地乞求被催眠,事实证明他是一个非常好的受试者。有1个月的时间,他每周都会接受3~4小时的治疗。在这段时间里,所有的努力都致力于训练他在能力范围内顺利地发展出各种催眠现象。在所有这些会谈中都诱发了一种深度遗忘。除了建立良好的融洽关系和整体的信任感、信心之外,作者没有尝试任何治疗。

接下来的两次会谈用于让他产生一系列水晶球的幻觉。水晶球的概念很容易为大众所理解,让患者去幻想水晶球很方便、易于操作,而且非常经济。在这些水晶球中,他被引导去看他一生中一长串突出的情感和创伤体验。这些幻觉的描述是固定的,也就是说,他可以从一个场景看到另一个场景,然后回头再看一遍而不必重新产生幻觉。

这样,患者A可以看到自己在人生中的各种情景和不同时期被描绘出的样子。因此,他可以观察自己的行为和反应,进行比较和对比,并注意到自己的反应模式从一个年龄段到下一个年龄段连续的脉络。

患者就这样回顾了一系列最全面、最复杂的事件。他对整个经历的反应是一种绝望后的听天由命，"没有人能够有机会经历他身上所发生的一切"。即使每次治疗被唤醒后都会伴随遗忘，他的情绪还是沮丧和抑郁。

下一次会谈用于让患者 A 在清醒状态下讨论他为自己许下的所有愿望、他的梦想，以及所有与"对他来说哪些是可能的"相关的想法。这次会谈并不令人满意，因为大部分时间他都在强调他的抱怨，即任何他想要的东西都有着各种无法逾越的障碍。会谈结束时，他极其沮丧。

在接下来的一次会谈中，患者 A 被深深地催眠了，并被指令重复上一次会谈的任务。他对未来怅惘而哀伤的希望可以被归纳如下：

- 享受"还不错"的身体健康。

- 经济调整为"大约平均水平"。

- 个人适应能力足以让他在娱乐、个人习惯、社交活动、个人兴趣和友谊方面比较"好相处"。

- "没有太多"恐惧、焦虑和强迫感。

- 如果他不得不做手术，"有足够的勇气做个爷们儿"，或者，如果他必须捍卫自己的权利，"像个爷们儿一样挨揍"。

- 一个愿望，希望自己能够"更好地从容的应付"所有已经发生在他身上或将来可能发生在他身上的坏事。

- 希望他能达到"也许足够"的情感成熟，这样他就可以因爱而结婚，而不是"因为有人同情我"。

患者 A 被唤醒，伴随着遗忘，他在他习惯的低落情绪中离开。

前两次会谈，与前几次一样，除了引发他的应答，作者没有做任何其他努力。在下一次会谈时，当患者处于清醒状态时，作者精心提出了对他未来的期待的模糊笼统的讨论。作者解释，这将是一个回望过去、回顾他的抱怨和困难，以及回想治疗进展的机会。接下来，最重要的是，他可以检验所有这些从治疗中获得的成就，这代表了他在标志着正常调整的那些事上的成果。然而，后者只能随着时间的流逝来实现，也许是在治疗结束后的几个月以后才能完成。

接下来，患者 A 被深深地催眠了，作者以类似的笼统的措辞重复了同样的说法。患者 A 仍然处于深度梦游式催眠状态，接着被引导迷失在时间里，继而被时间定向或者说在时间上被投射到未来的某个日期。

患者 A 能形成的未来投射差不多投射到 5 个月后，投射的场景是他来治疗室拜访作者。他此行的目的是，他认为，作者对他的治疗已经结束蛮长一段时间了，他想来聊聊从治疗结束到现在具体发生了什么。

作者暗示患者可以先简短但全面地回顾一下他在水晶球里看到了哪些过去的场景，对此患者立即表示同意，并花了大约 10 分钟讲述他在幻觉中看到了什么。讲的时候，他的情绪表现属于一种带着同情的兴趣，而不是他以前在类似情况下经常表现出的强烈恐惧、焦虑和担忧。

接着作者暗示患者汇报一下他迄今已经取得的治疗进展，作为辅助手段，他可以一边汇报一边看着另一系列的水晶球里发生的意义重大的生活事件。这样一来，他可以享受亲眼目睹这些生活事件在水晶球中循序渐进地逐一展开。

患者 A 兴高采烈地表示同意，当他看到水晶球中的各种幻觉场景时，表现出更大的热情和愉悦感。大多数时间，他要么兴奋地发表评论，要么要求作者也去看一下水晶球里正在发生的事情。

患者 A 的汇报可总结如下：

患者 A·我在沿着大街走。我在转弯。我要去看 P 医生（他的治疗师）。不，我只是路过。我在想，谢天谢地，我不必再去那里了。

我在游泳，看着我，我要做高台跳水。

听着，我在向老板要求加薪。他会给我的。该死，我听不清加了多少。我不明白（他的注意力被匆忙分散了）。

天哪！你看到了吗？那是那个大家伙，他泊车总是很卑鄙，所以我要等他半小时，他出来以后我才能把我的车开出来。现在我在训斥他，并且在想我总是把车停在他那个肮脏的地方是多么愚蠢啊！

我在电影院里（作者问他在放什么电影）谁还有空看电影啊？我正在和我的女朋友亲热着呢。

那是个与众不同的女孩儿，我一会儿要带她去画廊，然后我们要出去吃饭。她很漂亮。

　　　　我正在给一群男人做演讲。我不知道这群人是谁,因为我还讲了另一个演讲,但我看得不是很清楚。

　　　　我的汽车喷了漆,我买了一套新西装。看起来不错。我甚至穿着它去上班。

　　患者 A 不断地望着幻觉中的水晶球,根本停不下来,他对自己的成就表达了极大的喜悦,并很想说得更多更详细一点。然而,作者将他重新定向到了当下的时间,并给了他大量的催眠后指示,指示他对于治疗期间发生过的每一件事都要彻底遗忘。此外,作者还指示患者,对于治疗期间发生的任何事情他都不会做出任何反应,除了完全服从刚刚给他的遗忘指示之外。

　　他抱怨着极度疲劳地离开了。

　　第二天作者又见了患者 A,采用了同样的程序。他被小心翼翼地定向到未来大约 7 个月以后,他对这次时间投射做出了类似上次的反应。

艾瑞克森 · 我记得,我上次见到你大约是 2 个月前。你来汇报你的进展。我把你带入催眠状态,让你在水晶球中想象你自己,这样你就可以给我完整的描述。

　　　　现在,假设你今天晚上还记得你大约 2 个月前的那个晚上说过的、看到的一切。别管我看到什么或做了什么;只记得你在给我汇报时说过、见过和做过的事情(这是为了防止他回忆起任何关于初始或后续的催眠指令,尤其是与时间投射有关的指令)。

　　　　现在请回顾一下所有这些事情。有些可以追溯到我们的第一次会面,甚至可以追溯到你来找我治疗的问题刚开始的那个阶段。请仔细、清晰、全面地思考它们,然后和我讨论这些事情。

　　他讨论的主要内容如下:

患者 A · 我见你时真的是一团糟。简直是一个牢骚满腹的哭泣宝。我不明白你怎么容忍我的。而 P 医生因为他的忍耐足以可以获颁一枚金牌。想到这件事,我感到很尴尬。

我真的不知道发生了什么。这就像一场梦，但不是一场梦。你所说的一切都成真了。我是一个小男孩，我长大了，我更大了，有时候一切是同时发生的。你以某种方式让我全方位更新了我的生活，这样我可以看到它。我也真的经历过它。

然后你让我在水晶球里看到了活动的画面。我自己就在水晶球里。与此同时，我又正在外面看着水晶球。我看到的一些事情非常令人难过。不过我自己也是个废物。

但我真正喜欢而完全没敢奢望的是，你要我告诉你我所有想做的事情。然后不知怎么的，我开始做这些事情。我搞糊涂了，因为我肯定并一定在这个房间里，然而与此同时，我又不在这间房间里。

作者立即打断他，并给了他更多的催眠指令，要求他只汇报自己的所见所闻，不要试图去理解是怎么一回事。

患者 A · 好的，我把每一件想做的事情都做了。我自己都吃了一惊！天哪，真的感觉很棒。我很享受做一切想做的事情。当我约那位女招待出去的时候，我也对自己很惊奇。她可真是个好女孩。那次，老板给我加薪了 10 美元。还有，当我当面训斥那个大块头不该用他的车挡我的路时，他像男人一样接受了。我感觉自己也很男人！总有一天我得去找 P 医生，因为他真的对我很感兴趣。我猜他信任我，即便没能帮到我。

他持续不断地回顾着更多他在幻想中已经达成的成就，并表现出自信、确定和开心的感觉，所有这些幻想中的成就都很契合他的实际情况。显然，它们都对他有着毫无疑问的现实意义。

当他很明显讲完后，作者告诉他会把他催眠。这样一来，就可以让他重新回到当下。再次的，和以前一样，作者给了他大量的催眠后暗示来引导他对催眠中发生的一切产生彻底的遗忘。

仍处于催眠状态的他，被模棱两可地告知，他的下一次预约可能是在下周，但他可能会来也可能不会来。有各种各样的事件会发生,这些事件将决定他如约前来的时间和方式。不过,他肯定会再来的,如果不是在下周,就很可能是在2个月后。

作者将患者 A 唤醒,并给了他有关遗忘的催眠后指令,接着让他回家,压根没有提下次见面的时间。他显得疲惫不堪,极度地自我专注。

直到 8 周后他才再次前来。患者 A 穿着一套新西装到达,他的车刚刚喷过漆,并有了新的座套。一位迷人的年轻女孩儿陪伴着他,那女孩儿是一位秘书。他上来就说他想给作者讲讲最近发生的事。

患者 A 的报告可总结如下:

在上一次会谈后的大约 1 周里,他感到困惑不解,晕头转向。但与此同时,他"感觉有什么好事正在自己身上发生"。然后有一天,他在工作时还在想着自己的下一次预约,但在他弄清自己的想法之前,他已经冲动地要求老板给他加薪。这不仅得到了批准,而且他还被调任另一个更好的职位。

这给了他极大的鼓舞和自信。

那天晚上下班后,他没有因为被困而等在车里无助地生气,而是热情地向那个人打招呼,邀请他去喝杯啤酒。他汇报说,在喝酒的时候,他用一种简单、实事求是的语调告诉那名男士:"我想你一直频繁挡住我的车是因为我是一个该死的娘娘腔。从现在起,你这个该死的混蛋,打住吧!再给我喝一杯。"这就结束了那小小的烦扰。

这让他更加兴高采烈,那天晚上他在另一家餐厅用餐,与一位女服务员聊了起来,并邀请她出去约会。她拒绝了,但他泰然自若地独自去了电影院。

之后,他搬到了另一个更好的住宅区。在搬家的过程中,"翻遍了我积攒多年的所有垃圾,扔掉了所有破烂儿,我真的把房子清理干净了。"

他加入了一家青年商人俱乐部,并在每周的俱乐部节目中占据了一席之地。他觉得自己表现很出色。

患者 A·我开始过着正常体面的生活,像普通人一样享受生活。我只是突然摆脱了所有的坏习惯和感觉。我现在一旦开始就容易多了。我以前就从没尝试过。但一件事会自然而然地带来另一件事,我不再像过去那样感觉糟糕,而是走出去做我应该做的事。

我在一次舞会上遇到了我的女朋友,我们关系很稳定。不过我们还要再等等,看看我们是否真的对彼此感兴趣。

我很健康。我不再像过去那样关注每一点儿疼痛。你得忍受感冒或类似的事情,而不是害怕得要死。总有一天我会去看 P 医生,让他看看我真正的样子。他待我非常好。

做了更进一步的讨论之后他就离开了。其间,他没有试图打听自己与作者之间发生的事情。此后,作者不时地在社交场合与他偶遇。2 年后,他的适应令人满意,他和那位秘书正在完成他们的结婚计划。

案 例 二

该病例(患者 B)涉及一种长期持续的、高度局限的强迫行为模式。

患者的母亲在他 12 岁时过世了。他的父亲坚持让儿子每周六、周日和节假日都要去给母亲扫墓献花,除非彻底丧失行动能力。有好几次,男孩偷懒没去,惨遭父亲殴打,父亲为丧偶而借酒浇愁,成为一个槽透了的酒鬼。

当患者年满 15 岁时,父亲先是狠狠地暴揍了男孩儿一顿,让他记住去扫墓,然后抛弃了他。在自食其力之前,有 1 年的时间,这个男孩住在一个不友善的远方亲戚家里。

整整 15 年来,无论酷暑严寒,晴天,雨天还是下雪天,他都会去母亲的墓地祭拜,有时为了能够做到定期扫墓,他不得不往返 20～40 英里(32～64 公里)。即使在他追求未婚妻的那段日子里,他也经常带着未婚妻去履行周日的祭拜。

这些年里,他有好几次病得下不来床,错过了规定要扫墓的日子。为了补偿,他会在那周额外多去几次。最后,这演变了每天都得去一次的强迫症。在他来找作者做治疗的这段日子里,他每天都要往返20英里(32公里)去扫墓。

他试图打破这种强迫行为,办法是在路边随便摘点蒲公英或野生菊苣放在坟墓上,甚至每次只献一朵花,到最后一朵花也不献。然而,这种做法仍然让他不得不要去墓地一次。

于是,他用来打破强迫行为的办法变成仅仅开车经过墓地,然后马上掉头回家。这样试了十几次,让他产生了极度的焦虑、失眠、恐慌、胃部症状和腹泻,以至于每次他都被迫在午夜出门去履行自己的义务。

他来寻求治疗的原因是,最近在一个遥远的城市有人给他提供了一个极为有利的职位,他接受邀约的最后期限即将到来。虽然他和妻子都非常渴望做出改变,但一想到无法每天去墓地,他就感到极度恐慌。

由于时间紧迫,而且他的问题又是局限性的,所以采用了密集的催眠治疗。事实证明,他是一个出色的梦游式催眠状态受试者,很容易被引导出催眠现象。

在深度催眠状态下,他被要求回顾他无数次的祭拜,他对母亲的记忆,以及他对父亲情感的本质和特征的理解,尤其是对父亲的怨恨。他发现这是一项最艰巨的任务,只有在他默默地做的情况下才有可能完成。因此,作者放弃了这种方法。

于是,作者诱发了他时间迷失的感受,并通过时间投射将他系统性地定向到了2周后。对他,作者本质上采用了与患者A相类似的技术。在将患者导向未来的过程中,作者给了他非常详细的指令,以确保他有一种平静、舒适的感觉,并引导他对于作者可能会说的任何事情产生极大的兴趣。

一旦成功完成新的时间定向,作者就和他开始了一段随意的交谈,并谨慎地将谈话引导到他的肌肉非常发达的话题上,他对此感到非常自豪。作者于是赞美了患者坚持的那些原则:不吸烟、不喝酒,过着良好、干净、勤劳、努力的生活。

当作者非常充分地传达了上述想法后,显然是出于友爱的情谊,作者挑战他:遇到打击,他能否铆足力气像男人一样挺身而立。他回答说,他可以"经得起任何男人的辱骂"。听到这,作者宣称自己可以轻而易举地用"一顿暴打"将他"放倒在地"。患者很快和作者逗起嘴来,称作者简直"弱不禁风"。在更多类似的谐谑之词后(口头玩笑)之后,他被警告。

艾瑞克森·在地板上选一个你要摔倒的地方,因为我会毫无防备地狠狠揍你。听好了,它来了。现在听好了!你是个肌肉线条极为俊美的人,你活得很好,你努力工作,你是一名弦乐手,你感觉很好。现在我要开始狠狠揍你了。听好了!整整2周你都没有去给妈妈扫墓,整整2周,一次都没去。你还活着吗?你强壮吗?还是那个我可以用小指打倒的弱者?

患者 B·(惊愕的反应)天哪,我怎么停下来的?

在患者有机会仔细琢磨他的这个问题之前,作者严肃地忠告他说,重要的不是他是怎么停下来的,而是他已经停下来的事实,他做到了,对此应该感到高兴和欣慰。接着,作者用飞快的语速,滔滔不绝地谈论着与打包、搬家、找一个新家和安顿下来等事情涉及的各式各样的现实性问题。作者严肃地忠告患者,要把这些问题彻底想清楚,不放过每一个细节,因为这是一件需要使出浑身解数的事情。

之后,作者迅速将他重新定位到了当前的时间,将他唤醒并给了他大量的催眠后暗示,暗示他对催眠中发生的一切产生持续的遗忘。作者约了他2周后再来,并让他回家。作者知道,在他家里,扫墓这件事是一个哀伤的话题,家人都不敢提及,因此作者认为不需要采取特别的预防措施。

他下一次访谈的时候兴高采烈、热情高涨,立即就做了汇报。他接受了一份新工作;搬家的安排几乎已经完成,将在下周搬完。

作者私下对他妻子进行了专门询问,她报告说,虽然他照常工作,但他每天晚上大约提前1小时回家。此外,他这2周的周日和工作日的所有空闲时间都在忙于打包行李。

艾瑞克森·【他对这些准备工作热情洋溢的描述突然被作者的问询打断了】你对新工作感到高兴、满足、热情、真正地感兴趣,并且几乎不再感觉非要去给你妈妈扫墓不可,这是种什么样的感觉?

患者 B·【他惊愕不已地说】天哪,我已经2周没去了。我太忙了。

由于他曾被训练要根据催眠后暗示做出反应，经由这些方法，立即诱发了深度的催眠状态。

艾瑞克森·【口气就好像患者的意识水平没有改变一样】是的，你正睡着，如今你意识到自己因为太忙了而没去扫墓。更重要的是，你的实际经验告诉你，不再需要去扫墓了。不过话说回来，如果真的有正当的理由，你当然可以以正常人的方式去扫墓。因此，在母亲节或类似的节庆，你可以去。

患者B·【经过一番沉思后，他问道】我父亲还活着吗？

艾瑞克森·你我都不知道他是否已经死了，我们只知道他走了，而你已经是个男人了。

作者又回到了他的新工作的话题上，又讨论了一阵子后，将他唤醒。

患者B·【他立刻回到后催眠暗示之前的那一刻，说】整整2周没去！我不懂怎么了，但我肯定自己没有任何的不妥。也许接受新工作给我带来了某些变化。

作者又立刻把他带回到了对新职位的讨论上，并且很快就让他离开了。

在接下来的10年里，只有在他回故乡的那些难得的时候，他才会去扫墓，而且只是在方便的时候。此外，他并没有发展出其他神经质的表现来替代最初的强迫。

案 例 三

以下也是一个有关局限性问题的案例，但属于另一种类型。患者（患者C）一再寻求精神病方面的帮助，但总是以"拒不配合"这样似是而非的理由被拒之门外。患者是一名20岁的实习护士。她不到1岁的时候，母亲就离婚了，与认识的所有人断绝了所有关系，搬到了另一个州，并尽可能抹去了父亲在家里的所有痕迹。

当患者长大并询问父亲的情况时,母亲只是简单地说她已经和他离婚了,自此以后,患者再也没有从母亲那里得到丝毫关于父亲的任何信息。此外,这位母亲坚决拒绝对父亲进行任何描述,甚至拒绝透露她们以前的家的确切位置。

年满18岁时,患者下定决心要了解她父亲的一些情况。她被告知,母亲的结婚证和离婚判决被锁在一个保险箱里,并将留在那里。至于患者的出生证明,上面只透露了她出生在芝加哥。她的母亲解释说,她出乎意料地早产了,是在她和她父亲去芝加哥探望父亲的亲戚时出生的。至于母亲的婚前姓氏,和父亲的姓氏一样,是非常常见的,没有可能用来追踪身份。

患者对此感到非常沮丧,于是找了一些用过催眠的精神科医生。她要求他们催眠她,从而迫使她记起一些关于她父亲的事情。然而,她很快被告知这样的方式是荒谬的,因为她对父亲完全没有记忆,这使她陷入僵局。因此,所有能够得到的记忆都将是她的想象,她不想把它们假装成真的。她总是拒绝合作,从来没有被催眠过。

当她以上述故事来寻求作者的帮助时,她的请求被拒绝了,理由是寻找1岁之前的记忆是徒劳的。她的情况代表了一个有趣的问题,即作者能不能小心谨慎地用一种拒绝的态度确保她的合作。作者对她请求的拒绝让她觉得放心,但在访谈结束前,她已经对催眠产生了兴趣,只是作为一种个人体验。

因此,作者安排她为实验性工作进行训练。她顺利地成为一个出色的催眠受试者,年龄回溯的方法除外。这是她不允许的,当作者做出间接努力时,她总是醒来抗议"事情似乎有点儿不对劲"。

因此,作者决定采用把她投射进未来作为一种可能解决她问题的做法。

所以,当她处在深度梦游式催眠状态时,作者向她概述了一项实验,她将在实验完成一些学习任务。作者接着解释到:她会被带去未来的某个时间,她将汇报从中学到的内容。这样一来,实验就可以研究她遗忘的性质和特征。然而,作为初步的训练,她要被引领着进行时间穿梭,并被引导在当前日期和未来日期之间的时间段里所发生的活动进行幻想。

在作者说完这些貌似是实验指导的解释后,让她产生了时间定向的迷失,并将她导向了未来。作者并没有说大致是多远的未来,但给出了各种评论,让她可以推断出她会时间穿梭到大约 2 个月以后。

她被要求详细描述自"好几周前与我最后一次访谈"以来她一直照顾的"特别有趣的病人"。她执行了这一幻想及其他几个类似的幻想。在她讲述这些经历的过程中,作者反复提到她可能忘记了很多细节,她同意这一说法。

然后,她被提醒说,"很久很久以前"就已经安排好要研究她的遗忘速度,现在是时候了。为了确保她全神贯注,并避免她分析作者所说的话,作者语速很快。她被告知:

- 我敢肯定你已经完全忘记了我之前让你做的一项任务。
- 我要你在完全假设你做了这件事的基础上工作,即使你不记得做过这件事。
- 我希望你尽可能系统地恢复你做过的那些事的记忆。
- 这是一项意想不到的任务,你根本没有计划要记住它。因此,你忘记了。
- 这项任务是在你记得的最后一次访谈的时间和此刻之间完成的(穿梭未来的时间)。

然后,作者向她描述了年龄回溯及恢复对她父亲的各种记忆的任务,而这些记忆现在都被她遗忘了。

作者提议让她现在尝试用她所选择的任何方式:凝视水晶球、自动书写、记忆闪现或任何别的她希望的途径,回忆她在年龄回溯中可能发现的东西。

她犹犹豫豫地选择了凝视水晶球。作者立即暗示,在一系列水晶球中,她会看到自己在越来越小的年龄段中,直到她看到自己是一个被抱在怀里的婴儿。与患者 A 一样,这些水晶球是固定的。她要仔细研究自己的这些肖像,直到她确信自己重新发现了那些被遗忘的记忆。

有半小时的时间,她静默地坐着,全神贯注于投入这项任务。最后,她转向作者,表示她已经完成了。作者指示她保留记忆并以任何她愿意的方式汇报它们,然后用暗示移除了水晶球。这样做是为了防止她通过再次观察水晶球而产生不相干的兴趣。

她被问及对这次经历有何看法。她的回答是一个令人意想不到的请求,要求作者检查她的右膝盖窝。检查发现了一个旧的锯齿状的小伤疤。当作者告诉她有个伤疤时,她解释道:

患者 C· 我看到自己是个小女孩。那时我 6 岁。我在玩。我在倒着跑。我被一棵树根绊倒了。我的腿受伤了。我站起来号啕大哭。接着,大量的鲜血顺着我的腿流了下来。我吓坏了。然后水晶球消失了。

（沉思了一会儿之后,她继续说）我完全被弄糊涂了。我对时间有不同的看法。我不喜欢这样。我想你最好让我清醒清醒,让我记住一切。我觉得我处于一种混乱的恍惚状态中。把我叫醒。

作者将她进行了重新的时间定向,并唤醒了她的同时指令她彻底恢复记忆。

患者 C· （呜咽着）我看见我摔倒了。我留下了疤痕。你找到了它。我不记得了。我刚刚在水晶球里看到了。也许其他事情也是真的。我要先告诉你,然后我会告诉我妈妈。那样我就会知道了。这是我看到的——我应该说"爸爸"。我爸爸抱着我。他看起来特别高。他在微笑。他有一颗看起来很好笑的牙齿,一颗门牙。他的眼睛是蓝色的。他有一头卷发。它看起来是淡黄色的。现在我要回家告诉我妈妈。

第二天,她报告说:

患者 C· 它们是真实的记忆。这让妈妈很震惊。当我回到家时,我告诉她我弄清楚了我爸爸的长相。他高高的,蓝眼睛［她和她的母亲都是棕色眼睛,身高 5 英尺 3 英寸（1.60 米）］,卷发。头发几乎是黄色的,他有一颗金色的门牙。

我妈吓坏了。她想知道我是怎么找到他的。所以,我告诉她我们做了什么。过了一会儿,妈妈说:"你父亲身高 6 英尺（1.83 米）,蓝眼睛,淡黄色的卷发,他有一颗金牙。他在你 11 个月大的时候离开了我。现在我会告诉你任何你想知道的其他事情，然后我们就不要再谈了。我目前对他一无所知。"

然而，患者的好奇心已经得到了满足。她随后被用于实验性工作。尽管医生在1年多的时间里给了她机会对自己最初的问题表现出进一步的关心，但她似乎对其失去了所有的兴趣。

案 例 四

本病例主要说明治疗过程中遇到的僵局，以及为了确保治疗进展的有效继续而利用患者对未来的幻想。

患者(患者D)患有严重的焦虑性神经症，伴有严重的抑郁和戒断反应(译者注：退缩型反应或停药反应)，并有显著的过度依赖模式。作者给她做了大量的催眠治疗，她的早期反应良好。然而，随着治疗的继续，她变得越来越消极阻抗。

最后，形势演变成了这样：在治疗时间里，她将自己局限于对自己的问题和需求进行理智的评估，而在其他任何时候都顽固地维持现状。

几个例子就足以说明她的行为。出于令人信服的原因，她无法忍受父母的家庭环境，但她坚持留在父母家里，无视实际困难和离开的有利机会。她对自己的就业环境深恶痛绝，但她拒绝接受实际上唾手可得的晋升机会。她充分认识到自己对社交活动的需要，但她往往有困难，避开了所有机会。她详细讨论了对阅读的兴趣，以及她在房间里度过了漫长时光，暗自期待能读点什么，但她拒绝进入她每天都会路过两次的图书馆，尽管她多次向自己许诺。

此外，她越来越敦促作者必须采取果断行动，迫使她做那些她认为必要和适当但她没法让自己去做的事情。

在与作者做了很多小时的无效治疗后，她终于把自己各种过于主观的想法集中到了一个念头上：只要她能实现哪怕一件自己想做的事，她就会有动力和坚定的意愿去完成其他想做的事情。

在她反复一再地强调这个说法后,作者按照字面意义接受了这个说法。然后,作者立即将她引入深度催眠状态,并指示处在梦游状态下的患者去看一系列的水晶球。每个水晶球都能让她看到她一生中的一段重要经历。作者指示她详细审视这些水晶球里的重要经历,发现对比和反差,并注意到不同年龄段里各种元素的连续性。这种审视会让她慢慢形成一系列的想法,对这些想法的形成她并没有任何意识的觉察。这些想法的形成将体现在另一个更大的水晶球里,她可以看见在那个水晶球里未来的她,正在愉快、幸福、心想事成地做着某些事情。

她花了大约 1 小时全神贯注地研究各种幻觉场景,不时地环顾诊疗室,仿佛正在寻找另一个水晶球。她终于找到了它,然后全神贯注于它,兴趣盎然地向作者描述那个幻觉场景。

她描述了一个世交朋友的一场婚礼,现实中这场婚礼 3 个多月以后才会举行。她频繁看到自己和其他人的"特写镜头"。她描述了婚礼、招待会和随后的舞会。她对自己所穿的裙子特别感兴趣,但只能形容它很"漂亮"。她观看了舞蹈,认出了一些与她跳过舞的男人,并说出了邀她约会的那个人的名字。她一遍又一遍地评论自己看起来有多幸福,以及她现在的样子和在婚礼上的样子之间有多大的反差。

要让她停止观看婚礼派对的场景非常困难,因为她对它太感兴趣了,而且她对自己在婚礼中的举止太满意了。

最后,作者指示她将看到的一切留存在她的无意识里,并在清醒时对于催眠中发生的一切产生遗忘。作者进一步解释说,这么做会形成一股强大的动力,让她能够建设性地利用她所有的理解。作者将她唤醒,给了她继续保持遗忘的催眠后暗示,然后让她回家。

后来只做了两次治疗访谈,两次访谈的范围都受到患者的限制。每次,她都表示,在被催眠之前,她没有什么可说的。一旦她被催眠了,她都表示,希望作者给她指令,让她在无意识中非常清楚地记起她在观看婚礼现场所看、所想和所感受到的一切。作者每次都给出了她想要的指令,在催眠状态下沉思了大约半小时后,她要求被唤醒并离开。第二次就诊时,她终止了治疗。

直到婚礼后的几天，也就是3个月后，作者才再次见到她。

当时，她没有预约就走进诊疗室，解释道："我是来告诉你纳丁的婚礼的。我有一种奇怪的感觉，你对这件事了如指掌，但我却一无所知。但我知道，出于某种原因，我必须给你一个解释。"

她解释说，她和纳丁及新郎是一辈子的朋友，他们的家人关系也很亲密。大约3个月前，在一次治疗之后，她觉得有必要停止治疗，并投入精力为纳丁的婚礼做准备。当她被邀请做伴娘时，她决定自己做裙子。这使她必须在工作中得到提拔，这样她才会有更好的工作时间。另外，她还在镇上租了一套公寓，这样她就不会浪费整整3小时在上下班的路上。她和不同的朋友们一起去购物，帮助她挑选结婚礼物，并为准新娘安排了"专为新娘举办的送礼会"。总之，她一直开心地忙得不可开交。

她描述了婚礼现场、招待会和舞会。当作者问她是否和埃德跳了舞，以及他是不是那个邀她约会的人时，她显然被吓了一跳。她相当困惑的回答，她不明白作者怎么会问这样一个具体的问题，因为她没有提到他的名字。不过，她的确与埃德跳了舞，但由于她认为埃德达不到她的标准，她预先制止了他约会的请求。但是，她接受了另一位舞伴的约会。

最后，作者提及她来诊疗室的初衷。她的回答很简单："我第一次来见你的时候是一个病得很重的女孩儿；我被搞懵了，我很感激你及时把我理顺，以便我能为婚礼做好准备。"她没有意识到她为婚礼做的准备带来了她的康复。

从那以后，作者偶尔见到她。她幸福地结了婚，有3个孩子。

案 例 五

在本案例中，患者（患者 E）对治疗不感兴趣，也不认为她需要治疗，但她对催眠感兴趣，把它当作一种可以享受的个人体验。在刚开始对她进行催眠的时候，作者就认识到，尽管她看起来适应得很好，但治疗是非常必要的。

她是一名 19 岁的实习护士,聪明、漂亮、活泼、讨人喜欢,但整体态度却轻率得让人恼火。事实证明,她是一个出色的梦游式催眠受试者,并且对实验性催眠工作很感兴趣。然而,作者很快就发现她对喷泉和花瓶有轻微的回避恐惧症。对此问题的催眠探索迅速揭示了其他精神病学的表现,她在清醒状态下证实了这一点。其中包括以下内容:

● 大约 10 岁左右,她已经学会了游泳,泳技了得。然而,由于某些未知的原因,她至少在过去的 5 年里都没法下水游泳。但是,每到季节,她都会去湖边,想要游泳,她会穿上泳衣,满怀期待地走到岸边。可每当她的脚碰到水的时候,出于一种突然的、意想不到的冲动,她会尖叫着转身逃跑。跑出几百英尺(1 英尺约 30.48 厘米)后,她会设法让自己平静下来,并尴尬地走回岸边,满怀期待地想下水游泳,然而她之前无法遏制的冲动行为又卷土重来。不过每次这种情况发生时,她都仍然不相信它会再次发生。

● 她会接受邀请,和某个年轻人一起去剧院。一进剧院,她就会从同伴身边溜走,然后从侧门离开,独自回家。如果她去吃晚餐,她会在用餐结束时借口去洗手间,要么在外面等着,直到她的男伴反感地离开,要么她会从后门离开。

● 她在自己是否有可能结婚这件事上所持的态度是一种苦涩的难以容忍。她对这个话题的敌意是如此强烈,以至于她不想讨论这个话题,只是宣称这是她"正常"的感受,并称她也没有特别的理由如此彻底地贬低婚姻。

● 还有许多其他的精神病学表现,但这些直到治疗完成后才被发现。

当作者向她提出治疗时,她同意了,前提是治疗仅限于纠正她的游泳问题。她没有意识到这方面的治疗可能会纠正其他的失调。

治疗是通过训练她做催眠受试者开始的。这是她喜欢的,但她对治疗真的很感兴趣。年龄回溯在她身上得到了深入应用,一系列的创伤、被深深压抑的记忆被恢复,她重新体验了那些经历。

其中一些如下:

● 在她大约 5 岁的时候,她和 2 岁的妹妹在一个装满水的洗衣盆边玩耍,妈妈不在屋里。妹妹掉进了盆里,患者一边挣扎着把她拉出来,一边尖叫,呼喊着妈妈。妈妈进来以后,救出了"脸色发青"的婴儿,最后"因为把妹妹推到水里"狠狠地打了患者一巴掌。

- 大约在同一时期,妹妹坐在桌子旁边的高脚椅上,玩着玩着把自己摔倒了。患者伸出双臂冲过房间去救她。可她迟了一步,她母亲进来的时候刚好看到了患者伸出的手臂和倒下的椅子。她再次受到了严厉的惩罚。

- 在她大约6岁时,一位邻居自愿教她游泳。这位邻居认为,孩子对水的恐惧最好通过完全浸没来治愈。患者变得极其害怕,动手打人,尖叫,咬人。她的"品行不端"导致了又一次被打屁股。

- 大约在同一个年龄,一个邻居去世了,患者被送到祖母家,而母亲参加了葬礼。那天晚上,患者回到家中,被父亲的咳嗽声惊醒(他卧床不起,会慢慢死于肺结核)。她因父亲的咳嗽而感到痛苦,叫醒了母亲,并解释说她希望父亲死掉。母亲没有询问患者为什么有这个愿望,而是严厉地惩罚了她。作为一个6岁的孩子,患者E解释说,当有人死了,我们会去祖母家,得到饼干和糖果,而爸爸喜欢饼干和糖果。所以为什么他不能死后去祖母家呢?

- 在她大约8岁时,她违背母亲的命令,试图从被用作人行桥的倒下的圆木上穿过一条小溪。她滑了一下,摔倒了,抱着木头救了自己。在她拼命地大喊大叫之后,终于被哥哥救了上来,哥哥随后威胁要报告这起"越轨"事件,以此恐吓她。

- 在她大约12岁的时候,她和妹妹去游泳了,两个人都在2年前学会了游泳,而且游得不错。水很冷,妹妹冻得发紫,但她拒绝上岸,不管患者的疯狂哀求和哭泣。

- 由于上述经历,她后来拒绝与妹妹和哥哥一起游泳。他强行把她拖入水中。她拼命地和他搏斗,以至于他们"都快淹死了"。从此以后她不记得再游过泳。

尽管患者在催眠状态下以生动的情绪强烈地重温了这些不同的经历,但她抗议说这些事件都已经被遗忘。因此,它们应该继续被遗忘,她强调说,她醒来时不会记得它们。

此外,她要求作者立即开始治疗她的游泳问题,以一种微妙的方式进行治疗,这样她就不会承受更多的情绪压力。试图在她仍处于催眠状态时纠正她的态度是徒劳的，她被唤醒后证实事实的确如此。

在下一次访谈中，患者明确怀有敌意。她声称她对实验性催眠失去了兴趣，她对干脆直接地纠正自己的"游泳问题，仅此而已"很感兴趣。在催眠状态下，她确认了这种态度，但敌意少了很多。她还声明，她不想有意识地记住任何在上次催眠中恢复的记忆，因为这些记忆"曾经被遗忘过，最好还是保持这种状态"。

于是，作者接受了她的要求并向她保证，现在一切努力的方向都将如她所愿。

然后，她被引导着迷失了时间的定向，并被重新定向到未来大约 3 周以后。她立即被告知，由于治疗已于 6 月上旬结束，现在是 6 月下旬了，还有一件事要做。这项任务是"实施已经完成的治疗"。事实上，完成这项任务的机会近在眼前。她的假期将在 7 月下旬和 8 月上旬。因此，最好计划一下如何利用这段假期，在现实的基础上巩固她的治疗效果。

于是，她和作者共同制定了以下计划。她将在她熟悉的一个湖边避暑别墅度假。她要买一件新泳衣和一个防水的小丝绸袋，大小可以装一包香烟和火柴。如有必要，在头 2 天里这个袋子会被小心翼翼地系在她的泳衣上，但可能很快就不用了。

这时，香烟和火柴就会拿给她，一包"lucky strike"牌子的香烟（通常她除了抽自己指定牌子的香烟以外拒绝吸烟），作者会当着她的面在上面写下："接踵而至"。现在，她会把这些东西放进手提包里，把火柴塞进玻璃纸包装袋里，然后把它们藏起来，不让自己的意识头脑知道它们藏在哪里，直到使用它们的时候。

在湖边，她以催眠后行为的方式，把装有香烟和火柴的防水袋系在泳衣上。然后，她有意地漫步到沙滩上，思索着如何坐在木筏上，好奇她会面朝湖面坐还是面朝湖岸坐。

一旦上木筏，她就会对香烟产生强烈的渴望。当她在水中荡悠着双脚，希望抽上一支烟时，她会"意外"发现防水袋并查看里面的东西。她会很高兴，马上点上一支烟，只有在吐出一口烟圈儿的时候，她才开始疑惑它们是从哪里来的。检查烟盒她会发现上面的文字。她会一边琢磨着它的意思，一边抽完那支烟，把烟头扔进水里，然后向岸边走去，仍然对上面的文字感到困惑。

一走到岸上,她会意识到自己把香烟忘在了木筏上,她会转身再次向木筏走去。到达木筏后,她会渴望再抽一支烟,于是又抽了一支。

当她抽烟时,她会突然完全记起自从她穿上泳衣以来发生的一切。

患者认真地听了这些详细的指令,很快就明白了她要做什么。接着,当她仍处于催眠状态时,她被引导"在6月下旬迷失了时间定向"同时及时预测到9月进入诊疗室的情景。

艾瑞克森 · 那么,在你的假期里到底发生了什么?

她的叙述大致是这样的:

患者 E · 当我开始脱衣服穿泳衣时,我有些受不了。我太心不在焉了。然后,当我走去沙滩时,我很好奇为什么木筏上没有人,我决定坐上去。接下来发生的事儿是我馋烟了。然后一切都发生了像你在6月底说的那样。我抽了一支烟,大步走向岸边,但后来我不得不回去拿烟。接着,我开始记起所有关于脱衣服、把丝绸包系在泳衣上、想着那个木筏,以及在那里游了两次的事情。然后我知道我的游泳问题已经解决了,我真的很喜欢每天游泳。

现在我又回去上班了,一切都很好。

作者将她重新定向到了当前的时间,并不容置疑地指令她要一丝不苟地服从她在催眠中任何时候听到的任何指令。作者用同样不容置疑的语气指令她:千万不能让她的意识头脑知道她无意识里的这一切。这点她必须绝对做到,除非有一天她和作者事先不通气地双双同意她的意识头脑可以知道无意识的这些事情。这个指令和她之前表达的态度是一致的,因此她很容易就接受了。

她被唤醒并被打发回家。香烟和火柴被仔细地裹在纸巾里,藏在她的手提包里。作者在9月份再次见到她。她明媚地笑着走进诊疗室,宣布:

患者 E · 嗯,你已经知道我度假期间发生的一切了。一切都如你所说的那样发生了。假期结束时,我对所有的事情都感到如此费解,终于有一天我坐下来，从容地记起了所有的事情。

我实在是太费解了，因为我记得6月上半月第一次见你。可我绞尽脑汁也弄不清6月下半月发生了什么，怎么后来我又到了9月，对于这两段时间的经历怎么和我的真实经历融合在一起，我也毫无头绪。想清楚这一切是一件苦差事，不过我还是弄清楚了。

但当我意识到6月下半月和9月是怎么回事后，我就可以把6月下半月和9月的记忆看作是我对未来的憧憬，这让我的脑子一下子清晰了起来。正是这时，一连串回忆就像走马灯一样逐一展现。那一刻起，我就全想起来了，从你开始对我做治疗起所发生的一切——所有你从我身上深挖出来的记忆。如果你的治疗挖掘工作给你带来的乐趣和我想起的、与整合并领悟这些记忆所享受的乐趣一样多，那么我就不必为自己作为患者的冥顽不灵而道歉了。

这一切发生得如此之快。有一天，我花了一上午苦思冥想，午饭后，我又坐下来继续我的百思不得其解之旅，可到了晚饭时间，我就已经把一切都搞清楚了。

当我第一次向你汇报9月发生了什么的时候，有些情况并不准确。在6月真正发生过的经历中，自从那次催眠后，启动了我的很多行为。我开始为假期做准备，而我非做不可的第一件事就是去买一套泳衣。我在寻觅一套特别的泳衣，但当时我没有意识到我在找什么。我并不知道我找的泳衣是蓝色的。

然后，我想起要做一件事：翻出家里的一个防水丝绸包并把它寄给国外的某个人，可我还没有想清楚到底寄给谁，因此找到后我没法寄出去。接着，我手提包不见了。每次我找到手提包，它又不见了。我最后一次发现它是在我带到湖边的行李箱里。现在我能清楚地意识到我的无意识对我要的所有这些把戏，就是不让我的意识头脑知道香烟藏在哪里。

好吧，在湖边的其他部分就像你说的一样，只是当我坐在木筏上把脚垂进水里时，我一直担心指甲油会掉下来。但剩下的都像你说的那样。但我一直在想我怎么了，因为我在享受游泳。

　　但那并不是全部。在我记起你挖掘出的所有其他东西之后，我知道我能处理它们，但我不知道我要做什么。我不得不等到回家。

　　我现在就把它们告诉你，所有的事情，除了一件事。下次我会告诉你那件事。

患者 E 继续说：

患者·多年来，我一直想在浴缸里泡个热水澡。我总是把浴缸装满水，然后我会站进去，拔出塞子，冲个淋浴。这总是让我很生气，但我每次都这么做。如果没有淋浴，我就站在浴缸里用海绵擦洗。现在我可以在浴缸里洗澡了。

　　还有一件事！我现在可以开车了。我不得不放弃开车是因为我养成了闭上眼睛，并加速往前开的习惯，有时在城市，有时在乡村。那年我摔下去的人行桥让我记忆太深刻了，我总是这样闭眼加速开车过桥，但我走到湖边才意识到这一点。现在我不会闭着眼睛开车过桥了。

　　我说过那些和我约会并带我出去的可怜的家伙们吧。那个带我出去游泳的邻居让我记忆太深刻了，我下水后他不让我回到岸上，把我死死按在水里。好吧，我让那些可怜的家伙们带我出去了，然后我确保了我能回来。

　　还有妹妹和高脚椅让我记忆太深刻了！你不能让我待在一个有婴儿坐在高脚椅上的地方。一些护士邀请我到他们家吃晚饭，我进屋后就走了。当时我不知道为什么。现在我可以去拜访那些家里有孩子坐在高脚椅上的人了。

　　妹妹还是个小婴儿的时候，我们当时去游泳，她冻得发青。因为这个原因，我从来没有穿过蓝色的衣服，虽然这颜色与我很相称。一开始是蓝色的泳衣，现在是我穿在身上的这套新衣服。

还有,我去过教堂了。我一直想去,但没法忍受待在教堂里。我甚至是在这家天主教医院里接受专业训练的,因为我是一名新教徒,我想保证自己不去教堂半步。但知道人们会在教堂里举行葬礼,并不能阻止我去教堂。其实还发生了很多其他的小事情,不过你应该有了一个大致的概念了。我不能理解的是,我怎么会把这一切都藏在无意识里面,让所有想做的事情对我来说都举步维艰。一个人怎么会如此愚蠢和固执?但我猜接下去轮到你说我顽固了,因为我不会告诉你那件发生过的最重要的事情。但我这么做并非出于固执,因为这次我有充分的理由等到下次见面时再告诉你这件事。

患者 E 直到 10 月中旬才再次出现。她一走进诊疗室就说:

患者·我准备好了来告诉你,但首先我得稍作解释。当我们还是孩子的时候,母亲受了很多苦——照顾我们,照顾父亲,为我们谋生。我觉得婚姻是可怕的,只有麻烦、劳作和心痛,丈夫们总是生病。我只是从来没有厘清这个想法。所以上个月我拜访了母亲,并与她进行了长谈。我没有告诉她那些你从我的无意识中挖掘出来的东西,我们只是谈到孩子们小的时候,我父亲生病了。她真的很爱父亲,而且她不认为自己受了这么多苦。真希望我以前有足够的理性去了解她的想法,而不是把我儿时的想法留在我的无意识里。所以我告诉她关于乔的事,自从我度假回来后,我们是如何稳定地发展的。当我告诉她我明年某个时候要结婚时,她非常高兴。她从来都不喜欢照顾我,现在我很好奇我为什么要做护士——我猜,因为我父亲。

但现在我想要一个家,孩子和丈夫。所以现在我要把你介绍给乔——他在外面等着。

这对年轻人在结婚前几次与作者有偶遇。在他们的第一个孩子大约 1 岁的时候,作者拜访了他们,这次作者遇到了患者的母亲。

在那次探访过程中,这位母亲知道自己的女儿曾是作者的患者,并且曾被催眠过,她也表达了对催眠的兴趣。作者立即问女儿是否曾向母亲讲述过自己的催眠经历。女儿说没有告诉母亲。

事实证明,这位母亲是一位异常优秀的催眠受试者,并且对年龄回溯响应迅速。她被回溯到了那个时间,"你的女儿在 4 岁半到 6 岁之间的时候,当时可能发生了让你和她都非常害怕的事情。"

这引发了母亲就那年发生的事件的陈述,有一个关于洗衣盆事件的类似描述。患者的年龄是"在她过完生日快 2 个月的时候"。同样,母亲对高脚椅事件也有类似的描述。当时患者大约 5 岁 9 个月大。

邻居的游泳课和葬礼事件都得到了充分的证实,包括半夜因"死亡诅咒"而被打屁股的事。

这位母亲显然不知道患者从圆木做的人行桥上掉下水的事件,但当作者要求她务必要和女儿聊聊他们家房子西边的某样东西时,她的确重温了过去的某个时刻,当时她正在焦急地警告患者"要记得千万、千万别走到那棵在那场恶劣的暴风雨中倒下来横跨小河的树上"。

母亲被唤醒,作者暗示她要完全记住在催眠中发生的事情。这些记忆的恢复让她大吃一惊,她、她女儿和作者花了相当长的时间讨论这些过去的经历。这位母亲表现出很好的理解力,得知"死亡诅咒"是完全不同意思的表达,她松了一口气。

几个月后,作者再次见到了患者的母亲。她来访的目的是想弄清楚她是否做了其他什么事情,因而应该和女儿好好谈谈。她被催眠了,并被告知,时机一出现,她就可以自由、舒适地回忆起并讨论她女儿真正感兴趣的任何事情。

几个月后,女儿打来的一个礼节性的电话透露,母女俩一直在愉快而满意地叙旧,她对自己的童年有了更多的愉快的回忆。

患者 E 的适应一直保持良好。她和母亲的关系一直和谐亲密。她对养育自己的两个孩子非常感兴趣,也非常满意。

无意识幻想概论

要讨论这些治疗性的实验程序,也许首先该讨论:怎么能证明这种成就幻想技术是如此有效的治疗措施。基于实践经验,所有人都知道:幻想去实现丰功伟绩是不费吹灰之力的,等落到现实时人们又都吝啬该付出的努力。在幻想中,人们可以写就旷世巨作,等落笔时却不知从何写起,在幻想中,人们甚至清晰看到自己画出了美轮美奂的图画,等落笔时画布上却只有胡乱的涂鸦。然而,必须记住,上面说的这些幻想是在意识层面的幻想。因此,显然这些幻想中的成就是脱离现实、自成一体、自我表达的,人们很容易地认识到这些幻想不过是自己意识中所期盼的一厢情愿的想法。

然而,无意识幻想属于另一个类别的心理功能。无意识幻想的成就并非那种自成一体、脱离现实的成就。相反,无意识幻想的心理结构正进行着不同程度的无意识酝酿,因此无意识已经准备好了,或者实际上正在等待机会,将转化成现实的一部分。无意识幻想的成就之所以重要,是因为它们不是一厢情愿的愿望,而是时机合适时的真正意图。例如,人们可以努力把幻想的故事给写下来,但故事的亮点往往来自脑海里突然闪现、不请自来的灵感。有如:一位作者可能在有意识地努力写一部小说,写着写着,他发现书中的人物开始不守规矩了,跟着他一块儿天马行空起来。

在这些案例的病历中,作者普遍强调与未来相关的幻想,并通过禁止性和抑制性的暗示尽一切努力使患者对此毫无察觉。通过这样做,每位患者的无意识都酝酿了大量规划好的想法,而意识头脑不知道这些。然后,为了回应整个人格与生俱来的需求和欲望,无意识可以适时利用这些想法,将其作为自发反应行为转化为日常生活的现实。

可以描述一个足以说明上述观点的实验。实验中的一名催眠受试者不喜欢炫耀自己的学问,他只会说英语,他在催眠状态下被教导背诵 *Die Lorelei*(一首德国诗)。对他而言,这似乎是正在完成的记忆实验的一部分,作者并没有告诉他正在学一首诗,而且还是一首德语诗。然后,作者暗示他对于这项记忆任务产生催眠后失忆。

大约 2 周后,在一次社交聚会上,通过事先安排,作者的一位同事主动提出用波兰语、奥地利语、意大利语、法语和西班牙语唱歌、朗诵来娱乐大家。实验受试者越听越不高兴,说:"我也能用无意义的音节说话。"然后开始背诵 *Die Lorelei*。据实验受试者完全清醒的理解,他的话语只不过是在紧急情况下不假思索发出的无意义音节。要说服他改变看法,就必须重新催眠他。

这个实验与上述案例的不同之处在于,生活情境中的未来可能性不是实验情境的一部分。然而,给实验受试者的无意识提供了特殊的学习,再后来,作者创造了一个机会,在此机会中,这种特殊的学习可以显现出来以响应个体的内在需求。

对于患者们来说,在他们的无意识头脑中形成了对未来的特殊理解,他们的实际生活状况为他们提供了现实机会,使其能够用符合他们的内在需求和愿望,在反应行为中利用这些想法。

患者将无意识幻想转化为现实时的模式,与他们在日常生活中无意识地发展出自发行为反应的模式是一致的。患者这么做并不是出于对催眠暗示的服从,也不是因为受到了其他事情可能间接的影响,而是全部源自患者内部对现实的反应。此外,在患者的主观体验中,他们的行为是发自内心的,为的是应对当下的具体现实需求。

因此,患者 A 一直在隐隐约约地琢磨自己与作者的下一次会面,他要求加薪是因为他突然感受到了一阵内心冲动,这反过来又导致了一系列事件。从治疗的角度来看,完全没有必要让患者另作他想。归根结底,结果是,要求加薪让他得到了一个新的职位。

患者 D 之所以离开父母家,并不是因为她与作者讨论过那些令人信服的原因,而是因为她想定制一件参加别人婚礼要穿的裙子。患者 E 的幻想让她产生的反应是,她不明所以地寻觅一套泳衣,她所寻觅的这件泳衣可以满足与她遥远过去有关的无意识需求。其他两名患者的情况也差不多。

患者借以实现其目标的幻想方式非常有意思,具有重大意义。它们并非一个人有意识地幻想自己的愿望时通常会有的那种精心设计、浮夸的类型。它们是与他们对实际可实现的目标的理解相一致的幻想。例如,患者 A 谦虚地可怜,希望有"还不错"的健康。他也没有想过要打赢一架,但希望能够"像个爷们儿一样挨一顿揍"。患者 B 的想法不是围绕着得到一次又一次升职的愿景,而是处理打包和搬家的无聊现实。患者 C 用现实的伤疤验证了她的幻想,而她的父亲只是一个长着"很好笑的牙齿"的男人。患者 D 在她的幻想中看到的自己不是娱乐界的明星,而是朋友婚礼上的快乐宾客。

这就是这些患者体验到的所有对未来的幻想。这并非想入非非,而是一种以幻想的形式对现实可能性进行的严肃评估,与他们对自己的理解相一致。

很难推测为什么及如何证明时间投射对这些患者来说是有效的治疗措施。人们除了将日常生活中常见的经历与之进行比较外,几乎没有别的办法了。例如,广告和推销技巧广泛地利用了那些刺激未来幻想的吸引力。与上述案例报告更为相似的一个例子是,几经犹豫以后,写一封接受新职位的信。一旦写完,即使还没有寄出,也会立即产生一种深刻的感觉,那就是木已成舟,不可挽回了。这就产生了一种新的具有压倒性力量的心理取向,导致了思维和计划的新组织。写信构成了行动的开始,而且正如前面所提到的,行动一旦开始就会继续下去。

显然,对于这些患者来说,催眠建立了一种解离的状态,在这种状态下,他们可以感觉到并相信自己已经取得了对他们有益的某些成就,这给了他们对既成事实的一种深刻感受,这种感受反过来又带来了理想的治疗性重新定向。

作者注: 本质上,这是一种简单却详细的暗示技巧,通过这种技巧,被深度催眠的受试者会被提醒当前日期;被告知秒、分钟、小时在流逝;明天即将来临,就在这里,现在是昨天;随着时间的推移,本周很快就会结束,接着,太快了,下个月就会是这个月了。在使用这一技巧时,必须特别注意,最准确地描述从未来到现在再到过去的过渡,并且要在不催促受试者的情况下轻松、循序渐进地做到这一点。

作为之前清醒和催眠讨论的结果,给患者的日期必须是在未来的几个月后。这个未来的日期最好由受试者选择,因为催眠师可能会为此选择一个不适宜的日期。此外,所选的时间段不应该指定得过于精确。例如,如果想要一个实际的未来日期,比如说下一个生日,则定向应该是"下一个生日的前几天"。这样,让受试者逐步更精确地限定日期就变成一件简单的事了。当实际的未来日期未知时,让受试者向窗外瞥一眼,描述他所看到的东西可能会间接地揭示一天中的时间、一年中的季节及地点。这样,一个受试者描述出了在一个遥远城市里正午时分的圣诞购物高峰。

必须时刻保持警惕,以预防任何可能破坏既定心理取向的不当思考。

第二十七章

以时间伪定向促进客观思维和新的参考框架

米尔顿·艾瑞克森

未出版的手稿，大约写于 20 世纪 40 年代。

编者按：这项研究从未发表过，但本文结尾呈现的对病例的摘要注释是作者收集的部分临床数据。罗西与艾瑞克森一起审阅了这些材料，并首次在本文集中发表。论文提到，"无意识的洞察力"指明了作者当时的兴趣和最初的催眠治疗取向。鉴于笔记摘要的特点，本文只不过是贡献了对艾瑞克森工作的多样性和广度的验证，留给读者一种意犹未尽的感觉。

在日常生活中，人们普遍并反复认识到，在预期和预期实现的结果之间往往存在着明显的差距。希望和愿望一旦实现，其价值和意义经常被证明与最初的预期大相径庭。在以情绪问题为核心的情境中尤其如此。人类有一种天然的倾向，往往过于注重即时的理解和主观的态度，而不是对最终的概率和可能性进行深思熟虑地客观思考。

多年来，作者广泛地利用这一日常生活的共同经验作为一种特殊治疗技术的基础，用于处理患者所经历的各种广泛的情绪问题，这些问题太难了，以至于无法令人满意地评估。从本质上讲，这项技术并不是新技术，作者以前发表的实验治疗方法采用了基本相似的原理。它的核心特征是指示患者在被催眠并在时间上被伪定向以后，回顾该患者来寻求治疗的问题，并将其视为源自遥远的过去、最近的过去或刚刚过去、当下的环境或即将到来的近期或远期的问题。通过这种方式，可以在时间上通过打断或插入一种洞察力来改变当前现实情况的急迫情感压力，从而创造有助于更全面、客观思考的机会。在这方面，人们只需想起诸如此类熟悉而哀伤的话语：

- 其实那时我就知道了所有的事实，我应该预见到这一结果。
- 如果我能从头开始，我会做同样的事情，但原因完全不同，结果也完全迥异。
- 如果我能肯定地知道，或者只是有一种它即将发生的感觉，我本可以轻易地改变我的感觉。

针对给出的背景的各种可能的理解，人们进行了对压力事件全面、客观的回顾。理想情况下，在一般清醒状态下，客观思考是可能的，但情感压力如果不是实际的障碍，也很可能构成严重的干扰。与平常状态下意识觉察的正常运作相反，催眠允许在一种关系中存在思想和态度的解离，同时也允许在另一种关系中其他部分的活跃和强化，从而促进对愿望、恐惧、信仰和理解进行更有效的检查、识别和评估。通过这种方式，可以更容易地实现内在价值的清晰比较、冲突的解决和理解的整合。

这项技术一定程度上是在 20 世纪 30 年代早期进行的一项实验性治疗研究中发展出来的，并以《无意识的洞察力》为题发表。它本质上也是对《时间伪定向：一种催眠治疗方法》(Erickson，1954) 中描述的技术的解说。实际的程序非常简单。一旦引发了中度或深度催眠，就给出一些暗示实现患者与当前环境的解离，然后强调识别哪一天、哪一周和哪一个月并不重要，最终导致对时间、地点和情景的失忆，但同时保留患者对自身大致身份的认知。

临床资料（摘要）

爱德华和琼：一对没有孩子的夫妇，对没有孩子拖累的生活感到满意。丈夫的母亲和他们住在一起，完全控制着家庭。琼终于反抗了，让爱德华在把他母亲撵走或离婚之间做出选择。爱德华寻求咨询。在两个方向上都使用了无意识洞察技术。他发现自己有做父亲的渴望。他母亲被撵出去后。两人重归于好，生了两个孩子。

沃尔特和薇拉：6 年来不断争吵、威胁和反威胁离婚。妻子的父母每周都要来看望她。每周要在妻子的父母家吃饭。沃尔特终于反抗了，直截了当地摊牌了。薇拉成了来访者。解决办法：从父母那里"断奶"，并再怀孕几次。

霍华德和玛格丽特：孩子们在长大。两人没有打算再生孩子。她只有 35 岁，两人共同决定让丈夫接受输精管切除术，并一起来做咨询。她（妻子）无意识地害怕他不忠。他（丈夫）对不忠有着无意识恐惧。他们拒绝考虑输卵管切除术，决定避孕。

玛丽和拉尔夫：丈夫不忠。出于内疚向妻子坦白了。妻子想要报复丈夫。妻子要求做咨询，她却发现了自己深深的内疚感。

B医生：寻求有关输精管切除术的咨询。他和妻子对于有一个孩子很满意。他们不想再要了。在催眠状态中，他意识到了自己明确的、尚未表达出来的不忠想法。此外，他还发现自己对后果有着严重的恐惧，担心以离婚收场。他没有向妻子透露自己的恐惧，而是提出了是做输精管切除术还是做输卵管切除术的问题。他拒绝了她的提议，拒绝了自己从催眠得到的领悟，接受了输精管切除术，最终因为最初担心的原因离了婚。

詹姆斯和乔伊斯：23岁和22岁。他们在女孩16岁时结婚。她22岁时已经有了4个孩子。他们之间就输精管切除术还是输卵管切除术争论不休。最后决定不做输卵管切除术。而是接受了输精管切除术，双方来寻求咨询。双方都拒绝无意识的洞察力。3年后离婚。

查尔斯和卡罗尔：都25岁，都是独生子女。两人都决定不生孩子。两人都拒绝避孕。就输精管切除术还是输卵管切除术寻求咨询。5年后，几次怀孕证实了无意识的洞察力。

阿尔伯特和珍妮丝：妻子有11次流产的历史。多数在怀孕后第2~3个月。内心非常地痛苦、怨恨和抑郁。作者建议妻子做输卵管切除术。妻子在催眠状态下一直拒绝该手术。5年后妻子连续5次成功地怀上孩子，证明了无意识洞察力的效力。

利昂：38岁。慢性酒精中毒。想知道他的未来。无意识地发现自己有想要杀人的态度。戒酒12年。

乔和安：安，大学毕业。乔，小学毕业。就结婚是否明智寻求咨询，得到无意识洞察力的认可。

杰克和吉尔：一对老夫少妻来咨询是否结婚。该男子的无意识洞察力表示反对。

詹姆斯和帕特丽夏：未来的新娘请求就婚前性关系进行咨询。在催眠状态下始终拒绝婚前性行为。

菲尔和南希：针对跨种族和跨宗教的婚姻咨询。

第二十八章

催眠状态下的自我探索

米尔顿·艾瑞克森

引自 Journal of Clinical and Experimental Hypnosis, 1955, 3, 49–57。

编者按:自本文首次出版以来,人们对记忆的本质进行了大量的研究。艾瑞克森在本文中提出的实际记忆之间的明显区别,在当前科学背景下,已不再那么明显。

简　介

对这项简短的研究进行详细报告的原因有很多。它记录了一个由一名医学生提出并实施的课堂实验,用于课堂教学的智力研究项目。事实上,是这个学生在打着研究智力的幌子,无意识地寻求特定的心理治疗。

该学生希望实现自己的治疗而不自知,以完成拟议任务的方式,表面上是为了阐明智力的各个方面的问题,实际上是为了勾勒出实现治疗他的方式。

除了创造有利的环境,作者尽一切努力不给该学生提供帮助,然而他还是抓住了各种暗示来探索自己的任务。

该学生的成果非常清楚地说明了这几点:

- 明显但未被意识到的无意识动机和需求得到满足。

- 无意识和意识记忆的分离。

- 解离创伤体验的情感和认知因素的实际可能性。

- 记忆从无意识转移到意识的过程。

- 一次被深深压抑的创伤经历对人格的深远影响,以及将其重新整合进此人的经验生活后所取得的全面改变。

- 在执行任务过程中给出的大量细微线索提供了对所涉及的重要的海量信息。

实验问题的陈述

在一群接受催眠训练的医学生中,有一个人对精神病学表现出近乎强迫性的兴趣,并对这一主题进行了狂热的研究。他很早就自愿成为该团体的催眠受试者,但他在担任催眠受试者时为自己设定了一个限制,即不得向他提出任何私密或私人问题。事实证明,他很容易接受训练,在发展出复杂的催眠现象方面能力十足。

与这群同班同学一起工作几周后,在某一节课开始时,这位学生声称他希望为晚上的工作和讨论提出一个特别的问题。该学生对这个问题的解释如下:

学生·人们常常会忘记非常多的事情,甚至没有意识到自己已经忘掉了这些事情。这些遭到遗忘的事情可能只对过去有意义,也可能对当下有意义,只是人们并不知道或意识不到。这些事可大可小,可能意义重大,也可能微不足道。它们的性质可能是创伤性的,也可能是非创伤性的。

因此,一个人是否有可能为自己设定一个任务,去回忆某些确凿无疑但实际上早已被遗忘的事件,并生动而全面地回忆它呢?

作者的答复是,这个问题值得研究,他可以离开,去隔壁房间半小时,真的做一些工作来恢复自己某些完全被遗忘的记忆。这位学生回答说,过去 1 周里,他一直在断断续续地思考这个问题,没有形成任何想法,但他很乐意贡献这半小时做受试者。

学生不在场期间,作者与他的同学们探讨了这个问题。半小时后,学生被叫回来。他羞怯地解释说,试图记起一些完全被遗忘的事情,并且是那些无法回忆起的在哪个时间,什么情况下发生的事情,与试图描述一些从不知道其存在的地方一样徒劳。不过,这个学生回忆起很多事情,但这些都不是被遗忘的事情,只是他在不同的时间段里没有去想着的事情。

然后,作者提出暗示,该学生也许会在接下来的半小时里努力恢复他 10 岁之前发生的、早已忘却的事情的记忆,而他至少有 15 年想都没想过这些事情了。

半小时后,这位学生报告说,这次的任务比以往任何时候都没指望。他回忆起了无穷无尽的事情,但这些事情肯定都在他的记忆里,只是没机会去想到而已,因此算不上恢复已经忘却的记忆。这位学生提议:可不可以将他催眠,让他在催眠状态中完成这项任务。对此作者的回复是，可以按照他说的办法来，至于能不能完成任务，要靠他自己去尝试。

学生同意了这一约定，然后被深深地催眠了（他被别人催眠），并被指引着在心里重温他的疑问。该学生还被要求回顾自己之前两次半小时的努力，并至少花 10 分钟考虑任务的可行性。10 分钟后，仍处于催眠状态的学生表示，在他看来整个问题仍然毫无希望。

作者问仍在催眠状态的学生，是否需要帮助或指导。学生回答说，任何帮助都会让实验的结果无效，因为这算在指点他，帮着他恢复记忆。而他想要验证：一个处于清醒或催眠状态的人能否以一己之力，仅凭苦思冥想实现记忆的恢复。

作者告诉这位学生，肯定不会对他进行任何的协助，但会说一些泛泛之词，这会让他有更多的机会完成这项任务。学生犹豫不决间同意不妨一听，一听到这些话，他就立即接受了。

这些话是为了解释以下事项：

● 由于他处于梦游式催眠状态，通常表现为木僵状态，维持或打破木僵都没有任何意义，这只是他催眠状态的一个偶发的部分，而不是拟议任务的一个组成部分。

● 因此，在执行他的任务时，不应允许诸如木僵之类的偶发行为事项干扰他的努力。此外，由于他通常在催眠状态下睁着眼睛，该行为事项应与木僵同等看待。

● 既然他要当着小组同学们的面来完成这项任务，他应该认识到他需要单独完成这项任务，其他人均不得参与。要排除他人，独立完成的话，最好不要对其他人有任何的回应。换句话说，他基本上要将自己隔离在团体之外。

● 由于被遗忘的记忆是属于他的，因此在恢复这些记忆的时候不应该以任何的方式说出来给大家听，直到他有机会来考虑要不要分享，这很明显将是一个需要单独拿出来进行判断的问题。因此，他的任务应该是一种发生在他内心的心理活动。

● 此外，他需要牢记，一旦完成任务，最好告诉作者，好让作者给出唤醒的指示，如有任何意外，也要向作者示意。

● 然后，他也可能需要如何处理他获得的任何成果方面的指引。因此，他可以在任何必要的时候向作者提出询问或评论。

作者将这些话反复说给他听，让他能够彻底地考虑，之后，他问道：

学生 · 我怎么开始？

艾瑞克森·(谨慎地回答道)这是你的任务。你会先开始等待,直到我宣布时间,我一宣布,你就按照自己的方式开始。

学生·(在等待宣布时间时)就像我之前说过的,我要搜寻一件被遗忘的事情。应该是像你说的那样,可能是发生在我 10 岁之前的事,而且应该是我至少 15 年没有想过的事。我觉得这是个合情合理的任务。

实验过程和结果

作者宣布开始时间是 19:30。他自己在椅子上坐好,仍处于深度催眠状态之中,垂下头,闭上眼睛。

学生·(19:50,他呼叫说)艾瑞克森博士,我有种感觉,我正在得到某些东西,但我不知道是什么。不过我很好奇。

艾瑞克森·谢谢你告诉我。

学生·(大约 10 分钟后,他问天气是热还是冷)我发觉温度很舒服。(大约 5 分钟后,他声称)我越来越害怕,非常害怕,但我什么都想不出来。

艾瑞克森没有答复。

学生几分钟内,学生极为痛苦地表现出难以形容的恐惧表情,这让医学生们深感震惊。

学生·我吓坏了,我会生病,但我不知道为什么。告诉我去休息。

艾瑞克森·就待在你心里待的那个地方,但休息几分钟。

学生·(他马上放松了,并说)我吓惨了,但我记不起来。这是最可怕的感觉。我想我会生病的。别让我生病。

艾瑞克森·我不知道你在做什么。生病可能是其中的一部分。我不会告诉你怎么执行你的任务。你是想醒来休息,还是只是在催眠状态中休息,挂着空挡,发动机只是空转,既不前进也不后退?

学生·像我现在这样就好。

几分钟后,他问起时间,作者一告知时间,极其恐怖的表情又出现了;他发展出干呕,但没有呕吐。他的呼吸吃力而断续,双手抽搐地握紧、松开,似乎就要崩溃了。

> **学生** · (突然倒抽了一口气)休息。

> **艾瑞克森** · 坚持住,但休息一下。

> **学生** · (他又放松了,并说)它太大了,我做不到。告诉我怎么做。

> **艾瑞克森** · 我不能告诉你怎么做,但我有个建议。你说它太大了。为什么不先回想其中的一部分,再回想另一部分,你不需要一下子全想起来,然后你可以试着把这些片段拼接在一起,看看能不能想起整件事?

学生点了点头,问了问时间,作者一宣布时间,他再次表现出各种各样的强烈情绪。盛怒、恐慌、悲伤、害怕、仇恨、歇斯底里、恶心、绝望、逞强、震惊、惊恐和极度痛苦,这些是他的同学们在观看时写下的文字,记录了他们对所看到的表情的解读。在随后与他们讨论学习体验时,作者同意他们的观点。

最后,该学生发展出一种似乎是彻头彻尾的恐怖状态。他的脸扭曲了,双手紧握,牙关紧闭,呼吸困难,颈部肌肉绷紧,身体僵硬。

> **学生** · (大约 2 分钟后,他打了个寒战,放松了,叹了口气,说)休息。

> **艾瑞克森** · 你希望如何休息。

> **学生** · 我已经开始了。我有这种感觉。我不知道那个记忆是什么。唤醒我,让我休息,然后催眠我,告诉我完成工作就好。我还有整件事要做。但我得休息一下。

学生被指令去休息,在完全遗忘催眠中发生的事情后被唤醒。他醒了过来,擦了擦脸上的汗水,说他一定吃了一些不合胃口的东西,因为他觉得肚子不舒服,他在房间里走来走去,打开窗户,说天太热了,并补充说,如果作者开始讨论他提出的问题,他希望能学到一些东西。

他随即回到椅子上坐下,但又跳起来问他的一个同学皮肤科的作业是什么。没等他同学回答,他就和一个同学闲聊了起来。大约 10 分钟后,他回到椅子上,坐下来,满怀期待地看着作者,陷入了深度的梦游式催眠状态。

艾瑞克森 · 就在你休息之前,你说:"我还有整件事要做。"现在是 21:00。

该学生闭上眼睛,脸上露出一种好奇的表情,接着是一种愉悦的表情。他做了很多头部运动,仿佛他在左右看。这持续了几分钟,然后他的头部动作开始抽动,他的手和手臂以抽动的方式轻微移动。突然,他的脸上露出了愤怒的表情,随之而来的是身体的短暂抽搐。然后他僵在椅子上,面部扭曲,双手紧握,肱二头肌收缩。随后,他脸上出现了如上文所述的种类繁多的表情,头抽动着左右摆动,同时扭动着身体。

学生·(这些进行了大约 10 分钟后,他筋疲力尽地倒在椅子上喘着气说)休息。

艾瑞克森·待在你心里待的那个地方,休息一下。

学生·(他放松下来,并说)我胜利了。我做完了。但我不知道现在该怎么办。你得告诉我,否则我会把它忘得一干二净。

艾瑞克森·我可以给你一些建议。听好了。我想你已经恢复了一个被遗忘已久的创伤记忆。

学生点头表示同意。

艾瑞克森·现在你的无意识头脑知道它。你的意识头脑并不知道。在你的无意识头脑中完全记住它。如果你想有意识地了解它,我会唤醒你,让你自己去发现。这样可以吗?

鉴于他肯定地点头,他被告知只带着一种意识层面的失忆醒来并休息一会儿。然后,作者将讨论他的问题。他醒了过来,抱怨自己感觉"精疲力尽""恶心""疲倦",并且"好像我刚挨了一顿揍"。

学生·我发誓,刚才有人一直在对我拳打脚踢。我的臀部感觉像被踢了一样。我的肋骨痛。我觉得好像乔·路易斯(著名拳击手)刚刚修理了我一顿。

他走出去到饮水机那里喝了杯水又返回来,问了同一个同学皮肤科的作业是什么,再次不等回答就走了。他在房间里踱来踱去,开启谈话又打断谈话,非常焦躁不安。

最后,他坐下来说,时间已经很晚了,作者应该讨论他在那天晚上开始的时候提出的问题。

作者首先总结了他提出的问题,然后接着指出,他提议发掘的此类被遗忘的记忆可能是一种被压抑得相当深的记忆。所以,很有可能这种压抑源于记忆的创伤性特征。因此,恢复这种被压抑的记忆意味着会有很多苦恼、痛苦和真实的痛楚。此外,自我保护倾向会使这种恢复缓慢而艰难。

用催眠可以更快地恢复记忆,自我保护的倾向将大大减少。然而,这种恢复起初会仅限于无意识的头脑,然后才会出现无意识的知识是否会或愿意与意识头脑共享这一问题。如果是这样的话,这个人将不得不在心理上经历最初的创伤,以及伴随着被压抑的内容的恢复而来的所有个人的痛苦。

在他的案例中,他将不得不考虑许多问题。他会有意识吗?或者他想有意识地知道它吗?此外,尽管他愿意在同学们面前解决这样一个问题意味着他愿意让他们看到他如此这般的行为,但他会想要他们看到他有意识的领悟的意识反应吗?还有,即使他愿意这样做,他会希望他们知道被压抑的内容吗?

至于实现有意识理解的方法,他心里应该有某些思考。

- 他想让整件事情立刻在他的意识中冒出来吗?

- 或者更愿意让它零碎地、一次一部分地出现,有可能暂停这一过程并集中力量以便他能够更容易地忍受下一步发展?

- 他会想要把情感因素和认知因素分开,先体验其中的一个或另一个吗?

- 还是他会更乐意让记忆的恢复遵循与最初的经历相同的发展过程、相同的时间顺序?

学生打断了作者,说后者听起来最好,并问什么时候可以开始做。

艾瑞克森·你的同学们在这里。

    学生·(他深思熟虑地回答)我不在乎他们看到了什么,但我不想让他们知道,除非我先知道。我们都是医生,所以我认为他们应该能够接受。但我想先看看。我们什么时候开始?

艾瑞克森·现在是 20:00 多。你认为你在做什么?你为什么感觉这么累,被打得这么惨?

    学生·(停顿了很长一段时间后,他说)你的意思是,我已经完成了我来的时候所说的工作,我的无意识知道这一点,你在等我弄清楚我是否想有意识地知道这一点?我很确定这是对的——我最好仔细想想。我不是刚开始工作。我正进行最后的冲刺,而我生病了。给我几分钟时间。(很快,他宣布)我要像真实发生过那样去接受它。现在几点了?

学生·（笑着开始了）真有趣。我脑海中闪现出一个场景。就像我在那里看着一样清晰。我回到了俄克拉何马州。让我看看。我快 8 岁了。还有我的那个远房表弟。我从 8 岁起就再也没见过他。他搬走了。

（然后，以一个对过去的经历产生视幻觉的人的方式，他继续说）我们孩子们正在玩耍。我们穿着短裤，玩得很开心。

（然后，他以解离地方式补充）这里没什么创伤。我能看到我们在稻草里摔跤、推来推去、踢来踢去。我们在牛棚里。我们玩得非常高兴。

嘿，他推了我一把。真疼。我打了他。他反击。好一场恶战。拼命挣扎。哦不，不，不，不，不要，不要，不要。

此时，他不再言语，闭上眼睛，浑身发抖，接着又重复了他先前的心烦意乱的行为，加了一个新的动作。他似乎一再努力想说话，但却无法开口。过了大约 20 分钟，他沉浸在这段经历的剧痛里，最后筋疲力尽地瘫在椅子上说：

学生·谢天谢地，他会活下来的。（他慢慢地在椅子上坐直了身子）是的，他活了下来，我忘了整件事。我甚至都不记得他了。我从来不敢。我不能。我已经有好多年不记得了——超过 15 年了。我只是把它从脑海里完全屏蔽了。

又说了一些类似的评论之后，他突然说道：

学生·我不妨告诉你们这是怎么回事。他接着讲述了这个故事。

简单来说，他的叙述如下：

在他 8 岁生日前的一个夏日，他在牛棚里跟一个和他同龄的远亲玩耍，那个男孩儿叫约翰尼。他们在摔跤扭打，无意中伤了彼此。这导致了一场激烈的打斗，比他小的约翰尼在打斗中被打得很惨。为了让较量不那么悬殊，约翰尼抓起一把干草叉，试图捅他。他反过来抓起一把用来打扫牛棚的干草叉，不幸地刺中了约翰尼的左腿。当约翰尼尖叫的时候，他急忙把叉齿拔了出来，血流喷涌而出，他更加害怕了。

约翰尼尖叫着一瘸一拐地跑向房子，而他转身跑向水泵，开始疯狂地往马槽里打水。

正如他后来了解到的，他的父亲使用了止血带并叫来了一位医生。在等待医生的时候，父亲来到井边，抓住他，走到马槽边坐下，狠狠地打了他的屁股，他趴在父亲的膝盖上，盯着马槽里漂浮的绿藻。接着他父亲粗暴地把他拖到房子里，让他站起来看着约翰尼。

医生来了，把伤口包扎好，然后想看看叉子。他的父亲拍了他一下，让他去拿叉子，他在一种混乱的情绪里照做了。

检查完叉子后，医生给约翰尼注射了抗破伤风血清并解释了原因。一听说这个，父亲又打了儿子一顿。

医生要离开的时候，约翰尼出现了过敏性休克。他的眼睛肿得睁不开，舌头肿大，从嘴里伸出来，他成了一种"可怕的绿色"。

他看到医生又给约翰尼打了一针（可能是肾上腺素），他误以为医生又打了一针抗破伤风血清，但后来他知道了那是"帮助约翰尼活下来的药物"。他看到医生把一把勺子插进约翰尼的嘴里，以减轻呼吸困难，然后拿出刀（手术刀）准备切开约翰尼的喉咙（做气管切开术）。他更加害怕约翰尼会"像猪一样被屠宰"。

然而，约翰尼对肾上腺素注射有了反应，所以没有进行气管切开术，不过医生确实解释了考虑气管切开术的原因。然而，对他来说，这听起来仍然像是屠宰约翰尼的计划。

医生离开后，他的父亲惩罚他，命令他在约翰尼的床边待几小时。他要看着他，如果约翰尼出现"呼吸困难，因此就不得不被切开喉咙"。他要发出警报。

那一整晚他都梦见约翰尼的皮肤变成了"可怕的绿色，就像那个马槽一样"。第二天，他被迫看着医生重新打开伤口，伤口周围的区域"都是可怕的颜色，绿得令人作呕"。此外，医生在检查伤口时表示，这是一件最"恶心的事情"。那天晚些时候，他忘了给马打水，在与前一天相同的位置上，再次被父亲狠狠地打了一顿屁股。

不久之后，约翰尼的父母搬离了该州，所有的联系都失去了。据他所知，整件事后来成了一个秘密的小插曲，1年后，他的父母搬到了一个遥远的城市，农场生活成了一件被遗忘的事。

该学生疲惫不堪，精疲力尽，自顾自地和其他人一起离开了，他们被吩咐不要讨论这件事，以后再说。

1周后，该学生拜访了作者，说由于记忆恢复，他对自己有了一些惊人的了解。

首先，他怀疑自己是否像他之前所想的那样真的对精神病学感兴趣。事实证明内科更有趣。

其次，他对皮肤病学的态度完全改变了。此前，尽管反复努力，他还是无法学习教科书。他要么睡着了，要么马上分心了。每次去皮肤科诊所，他都会生病，不得不离开。此外,尽管教员经常警告他,但有关这个主题的讲座他一直逃课。现在,他正在饶有兴趣地学习皮肤病学,他很享受去诊所。他最终在那门课上取得了好成绩。

在这一年余下的时间里,作者经常在课堂上和他的实习期间见到他,其间他讨论了自己的未来计划,其中包括在内科住院实习。不过,他仍然对精神病学保持着良好的兴趣,但只是次要的兴趣。

此后,他完成了内科住院实习,目前正在私人执业中,在治疗其患者时广泛利用了他在精神病学方面的知识。

结　　论

总结而言,对于该学生的实际表现,无需更多的回顾和评议。最令作者印象深刻的是,这项技术可以直达主题、省时省力、让这位患者高效地完成任务,且所恢复的记忆对患者的人格非常重要。此外,人们可以轻而易举地学会该技术的流程并理解每一步发生了什么。很难想象当人们处在日常清醒状态时,能有如此的任务表现,即使是这位学生也认识到了这一点。可是,一旦患者处在催眠状态,一项看似不可能完成的任务变得肉眼可见的可理解、可执行,并容易达成。

第二十九章

出其不意的握手引导催眠后的自我探索

米尔顿·艾瑞克森

未出版的手稿，1952—1954年。关于握手引导的动力机制的详细分析，
见艾瑞克森和罗西，罗西，1976年。

一位使用催眠多年的医学专业人士痛失长子，而长子是他的第一个催眠受试者。这名男子因此得了重度抑郁，随后他放弃了催眠，并在最低限度上从事自己的职业。大约7年后，他试图重新使用催眠，但每次他都发现自己在心理上严重受阻，说话结结巴巴，变得迷惑起来，每次失败后都会出现短暂的重度抑郁。

他以一种相当僵化、强迫的方式寻求治疗，他走进诊疗室，往桌子上放一张支票，说："这个用来买你的时间。我要的只是让你催眠我，解除我对催眠的阻抗，送我自己上道就行。"他不情愿地给出上述信息，坚持要求治疗师在没有其他准备的情况下直接工作。他笔直地坐在椅子上，双臂交叉抱在胸前，一动不动地盯着治疗师，追随着治疗师的每个动作。治疗师暗示他向后靠，放松下来，得到了这样的回答："我十分放松……继续，试着催眠我吧。我已经给了你一张足够大的支票，可以买你接下来2小时的时间。"

弱化阻抗：催眠引导的先期失败

针对这种坚决、盲目的阻抗背景，治疗师看似在催眠导入方面做出了巨大的努力，使用了一种又一种导入技术，每次都小心翼翼，要么过度推进问题，要么错失患者对暗示稍有服从的机会。通过这么做，作者确保了催眠导入的无效。随着作者的不懈努力，患者时不时面露微笑。经过2小时的艰苦努力，作者确认完全无法将患者导入催眠状态。患者亲切地笑了笑，宽慰治疗师，这没关系，他只是在去大峡谷的路上，只是一时兴起，顺便来看看他是否能被催眠。既然他知道这不可能，他就会放弃寻求治疗。

出其不意地握手引导

在与患者握手并祝他旅途愉快后，作者建议说，患者也许想见见作者的妻子（作者在家办公）。患者同意了。介绍是在另一个房间里进行的，他们随意评论了一下他的旅行，作者再次与他道别。作者再次以正常、热切的方式与患者握手。然而，手抽回的方式是缓慢、恋恋不舍、含含糊糊的，这使患者的注意力完全集中，从而引发木僵状态和深度的梦游式催眠状态。患者立即被带进诊疗室，作者向他保证他来寻求催眠的目的已经实现，接下来的 1 小时他应该主要思考和理解自己的整体生活状况，把作者仅仅当作他想法的反馈者。

患者静静地坐着，时不时喃喃自语，偶尔问一些简单的问题，询问作者对他未来使用催眠以及恢复自己的全部业务的看法。作者用简单的话语向他保证。

1 小时以后，作者把患者从催眠中唤醒，恭喜他是个不错的催眠受试者，并请他保持与作者的联络，如果在治疗中使用催眠时遇到问题就写信来。然后，作者再次与他道别。

8 年过去了。患者有全面活跃的业务，热衷于使用催眠，再也没有遇到困难。

第三十章

基于理性的催眠阻抗的两个案例

米尔顿·艾瑞克森
未出版的手稿，1956 年。

编者按：罗西在与艾瑞克森讨论时，发现这两例未发表的报告具有相关性。艾瑞克森和罗西一致同意将这份报告纳入本文集中。

案例一：基于理性的催眠阻抗的案例

一名 40 岁的患者患有慢性呼吸系统疾病，有逐渐致残的倾向，他因长期过度吸烟前来寻求催眠治疗，每天吸烟多达 3～4 包。患者解释说，吸烟完全是强迫性的，没有自我控制的可能性，而且他反复寻求催眠治疗，但都没有效果。现在，作为最后的努力，他再次寻求催眠治疗并把它作为"最后一次绝望的尝试"。这句话被解读为：意味着患者有一种绝对信念：任何催眠尝试都会以失败告终。

用老生常谈的联结网络进行催眠引导

作者默许了患者的观点，患者就坐在那里，以近乎病态的强度关注着作者的一举一动。患者要求作者大力地催眠他，当作者花了足足半小时来进行系统性的催眠导入却没能引发患者任何可辨的催眠反应时，患者看上去既松了口气，又有些失望。患者要求作者加大力度，但被作者劝阻了，作者提出了以下建议：

- 患者要目不转睛地盯着办公桌上钟表的一角——眼睛要一动不动。
- 患者要有意识地认真倾听钟表轻柔地滴答声——耳朵要一动不动。
- 患者可以允许胡思乱想、有条不紊的思索、系统化的思考自由自发地在脑海中游荡,甚至逗留。

- 在任何时候,患者都会感到自己完全清醒、警觉,注意力集中在如何很好地执行作者指派或将要指派的任务上。然而一旦发现作者给出催眠暗示或试图将他导入催眠的迹象,患者就要把全副的注意力放在作者身上,并立即中断正在执行的任务。

- 尽管患者要关注时钟的滴答声,但患者可能也会对诊疗室里、隔壁房间、室外、大街上、天空中的声音产生某种程度的听觉感知。

- 患者同时也会不断地意识到自己的身体,注意力从身体的一个部位变动到另一个部位,从双脚到双手或双腿,到围绕脖子的布料,到头上的头发,就这样周而复始,或者按照自己的想法做些变化。

- 任何时候,患者都可以自由地有意识地聆听治疗师所说的任何话,但这实际上是不必要的,因为治疗师在患者无意识头脑的听力范围内,而无意识头脑一直在场并且可以自己倾听,与此同时,意识头脑会忙于时钟、思索、各种声音,以及其他任何它感兴趣的事情,包括身体的变动。

- (访谈结束时)患者眼睛和耳朵会慢慢地将注意力从时钟转移到治疗师身上。

患者非常配合,非常好地服从了指令。在 5 分钟内,他呈现出一种深度催眠状态。10 分钟后,作者通过费力地在桌面上翻找一份手稿来测试这一点,在这个过程中,时钟显然被"不经意"地从其位置上移开,从患者的视线中消失。结果患者没有明显的反应,他的眼神始终凝固在时钟原来的位置上。作者观察到他的瞳孔大面积扩张,就像在深度催眠状态中常见的那样。患者既没有明显意识到作者离开座位,在办公室里漫无目的地走来走去,似乎也没有意识到诊疗室的上空喷气式飞机突然发出的噪声。

对患者过度吸烟戒烟的治疗是这样完成的,作者实事求是地讨论了患者需要戒烟的身体需求,并问了患者各种各样的问题,关于抽烟的相对价值、身体健康、免于强迫性抽烟的冲动,以及心灵的平静。

在上述讨论的过程中,作者时不时地忠告患者在听觉和视觉上继续专注于时钟,要接受任何意识头脑中有意思的想法,要聆听和注意到自己想要的一切事情,但最重要的是要知道,在治疗情境中,意识的活动并不重要,唯一至关重要的是正在进行着的,意识无法察觉的无意识思维重组。

该患者在 1 个月内的 6 天里总共来了 11 小时。在患者的迫切要求下,大约一半的时间都花在了徒劳的"催眠我"的尝试和与手头的问题八竿子打不着的社交闲聊中。其余时间基本上如上所述用于实际治疗。治疗结果是患者抽烟的数量减少到了 3 支餐后烟和 1 支睡前烟。

第二个月,患者回来,恳求消除残余的烟瘾(行为),因为这被视为"重新步入旧习惯大门的门阶"。这一次,患者多次犹豫不决地要求使用催眠,但每次他都像最初一样完全抗拒。每次患者都会道歉,并且会建议,必须要把钟表固定,"因为这样我听得更清楚"。

作者采用了与之前一样的套路,除了一个例外:从青春期就开始的过度吸烟是个次要问题。当前有关财务和家庭事务的问题被提出来讨论。在 8 天的时间里,总共花了 16 小时,其中大约 1/4 的时间是直接地聊天,以获取信息和态度,剩下的时间如上所述,但这一次讨论的是当下的紧迫问题而不是吸烟,吸烟在 5 天之内就停止了。

案例结束时,患者对未能发展出催眠状态表示遗憾,并对治疗过程中明显无法正确感知时间的流逝表示惊讶。尽管在与患者的无意识头脑讨论问题时,作者暗示患者可以自由地要求作者对其未完全理解的任何事项进行解释,但患者没有要求作者对此做出任何解释。

案例二:用代理治疗师进行催眠引导

与上述情况类似的是另一名患者 Z,一名医生,他打长途电话来要求在指定的时间预约一次特定的催眠治疗,并建议作者取消任何与之冲突的预约。经过一番讨论,终于敲定了一次预约,但在约好的前一天,他再次打长途电话询问作者是否准备好了,遵守他在电话中解释过的愿望和需求。作者给了他安抚的回答,并说已经为患者的到来做好了准备。

Z 医生来得非常准时,一阵风地走进办公室,做了自我介绍,说他是一名医生,很清楚自己想要什么,并要求作者"如果你认为你能做到的话,立刻马上催眠吧",不需要询问病史或有半点拖延。他舒舒服服地坐在椅子上,往后一靠,头歪向一边,一边交叉双臂,一边以一种高人一等的做派微笑着说:"开始吧。"

作者以同样的坚持要求他提供与他有关的最起码的重要信息。Z 医生不情愿地同意说他自己也会这样要求患者。说完他的基本情况后,Z 医生命令道:"现在开始吧,用一种支配性的技巧,因为我是支配型人格。用大约 15 分钟。那就足以说明问题了。"

在大约 15 分钟的时间里,作者小心翼翼地使用了一种非常专制的技巧,而患者则居高临下地笑了。瞄了一眼钟表后,患者命令道:"不如你再坚持 15 分钟,即使你会一无所获。"

不出所料，Z 医生对这种方法没有任何反应，也没有一项预期的反应。患者做了一些刻薄的评论，然后问作者是否知道任何可以引导催眠的方法。

作者的回答是肯定的，并立即走出办公室，几乎是马上带着一名年轻女子回来。没有任何耽搁，就吩咐她发展出一种梦游式催眠状态，她很快就做到了。她自发地对患者产生了一种负性幻觉，通过让她意识到他的在场，使这一点得到了纠正。然后，她被吩咐安静地坐在治疗师的椅子上，用一种柔和舒缓的技术，将患者（Z 医生）导入深度的梦游式催眠状态，而作者自己会离开诊疗室。大约 15 分钟后作者一回来，她就要将（与患者的）融洽关系转移给作者，然后离开诊疗室，一出门立即从催眠状态中醒来。

作者大约 15 分钟后回来了，患者和年轻女子都处于梦游式催眠状态。这位年轻女子执行完作者对她的指示，便离开了。

随后作者与患者提起治疗的问题，发现他在催眠状态下是乐于接受和配合的。这样作者就得以与 Z 医生商定，让治疗师（作者）主导治疗过程。尽管患者（Z 医生）的情况不稳定，但根据当时的情况所示，作者完成了广泛而有效的治疗，有时使用催眠，有时不使用催眠。

第五篇
催眠疗法：一种敞开心扉的学习方法

本卷的最后两章包含了 1980 年（艾瑞克森去世那年）的教学录像文字稿。教学会谈地点在艾瑞克森家的诊疗室，他在此举办过一系列教学研讨会。这段录像是由医学博士摩尔拍摄的，他是艾瑞克森的一个老朋友、学生、同事、同行的催眠治疗师，也是艾瑞克森的私人医生。

下面的章节是转录文字原稿。下一章是对谈话的注释，它使欧内斯特·罗西和凯瑟琳·罗西理解了如何利用催眠状态实现活动依赖性基因表达。

同事之间的随意交谈说明了这三人终其一生持续快乐学习的态度。他们紧挨着坐在艾瑞克森的小诊疗室里，探讨罗西的请求，即运用治疗性催眠来"敞开心扉，学习为了成为一名优秀的治疗性催眠的从业者，所需要知道的一切"。艾瑞克森安排了位置，让罗西（这次教学和培训课程上假扮受试者），坐在艾瑞克森和摩尔之间。7 张小照片记录了当时正在进行的培训（图 1 和图 2）。

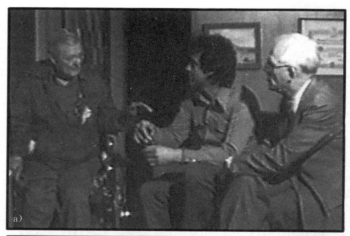

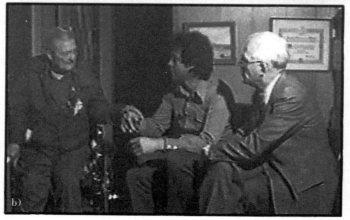

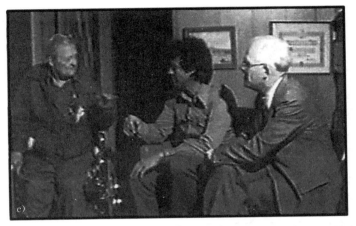

图1 a～c 展示艾瑞克森实施触碰罗西，促进手臂的漂浮，摩尔做观察者的一系列照片

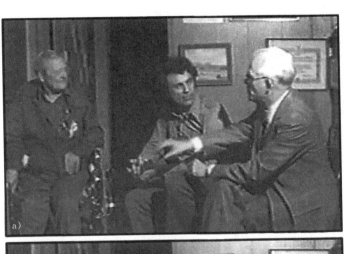

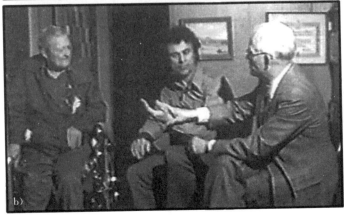

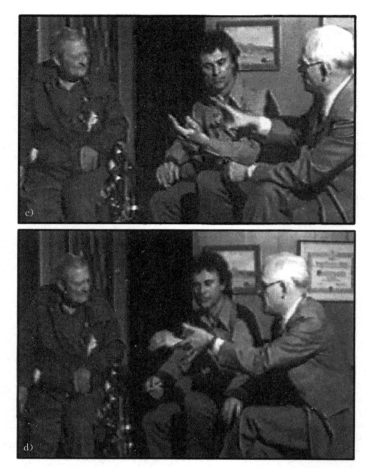

图 2 a～d 展示摩尔实施触碰罗西，促进手臂的漂浮，艾瑞克森做观察者的一系列照片

第三十一章

敞开心扉，打开思维

凯瑟琳·罗西　罗克珊娜·艾瑞克森·克莱因　欧内斯特·罗西

编者在前言中已经说过，这是 1980 年艾瑞克森、他的私人医生兼同事摩尔和罗西的影像转录文字原稿。他们紧挨着坐在艾瑞克森的小诊疗室里，探讨罗西的请求：运用治疗性催眠"敞开心扉，学习为了成为一名优秀治疗性催眠的从业者，所需要知道的一切"。艾瑞克森安排了位置，让罗西（这次教学和培训课程名义上的受试者），坐在艾瑞克森和摩尔之间。

这 2 小时课程的第一部分呈现在本卷最后一章的"治疗性催眠和心理治疗的新型活动依赖性方法"中，其中涉及艾瑞克森的一般清醒催眠和心理治疗的许多技术细节。本文是那次教学环节的第二部分，它为艾瑞克森和摩尔训练罗西时的态度、个性与工作风格提供了一个出乎意料、令人惊讶的透明视角。

在这篇经过高度编辑的文字稿中，括号有其惯常的含义。然而，方括号中包含了罗西在 27 年后的（2007 年）对这一教学环节的评论，当时他对那次会谈几乎没有记忆，但第一次认识到它对他的人格发展和职业生涯具有某些价值和重要意义。

利用治疗性催眠敞开心扉

艾瑞克森·现在我们要讨论你用治疗性催眠敞开心扉的请求。

【艾瑞克森递给罗西一支铅笔，笔端有一个紫色头发的玩偶。这些铅笔玩偶显然曾经风靡一时。】

罗西【大笑】这是什么？这一定是一个铅笔巫医。我注意到这个头发了。

嗯,我能够看见它有一颗心。

摩尔·你知道封闭的思维是什么样的吗?

罗西·封闭的思维?嗯,我知道它是关于什么的,反正是有关心智的。

摩尔·好吧。【摩尔从罗西手里拿过那支铅笔,把玩偶头发打理光洁紧实】现在我会让艾瑞克森给你展示怎么打开那个封闭的思维。

　　　　【艾瑞克森:拿过铅笔玩偶,放在两个手掌之间,使劲儿前后搓动铅笔,玩偶的紫色头发松散后就变得一团糟。】

罗西·摇起来彻底改变它!

摩尔·今天你要求我们敞开心扉。

罗西·确实如此。

艾瑞克森·你喜欢日光浴,不是吗?

罗西·我热爱日光浴。当然。谁不喜欢呢?

艾瑞克森·你在晒日光浴的时候有什么感觉?

罗西·哦,我感觉到太阳的温暖。我感到一阵无所事事的懒散地放松。这可能是最好的——一种温暖、安逸、舒服。最重要的是舒服。

请注意艾瑞克森是如何利用开放式提问处理这个情景的,这样罗西就可能会有一种自动诱发出的意念感觉体验,即"一种温暖、安逸、舒服。最重要的是舒服"。

这些都完全是一般清醒式恍惚与治疗性催眠的积极体验。

摩尔·在哪一边?

请留意摩尔是如何利用这个问题开始聚焦,并很有希望强化罗西的意念感觉体验。如果不是在做一种内在体验,识别、探索并更深地促进自己对晒日光浴的意念感觉体验,罗西就无法真正回答摩尔的问题。

艾瑞克森·全在你内心深处!

罗西·嗯……嗯……

请注意罗西非常积极,对艾瑞克森的指令近乎非语言的肯定,这表明罗西已经在体验一般清醒催眠状态了。

艾瑞克森· 在你和太阳之间翱翔的那只鸟儿怎么样？

仔细考虑在这个看似简单的无厘头的问题中，使用现在时态下可能的言外之意！这个问题暗指有一只鸟正在罗西和太阳之间飞翔。由于罗西已经处于一种明显的意念动力体验模式中，也就是说，对此时此地正在晒日光浴的一种轻度一般催眠性的、幻觉的感知觉幻想中，艾瑞克森现在试图加深罗西的状态，深化一种完全的梦游式催眠体验。在完全梦游式的催眠状态中，受试者貌似是正常清醒的，但实际上却表现出一般清醒催眠状态的经典催眠体验（错觉、幻觉、瞬时木僵等）。也就是说，艾瑞克森的开放式提问可以作为一个转换装置，将罗西从一个正常清醒对话（带着富于想象的意念动觉体验的），转换为罗西真的在海滩上的完全催眠性幻觉！这一提问说明了艾瑞克森的积极的嗜好，即在没有对受试者提出强制性要求的情况下，惯用许可式暗示穿插其中，这些暗示提供了催眠体验的可能性。这个提问表明了艾瑞克森许可式或所谓的"百无一失"间接方法的本质，这种间接治疗暗示显而易见，贯穿于他的作品全集。

罗西· 当我在晒日光浴的时候，我都没注意到那里有只鸟。

请注意罗西是怎么样没有意识到艾瑞克森为催眠体验提供的许可式暗示。他甚至不知道艾瑞克森想要做什么！所以艾瑞克森的许可式暗示失败了，但又如何呢？由于没有对罗西要求体验梦游式幻觉（像舞台催眠那样），艾瑞克森的暗示是百无一失的，因为受试者或治疗师都没有挫败感。

艾瑞克森· 我们知道。

摩尔· 我们讨论过。

罗西· 你的意思是说我需要注意到那个影子？

艾瑞克森· 是的。

请注意此处正在发生的令人费解的沟通错误！罗西没有进入右脑的梦游式催眠体验，反而是他的左脑接管，误解了艾瑞克森和摩尔关于"我们知道"的中性反应，以为艾瑞克森是在暗示他在晒日光浴的时候，要足够敏感地注意到一只鸟的影子。摩尔和艾瑞克森总是认可并接纳罗西的误解，即使是他错了的时候！艾瑞克森和摩尔不失时机地（顺势而为地）拾起罗西的误解，他们将其当作罗西正在进行中的现实，并试图进一步加深（无论接下来的评论可能是什么或变成什么）。艾瑞克森式催眠在这里被揭示为非程序化(一种对催眠常见的误解),而是治疗师和受试者之间的创造性合作体验,这种体验可能会引发可塑性体验和行为。

罗西·哇!这才是真正的敏感!我如何培养这种感官敏感性?

摩尔·当你面朝上时,你会感受到身体两侧阳光的温暖吗……两侧一样吗?

摩尔再一次聚焦并强化罗西的意念感觉体验。

罗西·我一般能在一侧感受到它。

艾瑞克森·你在哪里最能感受到它?

罗西·嗯,朝向太阳的那一侧。也许我的腹部最能感受到它。

用意念动力体验促进镜像神经元

【艾瑞克森伸出左手掌上下翻转。】

【罗西模仿艾瑞克森翻动手掌的动作。】

艾瑞克森·手心和手背有什么不同?

罗西·腹面的,背面的【大笑】。

【艾瑞克森伸出手触碰罗西的手背,然后移到手掌,最后放开了对罗西抬起的手的支撑。】

你这里可以承受更大的压力。

然后你可以摸摸这里。

罗西·对!手掌上有老茧。

通过对新事物的注意来敞开心扉:日常生活中的限制性隧道视觉(效应)

艾瑞克森·好吧,昨天晚上你看完猫头鹰以后,你使用了哪种管状(隧道)视觉(指在艾瑞克森私人家庭收藏的众多艺术品中的一只铁木猫头鹰雕塑。它们是由来自墨西哥的精美抛光铁木制成的,由当地塞里印第安原住民手工制作)?

罗西·呃,我的管状(隧道)视觉说那是一只猫头鹰?

艾瑞克森·不。你没有看见那只猫头鹰。

罗西·我没有看到那只猫头鹰?

艾瑞克森·直到有人给你指出来。

罗西·啊!是的。我没有看到房间里那只猫头鹰,直到你指给我看。因为那里有那么多其他艺术品,我没有留意那一只。

艾瑞克森·当你抓住某样东西不放手时。你抓牢的是那个感觉。

罗西·我明白了。我紧紧抓住这个房间的整体感觉,而不是看见自我上次到这儿以后,出现在这个房间的所有新东西。

艾瑞克森暗示罗西没有注意到在他的客厅里大量收藏品中的那块儿新铁木艺术品。他现在正暗示罗西需要留意那些出现在熟悉的背景中的任何新奇事物。请注意,新颖性是神经科学家当前认识到的三个主要因素之一,它们会唤起惊讶(出其不意),促进活动依赖性基因表达和大脑可塑性。

艾瑞克森·你喜欢铁木,不是吗?

罗西·我喜欢铁木!是的!

艾瑞克森·是吗?

罗西·嗯,我喜欢它们。我不是总能注意到新来的东西。

艾瑞克森·你怎么确定你喜欢铁木?

罗西·【点了点头,表示"是的"】嗯,我看到它们。我触碰它们。你当作礼物送给我的那个我放在我的办公桌上,这样我就能每天看见它了。我觉得是通过触碰。我感觉到木头纹理的细腻,做工的精良。

艾瑞克森·这是一个选项。

罗西·这是一个选项?

艾瑞克森·这是一个。

摩尔·这是一个选项。

艾瑞克森·欧尼(罗西),我发现当我带人们看我的铁木收藏品时,有时候一组6个人,他们只是拿起一件铁木艺术品,感受它——然后他们走过去,感受这个,这个,还有这个。

摩尔·对！

罗西·他们走过去感受所有的木雕作品？

艾瑞克森·现在，你获得一种感觉，这就够了。

罗西·我倾向于停留一会与一件作品待在一起。我欣赏它。我感受它。然后我不走，也不碰其他的。你会说那是我的一种局限？

敞开心扉：扩展在日常生活中的感觉和知觉

摩尔·像你昨晚提到你的衣服那样。现在，我要提到我穿了 11 年的这套西装。不过，你可能会欣赏我昨天穿的那套西装——事实上它仍然非常好，与以往一样，布料很漂亮。我怎么知道这块布料会是一块耐穿的好布料？它是一种结实、耐用、不起毛的织物。所以它很耐穿——事实上从 1969 年 11 月开始，一年中的每周我至少有一天穿着它。

罗西·它看上去是崭新的。

摩尔·每个看到它的人都这么说。但东西的品质……对很多不同的东西来说……因为我们近距离地去看它……因为我们喜欢东西的外观。但你必须感受它，感受它，感受它！看看它摸上去会是什么感觉？看看你能从中获得什么样的内在觉察。不要只感受一套衣服，要感受 15 套衣服！

罗西·好的。

艾瑞克森·你开始展开……

罗西·探索……

摩尔·探索！扩展它！

敞开心扉：艺术、美和真理
探索实现目标的所有可能路径

艾瑞克森·当你看到一个漂亮女孩儿，那么，一个漂亮女孩儿会有什么？

罗西·我明白了。我应该探索很多漂亮女孩儿。是这样吗【大笑】？

摩尔·不，让我们从一个漂亮女孩儿开始……？

罗西·我会看一个漂亮女孩儿会有哪些特征，什么样的容貌？

艾瑞克森·好吧。告诉我。

罗西·皮肤很好。

摩尔·还有呢？

罗西·噢,还有,美丽的眼睛,秀美的头发,美好的性情。

请注意艺术、美和真理等在促进活动依赖性基因表达和大脑可塑性方面的作用。

艾瑞克森·不知道我以前有没有和你做过这个？你会怎么从这把椅子到那间办公室的？

罗西·你告诉我要探索所有的可能性。我可以直接进去。我可以走出那扇门。我可以乘坐出租车去机场,飞到中国再回来。我可以绕着你的房子走一圈,穿过后门。你强烈主张人们探索通向目标的所有路径。

敞开心扉:非语言的性姿势和暗示

艾瑞克森·你看见一个漂亮女孩儿,你看到她的皮肤,你可以感觉到她皮肤的弹性……她的发卷儿……那种感觉,那种粗糙,那种纤细。她摸自己头发的方式。她摸自己耳朵的方式。她摸自己脸的方式。她把手放在你手上的方式。【艾瑞克森摸了摸罗西】她怎样交叉双腿？你双腿交叉因为它很舒服。你这么做是为了舒服,不是为了感觉。

罗西·不是为了感觉？

摩尔·对。不是为了感觉。米尔顿(对艾瑞克森的昵称),你想给罗西描述那种腿吗？缠绕腿。【摩尔用一种女性化的方式内缠绕起腿】女性会这么做。
【艾瑞克森假装不相信地摇了摇头。】

罗西·我甚至一次也做不到!

摩尔·这不容易做。你像这样把一条腿搭上来,然后缠绕到另一条腿下边。

艾瑞克森·男人几乎做不到这个。女人的骨盆较宽。那么,当你看着一个漂亮女孩儿,你看到她的皮肤多么细腻,她面部肌肉的运动,她的头发或多或少,或长或短。她甩头发的方式。现在当你看着一个人的时候,你看着他们所有的行为。

罗西·她面部容貌的灵性,与她个性有关的事情,那是……比如说?

艾瑞克森·两个男人各自坐在一个沙发的两端。那个姑娘坐在中间。你已经看过她了，然后你注意到她交叉双腿的方式。

摩尔·也注意一下她倾向于向这个人倾斜还是那个人。还有腿的交叉，身体姿势的倾向对两个男人中的任何一个都有相同的含义。

罗西·朝向她的偏好。并且这是非语言的，而她没有意识到？

摩尔·她不知道。99.04%的时间她会不知道。所以，在某种程度上，这就是我昨晚和今天早上想跟你说的。你试图让我们在2小时里给你灌输一生的感觉（摩尔指的是罗西请求艾瑞克森使用治疗性催眠让罗西敞开心扉，使他学会成为一个有效的心理治疗师所必须学习的一切）。

敞开心扉：对家庭模式的早期记忆回顾

摩尔·我问过米尔顿一些你的背景。你的父母经常抚摸你吗？

罗西·我只能说一般般吧。

摩尔·你曾记得坐在你妈妈的大腿上吗？

罗西·哦，是的。

摩尔·经常？还是在特别的时候，生日、假期之类的时候。

罗西·我想4～5岁以后就只是在生日时才会有。

摩尔·哪怕是在他走过的时轻拍一下你的屁股？

罗西·是的，屁股被拍得够多了。

摩尔·我不是说打屁股。我是说在你走过的时候用类似触碰的方式说："儿子，我知道你在这儿。"

罗西·不太多。

摩尔·好吧。我在跟你说的是抚摸的一部分。这一部分触碰在你的个人背景中缺失了。

艾瑞克森·【对罗西说】你曾提到过我有多么频繁地提及我的爸爸妈妈。他们90多岁时，被我们这些孩子们看到他们手牵着手时还会脸红。

罗西·太不可思议了。90岁了，在结婚50年以后？

艾瑞克森·那是结婚70年以后！

敞开心扉：用来探索新体验的令人惊讶的、不合逻辑的问题

艾瑞克森·现在你是怎么坐在椅子上的？你怎样坐在那把新椅子上？

请注意这个看似"突如其来"的不合逻辑的问题。这样的问题对听者来说有点儿突兀，摸不着头脑。艾瑞克森经常提出这样令人惊讶的、不同寻常的、看似随意的新问题——寻找他可以鼓励从中助长新感觉、知觉、洞察力等其他领域的探索。我们再次假设，这些问题是新颖的、引人注意的，并且专注于以一种鼓励新体验的方式来敞开心扉。

罗西·可能（坐在新椅子上）比坐在原来椅子还要小心。

艾瑞克森·别不好意思看这儿。你骑过马吗？

罗西·骑过。

艾瑞克森·横坐在鞍上？

罗西·不，我从来没有侧鞍骑马（译者注：两腿放在马的一侧骑行）。

艾瑞克森·为什么不呢？

罗西·从来没人教过我。我怕我会摔下来。我从未超越马术的第一阶段。我用过一点儿英式马鞍，但大部分都是西部鞍（译者注：马术中马鞍的一种，也叫牛仔鞍）。

艾瑞克森·你有过无鞍骑马吗？

罗西·我从未做过无鞍骑马。

摩尔·你真的错过了一些东西。我曾无鞍骑马跑了很多英里。

罗西·说真的，我只上了新手课，骑的是马厩里最老的那匹马。如果我坚持下来，毫无疑问，我也会有那样的体验。

敞开心扉：作为人生隐喻的食物和烹饪

艾瑞克森·你的饮食有多刻板？

请注意，又是这种令人惊讶的、不合逻辑的问题，再次为进行中的互动设定了节奏和议程。

罗西 · 我热爱各种各样的食物。尤其是去餐馆的时候。我喜欢吃各种不同的食物，不同国家的、不同种类的菜肴。在家里，你确实会一成不变地吃牛排、辣椒、鸡肉、通心粉，一种意大利式美国食品。那只是因为我缺乏烹饪技巧。我最近开始接触烘焙，自己烘焙面包——制作新种类面包——各种新种类调味品。

请注意，罗西似乎在不知不觉中领会了艾瑞克森在此处引入这一长串新颖、令人惊讶的、开放式又毫无逻辑的问题的重点，因为罗西现在强调了一种开放的思维在烹饪时会乐于接受的所有"不同种类的菜肴"，诸如此类。实际上，罗西现在正在回答他自己的问题："为了做治疗性催眠，我该如何对所有需要学习的不同事情敞开心扉？"这就像为了有创意的烹饪，你要学习所有你需要知道的不同的事情！

艾瑞克森 · 你刚刚开始接触？

罗西 · 确实，我刚开始，大约在去年。是的。

艾瑞克森 · 你是跟着菜谱做吗？ 这道菜里的牛排和那道菜里的有什么不同？

罗西 · 很多东西。切片的厚度。很多东西：烹饪的量、肉汁的量，它的嫩度。

艾瑞克森 · 那些都是显而易见的事儿，如重量、数量。

罗西 · 口感、味道。

摩尔 · 甚至是你正在就餐的那家餐馆的美学——从一个地方到另一个地方？

罗西 · 葡萄酒的质量如何，是的。

摩尔 · 它们都增加这块肉的滋味。

罗西 · （还有）和你一起用餐的人。

请注意，在他们的游戏中，罗西似乎在尽最大努力加入、跟上，甚至可能超越艾瑞克森和摩尔。这个游戏是："在我们一起从事的这项富有创意的精彩活动中，你能否以新颖和令人惊讶的、好的表现超越它！"

摩尔 · 和你一起用餐的人，加上肉的实际佐料。牛排的肉质在不同的位置差别很大。

三位智者镜映了他们的催眠性融洽关系：参与神秘感和温柔的关爱

艾瑞克森 · 最好的牛排是生的，来自用某种方式切肋排的厨师。

摩尔・没错！

罗西・哦，沿纹理横切？

艾瑞克森・不。你又变得务实了！

罗西・又务实了【大笑】？

艾瑞克森・温柔的关爱。

罗西・我明白了，是他们切肉的方式。

艾瑞克森・切肉时有温柔的关爱使味道更加好吗？

罗西・我不知道那个。那是事实吗？你不只是切肉？

摩尔・不！

艾瑞克森・如果他们只是给你切了一片肉……

罗西・那就是你所得到的。

摩尔・是的。那就是你得到的全部。

艾瑞克森・那就是你得到的全部。

啊哈……最终，三位智者，现在看起来是完全达成共识！显然，就准备烹饪食物这件事，这三位成熟的绅士用同样的语言和方式在睿智地相互镜映彼此。此时谁在催眠谁？这是一种参与神秘感的现代体验吗？这就是历史上著名的"催眠性融洽"的本质吗？

请注意摩尔和艾瑞克森现在是如何镜映罗西的（罗西为假定的受试者，他应该是第一位使用这句话"那就是你得到的全部"的受试者）。我们可以推测这三位参与者都在说明他们的镜像神经元是如何互相聚焦的吗？

摩尔・如果它是在一个堪称精美的地方，你可能会为你得到的东西付 2 倍的价钱，而这个东西只有你在另一个地方得到的一半好，在那里它被料理得完全不同。我可以担保这一点儿。就在几天前晚上，我吃了一块牛排，米尔顿（对艾瑞克森的昵称）告诉贝蒂（艾瑞克森的妻子）给我买某一种牛排。她买了。我把它带到这儿来了。

米尔顿说，你会把它拿出来毁了它，因为我喜欢全熟的。所以我拿着它，温柔地把它正好切成两片（做出手部的动作，演示温柔缓慢地水平切片），然后两面都烤好。我不断把它们翻面儿，这样两面都不会被烤焦。我把它烤全熟了，它也一样多汁……我可以用叉子把它切开。我根本不用从抽屉里拿出

　　　　餐刀来切。那块牛排绝对美味。

罗西 · 我们需要温柔地料理我们的食物,我们的牛排。

艾瑞克森 · 我最近从我的一些表兄弟来信中听说,他们给我带来了一大块威斯康星奶酪。我立刻开始流口水。他们从随身携带的物品中取出奶酪,打开包装纸。他们那么郑重其事地拿起它,又把它那么温柔地放在桌子上,我就知道了那块儿奶酪的味道会有多好。

摩尔 · 没错。

罗西 · 因为温柔地拿出。

　　罗西显然领会了那个隐喻的点,即一个人用治疗性催眠"温柔地"对待患者。这是他第二次镜映摩尔和艾瑞克森对"温柔"一词的使用。

敞开心扉:采用腌黄瓜和柠檬的细腻的感官意识和意念动力加工

摩尔 · 他们处理它的方式……你看到某人处理某事的样子。现在回到他垂涎欲滴的时候……我想起了当我还是个小孩子的时候,有一个美丽的露天城市公园。离我家大约 1 英里(1.6 公里)或 1.5 英里(2.5 公里)远。

　　　　我们时常骑自行车去那里。他们在那里举行乐队音乐会。所以,作为像我们这样聪明的小坏蛋……我们当中那些 18 岁或 20 岁的人……一些人会顺路去商店……有些人会拿到一根儿 5 美分的腌黄瓜,一根大约 6 英寸或 7 英寸长。另外的人会拿一个柠檬。

　　　　然后我们就会站在指挥后面,那是指挥看不到我们的地方,因为从一边到另一边有很多电线杆,所以他看不见我们。接着我们会你一个柠檬我一根腌黄瓜地吓他一跳,然后倾听嚎叫声,继而开始变得一团糟。有水从他们的乐器中流出。他们找不着调儿了。我们玩儿疯了!

　　　　顺便说一句,我后来成为一名音乐家,并做了 7 年。但这是为了弄清楚他们所有演奏的音质。咱们实话实说吧;当他们开始流口水时就跌入了谷底。

罗西 · 你用腌黄瓜和柠檬这样做了?

摩尔 · 当然。当你想到吃腌黄瓜和柠檬时,你还没有流口水吗?

罗西·那是意念动力加工！

意念动力是催眠暗示经典理论的精髓，它包括在无意识或内隐层面上的意念感觉和意念动觉（自动手写等）加工（Rossi & Rossi，2007）。

摩尔·不错。如果你吸吮一个柠檬，难道这儿不会有唾液吗？（指着喉咙）这也是我们正在说的另一种轻轻地感触。

罗西·经细腻的洞察力、感知觉和意念动力体验是促进治疗性催眠和心理治疗中的新颖加工的基本组成部分。

敞开心扉：感觉、触觉、质感和生命价值

艾瑞克森·大约 11 年前，我认识一个美洲印第安男人，他在保留地工作（译者注：保留地是美国人对印第安人驱逐的最后区域），他仔细地抚摸每一块地毯。如果他不摸地毯就没法儿感受它，而且他两手并用，这样他就可以感觉到它的两面。

摩尔·两面，是的。你必须像那个美洲印第安人那样，把它放在两手之间才能弄清楚整个质地。如果你不那样做……一块真正的地毯，一个卖地毯的行家……如果你对待他的地毯的方式不对，他甚至不想卖给你……除非他这里有一些他什么都不在乎的廉价地毯，而且知道它实际上根本不值钱，因此他可以拿它糊弄你。

这就像一个钻石商或珠宝商。如果他递给你一个石板条，里面有一块宝石……那是一个小宝石夹……白色的宝石夹……如果你不以某种方式打开它，在你递还他时，他会说："谢谢。"然后从那时起，他只会向你展示镶嵌在他橱柜里的那些石头。他不会再向你展示任何别的东西，因为他知道你还没有学会欣赏这个容器要怎样折叠，以及为什么要做成这样，那个印第安人必须如何感受自己的感受。他们可以从触碰中知道所有这一切。

人能做什么实在是太神奇了！我想我已经摸过屋里每一块地毯的正反面，当然也摸了外面的。但这些都是你获得感觉的方式。我总是想弄清楚印第安人完成地毯（触碰）灵感是从哪里获得。我在这里的大多数地毯上都能

找到它。但在某种程度上，这不是重点。最主要的是获得"这摸上去的感觉是什么样"的感觉？对我来说是这样的，但对另一个人来说是什么感觉？对我来说这是什么感觉？对下一个人来说它是什么感觉？然后你会对所有他们可能会感受到的东西有一个了解。

敞开心扉：美学和你对自己的感觉
促进活动依赖性基因表达和大脑可塑性？

艾瑞克森·欧尼（对罗西的昵称）对欧尼的感觉如何。

摩尔·对。（看着罗西）但更特别的是你自己对欧尼的感觉。

罗西·我没明白。你是说，我必须为我自己（欧尼），感受更多？

艾瑞克森·你只为自己感受。你感觉不到别人的感受。

罗西·我明白了。

摩尔·但你可以琢磨。我可能说错了。你会好奇其他人会如何感受……当印第安人做到了，其他人也感受到了。但最重要的是你自己感受到了。从美学角度上来说，这是你自己想要的吗？

请注意摩尔是如何强调体验自己的美感和美学的重要性的，这是当前积极心理学和神经科学的研究重点。回顾艺术、美、真理、音乐及这四阶段创造性加工在促进活动依赖性基因表达和大脑可塑性方面的作用。

敞开心扉，打开你的思维：在艺术、生活和治疗性催眠中
培养敏感性、感受、爱和品质

艾瑞克森·你们还记得那个女孩吗——把我痛骂了（训斥）一顿的那个？

请再次注意艾瑞克森的偏好，他喜欢用一个挑逗性问题或陈述开启一次新的对话，以捕抓并再次集中听众全神贯注的注意力。

艾瑞克森·你们听到她痛骂我，说我浪费了她的钱……她真的很生气……我卖了一套书给她，跟打劫她一样……她勃然大怒地离开了。去年，她来看望我……你们

会以为我们是久别重逢的老情人。

　　你们真该看看她那美丽的地毯。一个 75 岁的女士为我织的那块地毯。她告诉我,她跟那位老太太说了有关我的一切,我的房子,住在那里的人,她的感觉和她对房子的感觉。那个印第安女人把所有与"欢迎"有关的感觉都融进了那块儿地毯里。

罗西・当你拿着地毯时,你想感受到她对你织进了地毯的爱和敬重。

艾瑞克森・她弄清楚了所有与她的怒火有关的事情时,我就知道了这点。我知道愤怒会逐渐消失。现在,当她给我带来那块地毯时,我写信给保险公司,这家公司曾请求我们对(所有)的地毯进行评估。那块小地毯估价 300 美元。

罗西・比大地毯的价值更高,因为鉴定师可以感觉到作品的品质。

艾瑞克森・是的。她知道这出自一位"老匠人"之手。

摩尔・那不是机器的作品(水准)。它是用心制作的,这赋予了它(地毯)完全不同的质感。

艾瑞克森・是的。那块儿地毯非常特别。她制作它,或者让其他人为她制作。

摩尔・只有那位 75 岁的老人才能如此轻松地将这些品质融入其中。

罗西・所以,如果他们可以将其(感受)融入地毯,我们还需要多少敏感度,才能在治疗性催眠中与人合作(工作)?

摩尔・对!没错。与其他人相比,那位 75 岁的老妇人心里该有多少敏感性!

　　现在,这位年轻的土著印第安人,米尔顿要给他打饰扣领带,你正在这个年轻的印第安男人身上亲眼目睹一种敏感性,比平时更细微的(敏感度)。我想我告诉了米尔顿,你将得到一条用一些黄金零件组合而成的饰扣领带和一条腰带,也可能我告诉了贝蒂。

　　纳瓦霍(译者注:美国印第安居民中人数最多的一支)银匠奥利弗・史密斯制作了这件和这件【马里恩・摩尔指着他的饰扣领带和腰带】,他将给欧尼(罗西)制作两件。

　　他是一个不同寻常的人。他是一位能把这种感觉融入其中的年轻人。某天他会走进来开始工作,但它就是看起来不太对劲。然后他会思考一会儿,他也可能会坐在那里 5 分钟,什么也不做。然后,他一言不发,只是上了自己的车,开车出去。那你就 2~3 天见不到他了。他会回来的。等感觉对的时候他会坐下来,开始工作。那天,他非常富有成效,正如你所看到的,他做出许多精美的物件。他必须等待那种感觉在场的那一天。

编织地毯的艺术家可能也要做同样的事情。是品质赋予了敏感性。我的其他饰扣领带之间有很大的不同。好吧,这是你看到的东西,但你不仅看到了它,你还学会了在看到它时感受它。

罗西·嗯。

摩尔·我们在这里涉及了很多领域,都会告诉你!

请注意摩尔在他的感同身受的总结陈述中强调的内容:我们学习如何在艺术、生活、治疗性催眠和心理治疗中体验和促进敏感性、感觉、爱和品质——这远远不止是一个机械的程序。

罗西·有一个完整的感觉的世界,尊重你自己内在感觉的发展。你在告诉我,我需要发展感觉,当然还有更多(感觉)!

自然生活:价值观与生活品质

艾瑞克森·每次我坐飞机越过森林时,我都会非常想家。我喜欢睡在那里的土地上。

摩尔·我问过艾瑞克森,我们是否可能让他创造出(再现)这一点。我们有很多森林覆盖地,我们可以去那里,一起睡在大地上。

罗西·我是真的很喜欢。我很期待有一天去做这件事。

摩尔·我们过去常常在谢尔比森林睡在大地上,离家很近,或者我会在湖边的那个地方。在一个美妙的夏夜,或者绚烂的秋天,或者灿烂的春天,就睡在外边的大地上可太美了。

艾瑞克森·我真的想家了。我已经很久没有睡在密西西比河上了。

罗西·是啊。你睡在密西西比河上时还是个小伙子(为了从小儿麻痹症中康复,在密西西比河上划独木舟作为开发他的力量的一种锻炼)。

敞开心扉:生活体验的情感基调和价值观

艾瑞克森·【经过一阵深思熟虑的停顿】我吃过的最好吃的派是在我卖书的时候。我敲响了门,一个很和善的爱尔兰妇女走了出来。她想让我知道她没有钱买书。但是,你难道不想在这儿吃晚饭吗?她说,我正在做馅饼。她的手沾满了面粉,她把头发从面团上拂开……那是我吃过的最好吃的馅饼之一。

罗西·她全身心投入其中,甚至包括她的头发【大笑】。

摩尔·甚至包括她自己的一部分!

艾瑞克森·现在,她是如此的真诚。她的友谊是如此的奔放,以至于当你想到派里的头发时……谁还在乎呢?你会因此而感到厌烦吗?最好是通过案例说明。你出诊,走进被访的家里,一个 3 岁的女孩,穿着得体,头发梳得整整齐齐……系着蓝丝带……很干净。当你打开门时,她看着你,她的面部表情说:"没有人会喜欢我这样的小女孩儿。"

她说得很对。我出诊的下一家,也有一个小女孩,她的头发乱糟糟的,脸上都是泥巴,流着鼻涕。她又湿又脏,身上很臭。她打开门,态度是:"每个人都喜欢我这样的小女孩儿。"

摩尔·而且通常都会伸着胳膊要你抱她。

艾瑞克森·你会抱起她。

罗西·是的,爱生爱。

艾瑞克森·是的。你看的不是衣服——你看的是情感。

摩尔·在那个脏兮兮的孩子身上,你看的不是衣服,你看到的是她的情感。她在给你情感基调。

艾瑞克森·那么她脏兮兮、臭烘烘的事实呢?

罗西·只是一个小问题。

艾瑞克森·美的是……情感。

罗西·这才是有价值的东西。

艾瑞克森·那是乱石碎砾中的钻石。

摩尔·在你的远足、散步和跑步中……你应该从中获得大量的内在感受。从根本上说,你得到了什么?还是只在于做这件事的兴奋感!

罗西·这就是我喜欢在圣女峰公园徒步的原因(艾瑞克森在凤凰城的家附近的山已经改名为匹斯特娃峰)。你可能会在那些小山谷里迷路,那里就像一个神秘而美丽的地方。我有一种与上帝和宇宙相连的感觉。我喜欢触碰岩石和草地。我有一种被补充能量的感觉。我喜欢置身于跟它一样美丽的大自然之中。是的。我觉得在森林里我有一种很深很深的感激之情,甚至比我和人待在一起时还要强烈。这就是我内向的一面。这是一件非常有趣的事情。

几年前,我在洛杉矶的李·斯特拉斯堡演员戏剧学校学习表演,当我在舞台上表演独角戏时,我是一名出色的演员。当舞台上有其他演员,而我需要与他们互动时,我显然不够称职。那就是我的表演老师想教我的。在一个团体里如何与其他人一起有效地工作,就像我在那里演独角戏时一样。我在舞台上享受着私人时光。

艾瑞克森·你跟其他人合作得不好?

罗西·是的。当我与其他演员互动时……我只是努力记住我的台词……关注我的文字提示,而不是正在上演的真实剧情。所以这表明我需要一定的人际敏感度。我一直认为这是因为我只与书为伴,貌似一个人长大。所以,我变得更加书卷气了。我觉得这是我性格内向的部分原因。但我可以看到,我还是个小男孩儿,是个青少年时候的孤独、很受伤、很害羞、与外界隔绝。

摩尔·当时你家有几个孩子?

罗西·有 3 个孩子,我是老大。妹妹比我小 7 岁,然后是比我小 13 岁的弟弟。所以,我基本上是个独生子。

摩尔·是的,实质上,你曾是个独生子。兄弟姐妹间隔超过 5 岁就可以被视为独生子女。

罗西·我父母工作非常繁忙,所以,我常被一个人留在家里。

摩尔·他们俩都工作,所以你妈妈不在家。

罗西·是的。那是大萧条后期(1933—1937 年)。

摩尔·对。这剥夺了你的很多情感。如果你妈妈在你身边更多一些,你可能获得更多感情。

幽默和明显不合逻辑的问题:新颖性对神往的
(既向往又敬畏)感情交织—神经发生效应

摩尔·当一只不熟悉的狗走过来,你会怎么做?

这是摩尔使用艾瑞克森最喜欢的技术之一,提出一个明显不合逻辑的问题,作为一种温和的唤起警觉性反应,这种冲击会引发听众(倾向于)全神贯注的集中注意力的一种警觉的反应,从而体验到短暂的一般清醒催眠。这可能会成为一个创造性的时刻(Rossi,1973,1976/2000),这一时刻可能会开启新颖性对神往的感情交织—神经发生效应(Rossi,2002,2007)。一种新颖的、引人入胜的、稍微令人震惊的体验可以在分子基因组水平上瞬间唤起我们开启基因表达、大脑可塑性,并实现意识、情绪和行为的转变。用通俗的说法来说,这在脑海中回响、唤起愉悦,并保留在记忆里,类似于"愣了一会儿才恍然大悟"的反应。在这一切发生的当中,有关幽默的深层的分子基因组的推测。

罗西·那是另一回事。我真的不像爱猫那样爱狗。我喜欢猫的独立【大笑】。我可以与一只友好的狗互动,但这与我对猫的彻底的着迷完全不同。猫是独立的。它们向你走来,当一只猫走过来并且很友好时,我欣喜若狂。我喜欢这样。如果猫坐在外边的篱笆上,我也会尊重它。

摩尔·为什么不是它们俩都这样? 为什么不能对它们俩都这样做? 一只狗或一只猫?

罗西·是的【点头,缓慢地,若有所思】。

物种间共情的微妙性:复杂人类关系里的动物和宠物

摩尔·杰夫(萨德)的女朋友雪伦把他们的那只漂亮的黑猫递给了我。我就这么做了【悠闲地伸出右臂】,猫就直扑过来,我们相处得很好,我把它挂在我的西装上,等等。当然,这里还有莫拉和巴尼(艾瑞克森家里的两条狗)。我抚摸了每条狗。它们俩都很好。巴尼也会过来。

不久前的一个晚上,当乔治在这里的时候,我坐在你和贝蒂旁边的地板上,巴尼过来靠着我,而不是仅仅让我爱抚他(乔治孤独一人,他常来艾瑞克森家。乔治独自住在附近一间不允许宠物入内的小公寓里,所以乔治把他的狗寄养在艾瑞克森家里)。

当然,莫拉总是这样做。这是莫拉的一部分。但一般来说,这不是巴尼的一部分,尤其是当乔治在身边时。所以,我由着它这么靠了一两分钟,让它知道我在乎它,但后来我轻轻地换了姿势,所以巴尼不得不回到乔治身边,回到艾瑞克森的脚下。

尽管如此，我努力想在这里提出的是，即使是动物也拥有丰富的感受和它们所表现出来的情感。当你看到莫拉扑向我的时候，它已经有一段时间没见我了，而我蹲下来，如果你正好也在我身边弯下腰来，你会看到它看着我，微笑着，那只狗嘴里露出每一颗牙。

敞开心扉：隐喻与双层沟通

摩尔·贝蒂和在场的所有人都观察到它这样做。这是一种真情流露。她啥也没干，只是浑身扭来扭去，尾巴翘到天上去了。这是狗能感受到的情感。这就是为什么艾瑞克森博士——我们俩都喜欢看动物表演，各种动物表演或任何正在播放的动物节目，比如《新星》(Nova)、《动物王国》(the Wild Kingdom)……这一类里的任何一个，如《国家地理》。事实上，迪士尼自己的关于熊的节目，诸如此类。我已经看了一年又一年，我能从感受它们的感受中获得丰沛的感受。

罗西·对，我也喜欢看这些。

摩尔·有时候，我们可以原封不动地输送或转移（我们的动物所经历的）那种感受，将之融入我们自身，用来与人类互动。为什么人类不能拥有他在动物身上观察到的那种感受呢？

艾瑞克森·巴尼也是这样，它进来躺在我脚边的地毯上。

摩尔·是的。就是这样。如果米尔顿的脚在地毯上，如果他可以的话，它会一直蜷缩在上面。它把头和两只前脚放在地毯上，身体的其他部分可以待在地毯外，它不在乎。他传递了对米尔顿的一大堆情感。米尔顿允许他这样做，不对他大喊大叫。当然，还偶尔给他吃一大块食物，这有助于让它一直这么做。

艾瑞克森·它属于乔治！

摩尔·它是乔治的狗。我们竭力想确保的是所有相关人员都与它保持距离【大家都承认巴尼属于乔治，这对乔治的健康很重要】。

艾瑞克森·它是我的软肋，我是它的主人。巴尼对我无比尊重……它喜欢坐在我的椅子上……躺在我的地毯上……蜷在我的垫子上……但它是乔治的狗……然而，它更喜欢我的地毯而不是乔治的椅子。

请注意,艾瑞克森和摩尔在推断小狗巴尼的行为与不同的人的关系时那些非常细微的区别。这整个关于狗和人之间微妙的共情关系的对话是一种隐喻——一种双层沟通的形式,旨在使罗西对治疗性催眠和心理治疗中的微妙情感关系可能性敞开心扉。这场对话发生在 1980 年,在一次既定的关于治疗性催眠的严肃教学和训练课程中,罗西被所有这些看似无关的关于狗、感受和行为的闲聊弄得有些迷糊。直到 27 年后的今天,当罗西在 2007 年回顾这段录像带时,他才突然意识到,艾瑞克森和摩尔是多么专注于涵盖某些远超罗西最初提出的"用治疗性催眠让我敞开心扉"要求的东西。艾瑞克森和摩尔意识到罗西对他人(动物和人类)的共情和关爱有所缺失,罗西需要经历心灵和思维的打开。

敞开心扉:为(实现)情感冲击谨慎准备
艾瑞克森的幽默里的共情课

摩尔·我们希望乔治永远看不到这点。

罗西·是的,乔治需要那条狗的爱。

摩尔·他必须拥有它(这份爱)。

艾瑞克森·巴尼可能活不过 1 年了。我们在努力让乔治准备去流浪动物收容所,离开那里(他的居住的地方),另养一只小狗。

罗西·所以动物代表着感受、共情、眷恋和爱心。

最后罗西似乎唤醒了本次会谈的真正精髓:敞开心扉!

艾瑞克森·我想起了《纽约客》上的一则漫画。画中一头奶牛对另一头奶牛说:"那些冰冷的手指走了。"

摩尔·大笑。

罗西·冰冷的手指?

摩尔·那头奶牛在想:"现在冰凉的手指来了。"

艾瑞克森·你必须从奶牛的视角来看待问题。

罗西·所以说真的,当我们共情的时候,我们从对方的角度思考问题。这是心灵和思维的方式。

第三十二章

治疗性催眠和心理治疗的新型活动依赖性方法

欧内斯特·罗西 凯瑟琳·罗西

引自 the American Journal of Clinical Hypnosis, November 3, 2007 投稿。

摘　　要

　　本文呈现了医学博士马里恩·摩尔于 1980 年录制的经过高度剪辑的一段录像带，记录了艾瑞克森和摩尔在他们的受试者罗西身上展示新颖的、活动依赖性方法的治疗性催眠。艾瑞克森的自然主义和利用技术，在对一名很难被催眠的患者身上所使用的非常直接和令人惊讶的引导中得到了说明。这些新颖而令人惊讶的引导是艾瑞克森在开发治疗性催眠和心理治疗的活动依赖性方法中如何具有先见之明的明证，比现代神经科学记录的记忆、学习和行为改变的活动依赖性分子基因组机制早了好几代人。艾瑞克森描述了一个案例，当他不敢使用明显的催眠引导时，他在其身上使用了他所说的"一般清醒催眠"。本文提出，由一般清醒催眠促成的高强度的聚精会神和应答专注状态在功能上与神经学家认同的三种状态有关，即新颖、丰富和锻炼（精神和身体两方面），这三种状态可以激活活动依赖性基因表达和活动依赖性大脑可塑性，这是记忆、学习、意识和行为改变的分子基因组和神经元基础。我们主张研究治疗性催眠效果的下一步工作将是与神经科学家合作，探索利用活动依赖性催眠诱导方法和一般清醒催眠在促进活动依赖性基因表达和大脑可塑性方面的可能性和局限性。

艾瑞克森的自然主义和利用技术：对一个"很难被催眠"
的女人实施直接、令人惊讶地催眠引导

　　艾瑞克森、他的私人医生摩尔和罗西紧挨着坐在艾瑞克森的小诊疗室里。艾瑞克森

安排了座位,让罗西,这次教学和培训课程名义上的受试者,坐在艾瑞克森和摩尔之间。这是艾瑞克森最喜欢的方式之一,用一种教学和治疗性环境来围绕着受试者。摩尔已经架好了一台摄像机来记录这次培训,旨在处理罗西的提问,即催眠是否可以用来"敞开心扉,为成为一名治疗性催眠的优秀从业者,学习我所需要知道的一切"。艾瑞克森随意地开始了这次会谈,描述了他最近的一个病例。病例如下:

艾瑞克森·患者进来说:"是时候进入催眠了! 我付了钱还浪费了 60 小时,但是我还是无法进入催眠。这会儿从旧金山到凤凰城的路非常远。看看你能不能试着催眠我。"你应该听听患者说了什么。她说:"试着催眠我! (对于你)我真的是个挑战!"只是她不知道。我知道。

我说:"那好吧,去坐在那把椅子上。放松一下,往后靠。然后闭嘴,闭上眼睛,进入一种深度催眠状态,现在!"她照做了。

她(抱着)对某种治疗的期待走进我的治疗室。我用惊讶完全接管了她,把她导入了催眠状态。请注意这种非常快速、直接、突然且有点令人惊讶的引导在这个特别的背景下是非常合适的,此时,患者对与前一位治疗师明显浪费了 60 小时感到不耐烦。

请注意艾瑞克森如何迅速用这种直接而突然的催眠引导采用,并利用了她自己不耐烦的态度。请注意通过惊讶接管了患者,同时还对如何进入治疗性催眠给予了简单明了的指令。这与当前对镜像神经元、共情、融洽关系和行为的神经科学研究相一致(Buccino et al., 2004; Carr et al., 2003; Rizzolatti & Arbib, 1998)。艾瑞克森通常采用并利用患者自己的态度、行为、言语和观点来促进治疗性催眠。这是艾瑞克森做治疗性催眠和心理治疗的自然主义及利用技术的本质。治疗师对患者当前状态的初始匹配意味着艾瑞克森在充分利用他的镜像神经元,使自己的心理生物状态与患者同步,以促进他们的催眠默契(Rossi & Rossi, 2006)。

突兀和令人惊讶的也可以作为突出的、注意力集中的心理冲击的种类,我们推测,这可以激活活动依赖性基因表达和活动依赖性大脑可塑性,从而促进患者意识和行为的创造性改变。这种惊讶引导是艾瑞克森在开发治疗性催眠的活动依赖性方法中具有先见之明的范例,比现代神经科学记录的记忆、学习和行为改变的活动依赖性分子基因组机制早了好几代(了解更多艾瑞克森如何利用心理冲击促进治疗性催眠和心理治疗中的创造性时刻的案例,请参考罗西 Rossi, 1973b/2007)。

艾瑞克森·患者说:"当我想到我在旧金山浪费了 60 小时的时候,我真希望我先来找你!"

　　　　我认为如果她来了,我会更加温和,也不会成功。

1980 年第一届国际艾瑞克森大会:沟通是心理治疗的主要问题

罗西·今年(1980 年)12 月,杰弗瑞·萨德正在组织在凤凰城召开的首届米尔顿·艾瑞克森国际大会。我们想了解你觉得我们应该向观众展示你作品的哪个相关主题。

艾瑞克森·我认为首先要考虑一个事实。我们在心理治疗中的主要问题是沟通。我们都在不知不觉中学会了沟通。我们以为沟通就是语言。但是婴儿通过语调、语音变化和面部表情来学习。我们在整个童年时期都在不断尝试摆出某副表情,表达的却是其他的意思。

罗西·所以,在言语行为和父母脸上的表情之间存在一种不一致?

艾瑞克森·我们过度表达了。我们想让我们的孩子相信药尝起来不错。所以,家长假装品尝并喜欢它。但这一点儿也骗不了孩子!

罗西·这一切与心理治疗中的沟通有什么关系?

艾瑞克森·在心理治疗过程中,你要处理很多对患者来说很痛苦的问题,再现这些也是痛苦的。吸烟! 有令人痛苦的持续的行为方式。痛苦已被定义,并在与这个或那个关系中紧密相关,得到了高度传播。

新颖的活动依赖性催眠治疗方法:触碰与心理治疗师

摩尔·今晚早些时候,欧尼(罗西)和我在讨论触觉,以及在我们接触儿童、婴儿、成人、男性或女性时他们的感觉如何。你(艾瑞克森)和我多年来一直在接触患者。欧尼已经发展成为一名无接触的专家类型。

罗西·是的,没错。你们俩都是医生,都有执照,可以接触。但对一些心理学家来说,接触来访者是一个颇具争议的问题。

摩尔·然而,这是一种非常基本的交流方式,它非常重要。它从一个小小的婴儿就开始了。他们可以辨别出某些人是否不喜欢他们,或者当有人紧张地抱着,或知道那个人完全放松地抱着。我见到因患有结肠炎和腹泻而住院治疗的儿童,大多数病例通常都有一位很紧张的母亲。我和妈妈们一起工作,教她们如何放松地抱着宝宝时,宝宝的肠绞痛消失了。这种性质的问题出现是从很小的时候就开始了。

艾瑞克森·我们很快就学会了拥有力量。起初它相当柔和。然后我们开始展示我们的力量,我们带着自豪不断发展自己的力量(艾瑞克森伸手触碰罗西的右手)。

　　我们用一种悬停的接触来锻炼我们的力量。当我这样触碰别人的手时……

【图 1a 中,艾瑞克森的手在罗西的右臂上方短暂悬停。然后,艾瑞克森非常轻柔地触碰罗西的前臂。艾瑞克森用缓慢、轻微的滑动的动作将其轻柔的触碰转向罗西的手腕下侧(如图 1b 所示),为罗西提供了一个抬起手臂的非语言线索,使手臂(如图 1c 所示)在空中保持暂时的悬浮。请注意艾瑞克森是如何利用赋能性的词语,诸如"我们很快就认识到(自己)拥有力量""相当柔和"和"带着自豪"之类的短语利用一个非常积极的语境,来支持这种明显非语言的活动依赖性催眠治疗的引导。】

罗西·你是在给我一个无意识暗示,让我抬起手吗?

艾瑞克森·现在,如果我这样做(艾瑞克森以一个稍微向下的动作轻柔地触碰罗西的手腕上部,罗西的手向下落),我不会得到悬浮反应。

罗西·你(给出)手向上的暗示,但让来访真的抬起手来。

【同样,当艾瑞克森轻轻给它一个向下的触碰时,患者的手和手臂也会落下来。】

艾瑞克森·没错。

个人空间、私人空间,近身空间
"一个人要非常轻柔地进入(彼此间的)私人空间"

摩尔·如果你像艾瑞克森所说的那样,用一种轻柔、期待的触碰来完成它,这什么也没(接触)(译者注:没有产生触碰)。

【摩尔的拇指和示指几乎不接触罗西的手腕下侧,给出了另一个非语言暗示,让罗西抬起手和手臂,如图 2a 所示。】

　　但如果你像这样抓住它【摩尔有点儿粗暴地牢牢抓住罗西的手腕】,他们往往会抗拒你!他们想抽回他们的手,放下,而不是让你抓住它们。我们每个人都有自己的私人小空间。如果有人进入我们的私人空间,内在空间,我们想退缩。我们经常在人群中看到这种情况。当你看到人们挤进来时,你会看到这个人从那个人身边走开,因为他们进来,离他们有点儿太近了。这在精神分裂样人格患者或精神分裂症患者中是众所周知的,但每个有意识的人都有他们的小边界,他们的个人或私人空间。

　　私人空间、个人空间,或者像神经科学家现在所说的"近身空间",是高度灵活的、主观的空间感,取决于环境。近身空间一般以一个人的身体为中心延伸出一个手臂的长度(Blakeslee & Blakeslee, 2008)。如果任何其他人或物体进入这个近身空间,那么特定的活动依赖性细胞就会在人的整个大脑中被激活。艾瑞克森和摩尔显然正以这种"新颖的活动依赖性的方法"进入罗西的近身空间来进行催眠引导,并因此激活了他整个大脑的脑细胞。现在需要有这类研究:通过以三种不同的距离进入受试者的近身空间和远距离空间来促进治疗性催眠,这三种距离显然是由三类镜像神经元编码的。

罗西·我想知道,那些进入个人的私人空间的触碰式催眠引导方法是否更接近这个人。离他们……的地方更近?

艾瑞克森·当你进入私人空间时,可能会带来很大的伤害。一个人要非常轻柔地进入他人私人空间。

　　这让我们想起了艾瑞克森发表的仍有争议的以下评论论文(Erickson, 1932/2008),该论文是关于他最早的催眠实验和临床工作的。

　　根据作者自己的经验遗憾的是(在很大程度上有必要为各种问题的详细阐述建立基础),超易感性没有被注意到,尽管有总计约 300 名个体受试者的名单,催眠次数达数千次。此外,相当多的受试者在数年内各自被催眠了 300～500 次。还有几名受试者是(作者)直系亲属,因此每天都有亲密接触,他们在实验中被训练对最细微的暗示做出迅速而快捷的反应。实践发现,必须非常谨慎地对待他们,而非让他们变得具有高暗示感受性,以免失去他们的合作。作者常常感觉他们对催眠师产生了一种补偿性的违拗态度,以抵消任何已增加的暗示感受性。那些被训练成一打响指就立即进入深度催眠状态的受试者在不情愿或对其他课题更感兴趣时,会成功地阻止催眠。

从艾瑞克森 1932 年首次声明对待催眠对象需要"非常谨慎地……以免失去他们合作",到他 1980 年"非常轻柔地进入私人空间"的立场,在近 50 年的时间里,这一点极其一致。艾瑞克森在明确表示,"超易受暗示性没有被注意到",以及"被训练成……进入深度催眠状态的受试者在不情愿或对其他课题更感兴趣时,会成功地阻止催眠"。艾瑞克森以一种与当前对催眠和意识状态研究相一致的方式强调了受试者阻抗治疗师暗示的能力(Jamieson, 2007)。艾瑞克森还描述了受试者在"对其他课题更感兴趣"时的动机和聚精会神的状态,这与 10 年来的神经科学研究相一致,该研究描述了新颖、丰富和锻炼的体验如何开启了基因表达和大脑可塑性,从而促进记忆、学习和行为改变(Rossi, 2008)。

摩尔 · 就像我之前告诉你(罗西)的那样,在(手臂的)最远端做。你不能一上来就伸手抓住他们的肩膀。你想触碰他们这里【摩尔轻轻地将 4 根手指放在罗西的手腕顶部,并以拇指支撑在罗西的手腕下侧,轻轻地暗示手的悬浮】。

当你看到他们对你做出反应时(通过悬浮他们的手臂),你就可以再靠近一些【摩尔用双手握住罗西前臂靠近肘部的位置】,之后他们对你侵入他们的私人空间的阻抗也更少,你看【摩尔一只手放在罗西的肩膀上,另一只手则放在他的肘部】。

但这是这个人学习的一套行为模式——只要他们能够信任你。他们学会了相信,他们相信你是个好人。那他们就不介意你进入他们的私人空间。恋爱中的男女根本不介意进入他们的私人空间。可以这么说,他们一起共享他们的私人空间。但是,当他们彼此憎恨时,他们会保持多远的距离呢?

罗西 · 我们正在进入我们所说的"个人或私人空间"。这是一种促进沟通的方式——一种更亲密的沟通方式。

艾瑞克森 · 在私人空间内。

罗西 · 在私人空间内。这就是为什么你在治疗性催眠的引导中,开发了这种非常轻柔的触碰和暗示方法来实现手臂的悬浮。

艾瑞克森 · 是的。

编者按: 在下面的案例总结中,艾瑞克森向罗西说明了个人空间的概念,同时,他根据经验暗示罗西进入催眠状态。

艾瑞克森· 医院的一名文员爱上了一个女孩——他们俩都有极高的道德标准和朴实的理想主义,恋爱关系纯洁而美好。

女孩儿的父亲(早已过世)要么是在她出生后不久,要么是在她出生前就去世了。她的母亲从未再婚。文员在去教堂时爱上了这个女孩儿。那位母亲也满意他(文员),女孩就答应了,母亲很愿意。所以他们在希腊正教会教堂结婚了。

上城区的牧师说:"你现在可以亲吻你的新娘了。"

新郎轻轻地触碰着她的肩膀,俯身亲吻了她。

【艾瑞克森伸手触碰罗西的肩膀。】

结婚仪式结束后,他去参加婚礼宴会,并含情脉脉看着她。那位母亲马上表达了她抱外孙的愿望。大家都在鼓动着他们生孩子。他们回到新郎的公寓,新郎开始搂着她亲吻。她出现了歇斯底里的恐慌。

如果他把手放在她的肩膀上俯身向前,他可以吻她。但他无法拥抱她,也无法进行更亲密的身体接触。然而,在回家的路上,他们一直在谈论如何圆房。现在,他脱了衣服赤身裸体。她上床了,他朝她移动了一下,她从床上滑了下来,尖叫着,哭喊着,颤抖着,哆嗦着,完全歇斯底里。这种状况日复一日地持续着。每次他试图拥抱或以任何方式触碰她,即使是一个飞吻也会引起恐慌。她不喜欢这样,他也不喜欢这样。最后,他找到了我进行心理治疗。

我给那个女孩预约了一个周六的下午。她给我讲的故事和她丈夫讲的故事是一个版本。你看,她一直保持着这个空间。

【艾瑞克森伸手轻轻地触碰罗西的肩膀。】

她的母亲一辈子都在教导她保持纯洁,她还是个处女。然而,她挑选了一个男人,一个知道她性(方面)信息的家伙。所以,那天下午我见到了她。我听了她的故事。然后,我没有提供任何处理的方法,而是告诉她,这个周六下午,他们完全有可能在当晚圆房。但我更喜欢周五。或者他们可能选择周日。我喜欢周五。或者他们可能会推迟至周一,但我更喜欢周五——或者我可能会选定在周二,但我更喜欢周五。她可能会决定在周三,但我更喜欢周五。或者,她甚至可以决定在周四,但我更喜欢周五。

罗西·这里正在酝酿着什么！【大笑】你想说什么？你说这个是在做什么？

艾瑞克森·我已经命名了 1 年中的所有日子。没错！所有的日子都在未来的岁月里。但周五晚上是我的。她被教导要避开所有的男人和男孩。

现在是周五,这是我的晚上。在(下一个)周五早上,丈夫笑容满面地进来。他说:"昨晚 23:00 我睡着了。我妻子叫醒了我,强暴了我！我们做了几次爱。"

罗西·一切都在周五之前,因为周五是你的日子。

艾瑞克森·是的。她妈妈从未告诉她不要接近男人。

罗西·啊哈,这就是问题所在！

摩尔·她妈妈从来没有告诉过她要有攻击性,而是告诉她要避开那些有攻击性的男孩,以及他们可能会对她做什么。所以,她全听进去了。她连一周都撑不下去,因为周五本该是他的日子。她不想对他这样做【摩尔指着艾瑞克森】。

周五是他的日子,象征性地和他(艾瑞克森)在一起,她不想把它给他。她必须回到丈夫身边去做这件事,但她不能让他(她的丈夫)来做。所以,她就把他做了,我觉得这很美妙。

罗西·没错。她没有收到任何禁律,反对她成为侵略者。好吧,我理解了。但这是心理治疗还是催眠治疗？是否涉及任何催眠治疗？

一般清醒催眠:高强度的聚精会神和反应积极性专注

艾瑞克森·除了一般清醒催眠,我什么都不敢用。

罗西·一般清醒催眠？这是什么意思？

艾瑞克森·通过牢牢地抓住她的注意力,让她的眼睛从未离开我的脸。

罗西·换言之,你的故事对她产生了如此引人注目的影响,你称之为一般清醒催眠。当一个人以那种高强度的、你所谓的反应积极性的专注地看着你时,你会觉得他们处在催眠中,尽管他们显然是清醒的？

艾瑞克森·是的。但实际上,当你看着一个人,那个患者,你会意识到这一点,他们这样做的时候,你知道他们看不见房间里的任何其他东西。他们在看着你。你看到了一动不动的凝视。你也会看到瞳孔的微微扩张。他们会眨眼,但当你看着他们时,他们眨得比平时眨得更慢。

摩尔·没错。(假设)另一个人走进来,从你的书柜里拿一本书再走出去,而正在与你交谈的患者永远不会听到或看到其他人的进出。

看回去,凝视治疗师的眼睛反映出高度的反应积极专注。患者在聚精会神于自己在治疗师身上和治疗师所说的话上的突出的反应积极性专注时,会从任何远离他们全心投入的事物上体验到一种短暂的解离。

罗西·所以,从注意力高度集中的意义上来说,这是催眠。

艾瑞克森·注意力高度集中!

摩尔·我称其为管状(隧道)视野的狭窄区域。几年前我向米尔顿提到过这一点。我称之为"管状视觉"。他们也会获得管状(隧道)听觉。当你真正俘获了他们的注意力时,他们的所有一切都会出现管状。然而,走进来的其他人会说他们没有进入催眠状态,因为他们看到患者的眼睛睁着,或者别的什么。患者的身体能动性不见(译者注:身体活动静止)了,瞳孔扩张。

这就是为什么我想让你学习的关键【指着罗西】。你还没有看到这一点。你会想看的。下一次,我会把我的摄像机位固定好,这样我们就可以把你导入催眠状态,我们会从两边拍照,让他(罗西)看看他的瞳孔同时在两个方向上做什么。我觉得他观察这件特别的事情有好处,因为有时它太戏剧化了。

罗西·对于培训催眠治疗师来说,学会观察患者到底正在经历什么非常重要,观察眼睛、面部和身体等部位的最微小的线索。最重要的是认出标志着患者什么时候处于一种一般清醒催眠中的高度反应积极专注状态,这类似于没有经过正式认可的催眠引导就实现的治疗性催眠。一般清醒催眠相当于所谓的自然主义催眠或常见的日常恍惚(Rossi & ippincott,1992;Rossi,2007)。本文提出,这些高强度的聚精会神和反应积极性专注状态在功能上与神经学家认同的三种状态有关,即新颖、环境和运动(精神和身体两方面),这三种状态可以激活活动依赖性基因表达和活动依赖性大脑可塑性,这是记忆、学习、意识和行为改变的分子基因组和神经元基础(Rossi,2007-2008)。

敞开心扉:不合逻辑推论、随意注意和隐藏的拼图游戏

艾瑞克森·【与罗西对视】顺便说一句,我一直把你当作要避免使用的受试者。

罗西·你一直把我当作要避免使用的受试者？

　　　　　请注意对艾瑞克森随意的不按套路出牌，罗西的即时强烈的唤起和高度的反应积极性专注。

艾瑞克森·【不理会罗西惊讶的提问，而是把目光转向摩尔，并用动作指着房间里的一个东西】去那边把桑迪的照片拿过来。

摩尔·哦，可以，好的。

罗西·我想知道你现在在策划什么样的阴谋【大笑】？

现在艾瑞克森显然得到了罗西的幽默和满怀期待的反应积极性专注。

摩尔·哇，好家伙【笑着，从另一个房间拿了一张海报进来】！

罗西·哦，天啊。一幅巨大的河马像！

艾瑞克森·那里有一只猫。

罗西·【搜索了一会儿后，停了下来，盯着海报】哦，有一张猫脸就在那儿……藏在那幅图像里！

摩尔·还有，一只长着獠牙的海象。

罗西·一匹骆驼。

艾瑞克森·一头大象。

罗西·好吧，这对学习如何进行治疗性催眠有什么重要意义？

艾瑞克森·当你看着患者时，要看着他们的一切（仔细研究他们的一切）。不要错过任何东西。我们必须学会如何读懂那些脸——情绪和表情。

罗西·额头上的小皱纹表示思考和注意力的集中。所以这是一个经典的例子，所以米尔顿，这也解释了为什么你总是对拼图着迷。这些带有隐藏图案的拼图是你看待世界的方式的一个面向。你总是在看那些隐藏的图案。你看到了显而易见的。但除了显而易见的东西，还有什么？

艾瑞克森·里面还有很多。我在医学院教书的时候，教医学生看双眼、双臂和双脚。现在教欧尼看双脚的脚趾。

读懂面部明显和最小线索：一堂研究我们自己面部变化的课

罗西·是的！我正在学习如何做到这一点。例如，本周我和我的一位来访者在一起，我注意到她脸的一侧比另一侧高出约 0.5 英寸。我不知道为什么。

艾瑞克森·你知道有时确实会发生这种情况。所以看看我的脸。

摩尔·他的右眉毛很浓密，垂下来，你不能让它立起来。左眉毛保持完美清洁，并成一条直线。

罗西·右侧似乎有更多的肌紧张，或者被拉得更高。

艾瑞克森·嘴唇下垂。而且有点儿朝一边歪。好吧，欧尼，把你的嘴角往下拉。

罗西·我吗？

摩尔·把你的嘴角往下拉。艾瑞克森只有一侧的嘴角能拉下来。

罗西·追溯到你 17 岁，第一次患上小儿麻痹症的时候，研究你自己的身体问题帮助你提高你的感知觉的敏感性，这也是你在治疗性催眠中使用的方法。

艾瑞克森的治疗性催眠数据库是日常生活
通过观察最小线索体验敞开心扉

【艾瑞克森讲述了一个有趣的故事，说的是他的一位邻居如何认出他是个年轻人，因为他看上去跟他母亲差不多。】

罗西·这是我对你的一个暖心的观察。如果你不带上你的家人——你的母亲、你的父亲和孩子们，你的谈话时间不会超过 5 分钟或 10 分钟。

摩尔·这些都是他知道的事。

罗西·没错。米尔顿关于催眠的知识来自他每天真实的日常生活，以及对真实生活的观察，而不是抽象的理论概念。

艾瑞克森·我的概念来源于我身边的人。

罗西·是的，绝不是从书上得到的。这是我绝望的一部分原因。我是一个读书人，也是一名作家。我没有像我应该做的那样去观察现实生活，这是我需要做出的一个改变。从荣格的类型学的角度来看，我是一个内向、思维和直觉型的人，但显然你是一个外向、感觉型的人……观察现实世界……尽管也是高度直觉型的。很多人觉得你一定有某种超感官知觉……也就是说你一定有某种超感官能力。但根本没有这种东西。这只是对细微线索的观察……非常精准的观察带给了你成为一名催眠治疗师的技能。

摩尔·是的，作为催眠治疗师，这是米尔顿的技能。任何治疗师如果能够正确解读面部表情，对他/她都有极大地帮助。这不仅在治疗性催眠中很重要，而且在任何治疗中都很重要。对，这就是它的精髓。

一般清醒催眠：催眠性遗忘的模糊核定
治疗性催眠和心理治疗的总体疗效评估

罗西·重要的是能够认识到患者在 1 小时内明显改变了他们的意识状态。他们可以处在一般清醒催眠如此独特的高度反应积极性专注的状态里。

在一般清醒催眠中，患者们全神贯注于自己内在专注的事项上，常常一动不动地凝视着，他们听不见或记不住治疗师在说什么。这类患者往往表现出一种自发的催眠性遗忘，几分钟后艾瑞克森经常会谨慎地用一个简单而不易觉察的问题对此进行评估，询问患者怎样理解或者感受艾瑞克森刚才所说内容。

艾瑞克森经常会用同样的方式，通过随意询问患者对上一次会谈所说的内容还记得什么……以及自那以后所说的话是否真的改变了患者的行为——开始一次会谈。这通常是一种非常有价值的方法，用来评估患者对治疗性催眠的反应能力，以及任何进行中的治疗在促进行为改变方面的总体疗效。

进行这项非常重要的评估的一个简单方法是：让治疗师从内隐加工启发（间接暗示）的一些变体开启会谈，"来，我想知道自上次结束以后，我们谈论的哪些内容真正改变了你的生活。"

一般来说，对治疗性催眠和心理治疗应答良好的患者会注意到这种评估技术，并很快开始自发地在自己身上的运用。他们很快将通过回顾自上次以来他们的行为如何改变来开启自己的会谈。

治疗师工具箱：多层次沟通，隐喻和语境（背景）
学会识别日常生活中的最小线索

艾瑞克森·你知道，这有助于患者。你是什么时候知道 J 太太怀孕了？

摩尔·第二天我就知道了。第一天我根本没空看她，这么说吧，因为我真的很忙。

他们窜进来，准备好了，就坐在这里。所以，我没来得及看她。然后，第二天她来到这里时，我提到了"国情咨文"的事实，他们对此并不理解。后来你记得你在周四又把它提出来了，米尔顿。他们仍然不理解它，所以我进来向他们做了解释，并告诉他们那就是我们正在谈论的事。

罗西· 跟我解释一下这件事。

摩尔· 好吧，"国情咨文"意思是说她怀孕了。他们几个月前刚刚结婚。我看到了脸红——女人通常有的脸红。从一个年轻女孩或一个以前没有怀孕的年轻女孩，等等，步入怀孕的女人的变化，走路姿势的变化，都充满这孕味(情感及其他)。

艾瑞克森· 皮肤的变化。

摩尔· 肌肉张力的变化，皮肤的颜色。有很多不同的地方。我在周二戏弄了他们，然后他提出了关于"国情咨文"的话题。但没有人知道"国情咨文"的梗。我们在谈论的是政治人物——参议员，诸如此类，以及他们如何改变国情。但在隐喻的状态下，这是"他们的结盟状态！"

罗西· 这是个双层沟通！你表面上是在谈论政治，但实际上是在谈论怀孕。

摩尔· 没错。

艾瑞克森· 这是我从父亲那里得到的经验。他有一头名为贝琪的奶牛，每天产 56 夸脱（1 夸脱约 0.946 升）牛奶。我很好奇为什么贝琪每天能产 56 夸脱牛奶。而另一头牛多莉每天只产 28 夸脱牛奶。但父亲说多莉的身价是贝琪的 2 倍。父亲说："看看贝琪身后的那堆粪便。"贝琪身后那堆粪便是多莉身后的 4 倍。因此，贝琪产出 56 夸脱牛奶所消耗的干草是多莉产出 28 夸脱牛奶所消耗干草的 4 倍。

罗西· 所以，再次说明，成功的治疗师得会观察！

摩尔· 【大笑】是的，不管你的观察结果如何。

罗西· 要想在治疗性催眠中取得成功，你必须是一名敏锐的观察者。我确信！这是你大多数故事的要义：从日常生活中观察是敞开心扉以成为一名更好的心理治疗师的最佳途径。

如何预见一个亲吻：识别日常生活中的非言语行为

艾瑞克森· 是的。昨天吻我的女孩们是谁(指一群学生中的三名女性)？

　　　　　请注意这个挑逗性的不合逻辑的提问,它肯定会集中大多数听众的反应积极性专注。

摩尔·哦,第一个开始的是那个漂亮的小卷发,我想她是玛丽。高瘦的那个是苏珊。哦,是的,当然,那个漂亮的小金发也过来了。

艾瑞克森·当时,玛丽,那个卷发的女孩——整天都在做广告(自我展示)。

摩尔·我能看出来,但我没办法把相机和那盏灯一起转过来。我总是把它们放在错误的光线下……我不应该说总是……去年我拍了一些漂亮的照片……我看到她这样做,但我没能把相机放在后排。

罗西·你说她向你做广告是什么意思? 她在做什么?

艾瑞克森·她不断暗示一个吻。

摩尔·她的嘴唇在动。

罗西·我看到你的嘴唇以一种好笑的方式噘着,玛丽在做这个动作?

摩尔·是的。她的嘴唇噘着。我尽力想用相机抓拍她。

罗西·当时,她意识到她在做什么吗?

艾瑞克森·她今天刚刚做过。

罗西·换句话说,玛丽在用她的嘴唇做细微的亲吻动作。

艾瑞克森·不知不觉的!

罗西·不知不觉的,无意识的。后来访谈结束后,她真的过来吻了你?

艾瑞克森·没错!

罗西·所以,你能够穿过房间读到……玛丽正在做的非常细微的唇部动作,预示着她会给你一个吻,而她自己浑然不知。我怎么就从来没有注意到这些事情?

艾瑞克森·还有,在你看到一个女孩儿眯着眼睛看你的时候。

【身体前倾,靠向罗西,凑近他,眯着眼,模仿亲吻前的行为。】

罗西·【大笑】这就像一匹马的耳朵朝向后方一样!

摩尔·【大笑】你必须远离马后蹄!

艾瑞克森·没错。

罗西·没有教(如何)解读面部、解读姿势、解读语调变化的学校,除了日常生活这所学校之外。

为什么患者会离开一个不懂自己的治疗师：谜语、拼图游戏、
口音、最小线索（面部）和阻抗患者的非言语行为

艾瑞克森·我给两个大儿子写的一个谜语——我知道他们想要什么作为生日礼物。所以我给他们写了这个谜语。

- 第一个音节跟在全新高速公路建设之后——某人的高速公路。
- 第二个音节包含"永远不会……永远会记住"的花。
- 现在，第二部分你会在每个南方人的手臂上的缺失里找到。
- 接下来的两个字母你会在吉卜林（Kipling）中找到。
- 最后两个字母是生命（life）的开始和结尾（译者注：首字母和尾字母）。

一个谜语。你怎么样才能搞清楚？……你在（平展的）混凝土高速公路上的每一个隆起的地方，你都能找到的是什么？沥青（tar）！

罗西·沥青（tar）？好吧。

艾瑞克森·你会"永远记得"从花中得到的是什么音节？

罗西·花？

第二个音节包含在"永远不会……永远会记住"的花里。

艾瑞克森·勿忘我！

罗西·嗯？

艾瑞克森·目-标（Tar-get，沥青-得到）！

罗西·第一个单词是"目标？"（target）。

艾瑞克森·南方人的手臂（arm）上缺了什么？

罗西·嗯？这下可难住我了。

艾瑞克森·他有一个"ahm"（译者注：这里指一个单词在美国南北方不同的口音）。

摩尔·他说的是有条"ahm"（手臂）而不是有条"arm"（手臂），那取决于你在南方的哪里。我仍然说"手臂"（arm）。

艾瑞克森·你最可能得到是一个"r"。生命的开始和终结是什么？

罗西·生命的开始和终结是什么？出生！

艾瑞克森·"L"和"E"。

罗西·所以这一切的谜底是"Target"（目标）？

艾瑞克森·"瞄准激进分子！"伯特（艾瑞克森的一个儿子）瞬间就解出来了。

编者按：我们认识到读者可能仍然困惑于这个谜是如何解出的。艾瑞克森喜欢用这种性质的复杂谜题来挑战学生和家庭成员。目前还不完全清楚是否有一个唯一的答案。艾瑞克森似乎试图创造内部搜索的条件。这里已经足够多地展示说明了艾瑞克森在开发这种"猜谜游戏"的过程中使用的这种认知探索方式。它总是以一种开玩笑的，甚至是恶作剧的方式来进行。

罗西·哇！如果我想成为一名催眠治疗师，这就是我需要培养的一种才智吗？解出这些谜题？

艾瑞克森·你最好有意识得到它！

罗西·最好有意识得到它？为什么？是什么？

艾瑞克森·如果你意识到这点，基本的面部表情，等等，我会帮助你理解。

摩尔·不仅如此。如果你在几次会谈后还没有开始理解，患者会离你而去，你会琢磨（这是）为什么。是什么让他们招呼都不打一声就离开了你？他们只是不再来了。后来你可能会发现他们有了另一个治疗师。

罗西·所以，我们必须弄清楚如何解读面部表情。我们必须弄清楚如何解读话语的语音、语调变化，这是患者给我们的关于他们潜在问题的最小的线索。这就是我们今天所讨论的一切的意义。

艾瑞克森·是的。

罗西·工作量很大！你不只是坐在那里滔滔不绝和共情。

艾瑞克森·对！

[1] Blakeslee, S. & Blakeslee, M. (2008). The Body Has a Mind of Its Own: How Body Maps in Your Brain Help You Do (Almost) Everything Better. New York, NY: Random House.

[2] Buccino, G., Vogt, S., Ritzl, A., Fink, G.R., Zilles, K., Freund, H.J. & Rizzolatti, G. (2004). Neural Circuits Underlying Imitation Learning of Hand Actions: An Event-related fMRI Study. Neuron, 42(2), 323–334. https://doi.org/10.1016/s0896-6273(04)00181-3

[3] Carey, B. (2005). Psychotherapy on the Road to … Where? The New York Times. Retrieved from: https://www.nytimes.com/2005/12/27/science/psychotherapy-on-the-road-to-where.html

[4] Carr, L., Iacoboni, M., Dubeau, M.C., Mazziotta, J.C. & Lenzi, G.L. (2003). Neural Mechanisms of Empathy in Humans: A Relay from Neural Systems for Imitation to Limbic Areas. Proceedings of the National Academy of Sciences of the United States of America, 100(9), 5497–5502. https://doi.org/10.1073/pnas.0935845100

[5] Chapel, J.L., Brown, N. & Jenkins, R.L. (1964). Tourette's Disease: Symptomatic Relief with Haloperidol. The American Journal of Psychiatry, 121, 608–610. https://doi.org/10.1176/ajp.121.6.608

[6] Cozzolino, M. & Cilia, G. (2021). The Psychosocial Genomics Paradigm of Hypnosis and Mind-Body Integrated Psychotherapy: Experimental Evidence. American Journal of Clinical Hypnosis, 64:2, 123–138. https://doi.org/10.1080/00029157.2021.1947767

[7] Cushing, M. (1953). The Psychoanalytic Treatment of a Man Suffering with Ulcerative Colitis. Journal of the American Psychoanalytic Association, 1(3).

[8] Dick-Read, G. (1942/2013). Childbirth Without Fear: The Principles and Practice of Natural Childbirth. Pinter & Martin, London, England.

[9] Dyba, J., Rossi, K.L., Zurek, M. & Rossi, E.L. (2021). Electrodynamics of Clinical Hypnosis. American Journal of Clinical Hypnosis, 64: 2, 110–122. https://doi.org/10.1080/00029157.2021.1943299

[10] Eisenberg, L., Ascher, E. & Kanner, L. (1959). A Clinical Study of Gilles de la Tourette's Disease (Maladie des Tics) in Children. The American Journal of Psychiatry, 115(8), 715–723. https://doi.org/10.1176/ajp.115.8.715

[11] Erickson, M.H. (1932/2008). Possible Detrimental Effects of Experimental Hypnosis. The Journal of

Abnormal and Social Psychology, 37, 321 – 327. In E.L. Rossi, R. Erickson-Klein & K.L. Rossi., (Eds.) General & Historic Surveys of Hypnosis, Volume 8 of The Collected Works of Milton H. Erickson, M.D. Phoenix, AZ: The Milton H. Erickson Foundation Press.

[12] Erickson, M.H. (1939/2010a). Experimental Demonstrations of the Psychopathology of Everyday Life. In E.L. Rossi, R. Erickson-Klein & K.L. Rossi., (Eds.) Classical Hypnotic Phenomena, Part 1: Psychodynamics, Volume 5 of The Collected Works of Milton H. Erickson. Phoenix, AZ: The Milton H. Erickson Foundation Press.

[13] Erickson, M.H. & Kubie, L.S. (1940/2010). Translation of the Cryptic Automatic Writing of One Hypnotic Subject by Another in a Trancelike Dissociated State. In E.L. Rossi, R. Erickson-Klein & K.L. Rossi., (Eds.) Classical Hypnotic Phenomena, Part 1: Psychodynamics, Volume 5 of The Collected Works of Milton H. Erickson. Phoenix, AZ: The Milton H. Erickson Foundation Press.

[14] Erickson, M.H. (1954). Pseudo-orientation in time as an hypnotherapeutic procedure. Journal of Clinical & Experimental Hypnosis, 2, 261 – 283. https://doi.org/10.1080/00207145408410117

[15] Erickson, M.H. (1957/2008). The Naturalistic Techniques of Hypnosis. In E.L. Rossi, R. Erickson-Klein & K.L. Rossi., (Eds.) The Nature of Therapeutic Hypnosis, Volume 1 of The Collected Works of Milton H. Erickson, M.D. Phoenix, AZ: The Milton H. Erickson Foundation Press. 261 – 228.

[16] Erickson, M.H. (1958/2008). Further Clinical Techniques of hypnosis: utilization techniques. In E.L. Rossi, R. Erickson-Klein & K.L. Rossi., (Eds.) The Nature of Therapeutic Hypnosis, Volume 1 of The Collected Works of Milton H. Erickson, M.D. Phoenix, AZ: The Milton H. Erickson Foundation Press. 271 – 301.

[17] Erickson, M. H. (1964/2008). The Burden of Effective Responsibility in Psychotherapy. The American Journal of Clinical Hypnosis, January 1964, 6, 269 – 271. In E.L. Rossi, R. Erickson-Klein & K.L. Rossi., (Eds.) Opening the Mind: Innovative Psychotherapy, Volume 3 of The Collected Works of Milton H. Erickson. Phoenix, AZ: The Milton H. Erickson Foundation Press. 67 – 71.

[18] Erickson, M.H. & Rossi, E.L. (1976/2010). In E.L. Rossi, R. Erickson-Klein & K.L. Rossi., (Eds.) Hypnotic Realities: The Induction of Clinical Hypnosis and Forms of Indirect Suggestion, Volume 10 of The Collected Works of Milton H. Erickson. (E.L. Rossi, R. Erickson-Klein & K.L. Rossi., Eds.) Phoenix, AZ: The Milton H. Erickson Foundation Press.

[19] Erickson-Klein, R. (2021). Onward: The Future Orientation of Constructive Memory. American Journal of Clinical Hypnosis, 64:2, 98 – 109. https://doi.org/10.1080/00029157.2021.1941744

[20] Farber, L.H. & Fisher, C. (1943). An Experimental Approach to Dream Psychology Through the Use of Hypnosis, The Psychoanalytic Quarterly, 12:2, 202, https://doi.org/10.1080/21674086.1943.11925525

[21] Fisher, C. (1953). Studies on the Nature of Suggestion1: Part II the Transference Meaning of Giving Suggestions. Journal of the American Psychoanalytic Association, 1(3), 406 – 437. https://doi.org/10.1177/000306515300100302

[22] Foltz, E.L., Knopp, L.M. & Ward, A.A., Jr. (1959). Experimental Spasmodic Torticollis, Journal of Neurosurgery, 16(1), 55 – 72. Retrieved Nov 18, 2021, https://thejns.org/view/journals/j-neurosurg/16/1/article-p55.xml

[23] Fromm-Reichmann, F. (1950). Principles of Intensive Psychotherapy. Chicago: University of Chicago Press.

[24] Gill, M.M. (1951). Ego Psychology and Psychotherapy. Psychoanalytic Quarterly. 20:62 – 71.

[25] Haley, J. (1967). Advanced Techniques of Hypnosis and Therapy: Selected Papers of Milton H. Erickson, M.D. NY: New York, Grune and Stratton.

[26] Hill, R. (2021). Ernest Lawrence Rossi — Genius and Joy. American Journal of Clinical Hypnosis, 64:2, 87 – 89. https://doi.org/10.1080/00029157.2021.1981051

[27] Hill, R. & Rossi, E.L. (2017). The Practioner's Guide to Mirroring Hands: A Client-Responsive Therapy that Facilitates Natural Problem-Solving and Mind-Body Healing. London, UK: Crown House Publishing.

[28] H.W., Rubinfine, D. L., Tarachow, S., Wangh, M., Arlow, J. A., Spitz, R. A., Sloane, P. & Pederson-Krag, G. (1952). International Journal of Psychoanalysis. XXXII, 1951., The Psychoanalytic Quarterly, 21:4, 574 – 596, https://doi.org/10.1080/21674086.1952.11950857

[29] Jamieson, G. (2007) Hypnosis and Conscious States: The Cognitive Neuroscience Perspective. Oxford University Press, London: England

[30] Klein, M., In Agostini, D. (2004). Melanie Klein, Analyst of Adolescents: I. The Case of "Felix." Adolescence, 22, 645 – 652.

[31] Kleitman, N. (1970). The Basic Rest-Activity Cycle in: Wulfsohn, N.L., Sances, A. (eds). The Nervous System and Electric Currents. Springer, Boston, MA. https://doi.org/10.1007/978-1-4684-1836-1_21

[32] Kris, E. (1950). On Preconscious Mental Processes. Psychoanalytic Quarterly. 19, 540 – 560.

[33] Lloyd, D. & Rossi, E.L. (1992). Ultradian Rhythms in Life Processes: An Inquiry into Fundamental Principles of Chronobiology and Psychobiology. New York, NY: Springer Publishing.

[34] Lloyd, D. & Rossi, E.L. (2008). Ultradian Rhythms from Molecules to Mind. New York, NY: Springer Publishing.

[35] Lloyd, D. & Rossi, E.L. (Eds.) (2008). Ultradian Rhythms from Molecules to Mind: A New Vision of Life. NY: Springer.

[36] Macalpine, I. (1950). The Development of the Transference. The Psychoanalytic Quarterly, 19, 501 – 539.

[37] Rizzolatti, G. & Arbib, M.A. (1998). Language Within Our Grasp. Trends in Neurosciences, 21(5), 188 – 194. https://doi.org/10.1016/s0166-2236(98)01260-0

[38] Rosen, H. (1953). Hypnotherapy in Clinical Psychiatry. The Julian Press, New York, NY.

[39] Rosen, H. & Erickson, M. H. (1954). The Hypnotic and Hypnotherapeutic Investigation and Determination of Symptom-function, Journal of Clinical and Experimental Hypnosis, 2:3, 201 – 219, https://doi.org/10.1080/00207145408410056

[40] Rosen, J. (1953). Direct Analysis: Selected Papers. Literary Licensing, LLC. Whitefish, MT.

[41] Rossi, E.L. (1972/2000). Dreams, Consciousness and Spirit: The Quantum Experience of Self-Reflection and Co- Creation. (3rd Edition of Dreams and the Growth of Personality). New York, NY: Zeig, Tucker and Theisen Publishers.

[42] Rossi, E.L. (1973/2007). Psychological Shocks and Creative Moments in Psychotherapy. The Breakout Heuristic: The New Neuroscience of Mirror Neurons, Consciousness and Creativity in Human Relationships: Selected Papers of Ernest Lawrence Rossi. Volume One. Phoenix, Arizona: The Milton H. Erickson Foundation Press.

[43] Rossi, E.L. (1986). The Psychobiology of Mind-Body Healing: New Concepts of Therapeutic Hypnosis. (First Edition). New York, NY: W.W. Norton Company.

[44] Rossi, E.L. (1993). The Psychobiology of Mind-Body Healing: New Concepts of Therapeutic Hypnosis. (Second Edition). New York, NY: W.W. Norton Company.

[45] Rossi, E.L. (2002). The Psychobiology of Gene Expression: Neuroscience and Neurogenesis in Hypnosis and the Healing Arts. New York, NY: W.W. Norton & Co.

[46] Rossi, E.L. (2004a). A Discourse with Our Genes: The Psychosocial and Cultural Genomics of Therapeutic Hypnosis and Psychotherapy. San Lorenzo Maggiore, Italy: Editris S.A.S.

[47] Rossi, E.L. (2004b). Art, Beauty and Truth: The Psychosocial Genomics of Consciousness, Dreams, and Brain Growth in Psychotherapy and Mind-Body Healing. Annals of the American Psychotherapy Association, 7, 10–17.

[48] Rossi, E.L. (2005). (Laurent Carrer, Translator and Editor). Cinq essais de génomique psychosociale: Exploration d'une nouvelle démarche scientifique axée sur l'interaction entre l'esprit et la molécule (Five essays on psychosocial genomics: Exploration of a New Scientific Approach to the Interaction Between Mind and Molecule). Encinitas, CA: Trance-lations.

[49] Rossi, E.L. (2006). The Breakout Heuristic: The New Neuroscience of Mirror Neurons, Consciousness and Creativity in Human Relationships: Selected Papers of Ernest Lawrence Rossi. Volume 1. (First Edition). Phoenix, AZ: The Milton H. Erickson Foundation Press.

[50] Rossi, E.L. (2007). The Breakout Heuristic: The New Neuroscience of Mirror Neurons, Consciousness and Creativity in Human Relationships: Volume 1, Selected Papers of Ernest Lawrence Rossi. (Second Edition). Phoenix, AZ: The Milton H. Erickson Foundation Press.

[51] Rossi, E.L. (2008). The Neuroscience of Therapeutic Hypnosis, Psychotherapy, and Rehabilitation. In E.L. Rossi, R. Erickson-Klein & K.L. Rossi., (Eds.) The Nature of Therapeutic Hypnosis, Volume 1 of The Collected Works of Milton H. Erickson, M.D. Phoenix, AZ: The Milton H. Erickson Foundation Press.

[52] Rossi, E.L. (2012). Creating Consciousness: How Therapists Can Facilitate Wonder, Wisdom, Truth and Beauty. In K.L. Rossi (Ed.) Volume 2. Selected Papers of Ernest Lawrence Rossi. Phoenix, AZ: The Milton H. Erickson Foundation Press

[53] Rossi, E.L., Erickson-Klein, R. & Rossi, K.L. (2008/2021). The Future Orientation of Constructive Memory: An Evolutionary Perspective on Therapeutic Hypnosis and Brief Psychotherapy. American Journal of Clinical Hypnosis, 64:2, 90–97, https://doi.org/10.1080/00029157.2021.1999141

[54] Rossi, E.L., Erickson-Klein, R., & Rossi, K.L. (2008). Novel Activity-Dependent Approaches to Therapeutic Hypnosis and Psychotherapy. American Journal of Clinical Hypnosis, 51:2, 185–200. https://doi.org/10.1080/00029157.2008.10401664

[55] Rossi, E.L., Erickson-Klein, R. & Rossi, K.L. (Eds.) (2008). Experiencing Hypnosis: Therapeutic Approaches to Altered States. Volume 11, The Collected Works of Milton H. Erickson, M.D. Phoenix, AZ: The Milton H. Erickson Foundation Press.

[56] Rossi, E.L., Iannotti, S., Castiglione, S., Cozzolino, M., & Rossi, K.L. (2008). A Pilot Study of Positive Expectations and Focused Attention via a New Protocol for Optimizing Therapeutic Hypnosis and Psychotherapy Assessed with DNA Microarrays: The Creative Psychosocial Genomic Healing Experience. The Journal of Sleep and Hypnosis.

[57] Rossi, E.L., Iannotti, S. & Rossi, K.L. (2006). The New Neuroscience School of Therapeutic Hypnosis, Psychotherapy and Rehabilitation. HypnosNytt, 2, 3–14.

[58] Rossi, E.L. & Lippincott, B. (1992). The Wave Nature of Being: Ultradian Rhythms and Mind-body Communication. In D. Lloyd & E.L. Rossi, (Eds.) Ultradian Rhythms in Life Processes: A Fundamental Inquiry into Chronobiology and Psychobiology. NY: Springer-Verlag.

[59] Rossi, E.L. & Rossi, K.L. (1991/2022). The Twenty-Minute Break: Using the New Science of Ultradian Rhythms. Los Osos, CA: Palisades Gateway Press.

[60] Rossi, E.L. & Rossi, K.L. (1996). The Symptom Path to Enlightenment: The New Dynamics of Self-Organization in Hypnotherapy: An Advanced Manual for Beginners. Los Osos, CA: Palisades Gateway Press.

[61] Rossi, E.L. & Rossi, K.L. (2006). The Neuroscience of Observing Consciousness and Mirror Neurons in Therapeutic Hypnosis. The American Journal of Clinical Hypnosis, 48(4), 263–278. https://doi.org/10.1080/00029157.2006.10401533

[62] Rossi, E.L. & Rossi, K.L. (2007). What is a Suggestion? The Neuroscience of Implicit Processing

Heuristics in Therapeutic Hypnosis and Psychotherapy. American Journal of Clinical Hypnosis, 49(4), 267–281. https://doi.org/10.1080/00029157.2007.10524504

[63] Rossi, E.L. & Rossi, K.L. (2008). Novel Activity-Dependent Approaches to Therapeutic Hypnosis and Psychotherapy: The General Waking Trance. In E.L. Rossi, R. Erickson-Klein & K.L. Rossi., (Eds.) Opening the Mind: Innovative Psychotherapy, Volume 3 of The Collected Works of Milton H. Erickson. Phoenix, AZ: The Milton H. Erickson Foundation Press. 261–280.

[64] Rossi, E.L., & Rossi, K.L. (2008). Open Questions on Mind, Genes, Consciousness, and Behavior: The Circadian and Ultradian Rhythms of Art, Beauty, and Truth in Creativity. In D. Lloyd & E.L. Rossi (Eds.) Ultradian rhythms from molecule to mind: A new vision of life. New York: Springer. 391–412.

[65] Rossi, E.L., Rossi, K.L., Yount, G., Cozzolino, M. & Iannotti, S. (2006). The Bioinformatics of Integrative Medical Insights: Proposals for an International Psycho-Social and Cultural Bioinformatics Project. Integrative Medicine Insights, 1. https://doi.org/10.1177/117863370600100002

[66] Rossi, K.L. (2021). Transforming Grief into Peace: The Normal Grieving Mind — Memory Construction, Deconstruction, and Reconsolidation. American Journal of Clinical Hypnosis, 64:2, 157–170. https://doi.org/10.1080/00029157.2021.1947768

[67] Rossi, K.L. & Erickson-Klein, R. (2006). Milton H. Erickson: A Master of Creativity in Therapeutic Hypnosis, Psychotherapy and Rehabilitation. The Milton H. Erickson Foundation Newsletter, 26(1), 5–6. Phoenix, AZ: The Milton H. Erickson Foundation Press.

[68] Seitz, P.F.D. (1953). Dynamically oriented Brief Psychotherapy: Psychocutaneous Excoriation Syndromes. Psychosomatic Medicine, 15, 200–242. https://doi.org/10.1097/00006842-195305000-00002

[69] Solovey de Milechnin, G. (1955). Conduct Problems in Children and Hypnosis. Diseases of the Nervous System, 16(8), 249–253.

[70] Solovey de Milechnin, G. (1956). Concerning Some Points About the Nature of Hypnosis. Journal of Clinical and Experimental Hypnosis, 4:2, 83–88, https://doi.org/10.1080/00207145608410702

[71] Sugarman, L.I. (2021). Leaving Hypnosis Behind? American Journal of Clinical Hypnosis, 64:2, 139–156. https://doi.org/10.1080/00029157.2021.1935686

[72] Wolberg, L. (1945). Hypnoanalysis. Grune and Stratton, New York, NY.

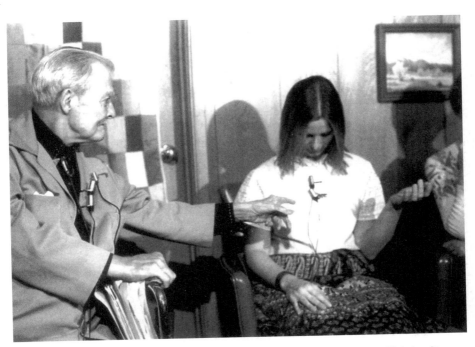

1974年，亚利桑那州，凤凰城，海沃德，1201E。米尔顿·艾瑞克森与一群德国学生在一起。

彼得·奈米提谢克拍摄

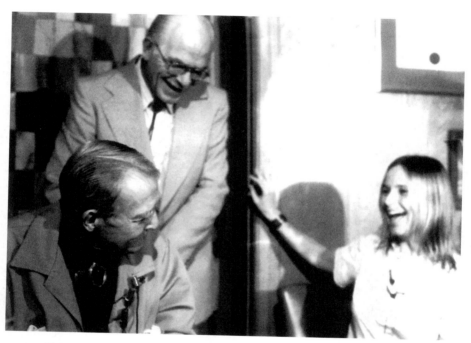

亚利桑那州,凤凰城,海沃德,1201E。艾瑞克森与一群德国学生和马里恩·摩尔在一起。

彼得·奈米提谢克拍摄